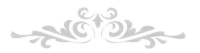

医门推敲 肆

中医鬼谷子医理纵横术

主编 张胜兵

中国中医药出版社

· 北 京 ·

图书在版编目（CIP）数据

医门推敲：中医鬼谷子医理纵横术．肆 / 张胜兵主编 . —北京：中国中医药出版社，2019.7

ISBN 978-7-5132-5595-0

Ⅰ．①医⋯　Ⅱ．①张⋯　Ⅲ．①中医医学基础　Ⅳ．① R2

中国版本图书馆 CIP 数据核字（2019）第 101271 号

中国中医药出版社出版

北京经济技术开发区科创十三街 31 号院二区 8 号楼
邮政编码　100176
传真　010-64405721
廊坊市晶艺印务有限公司印刷
各地新华书店经销

开本 710×1000　1/16　印张 18.5　彩插 0.5　字数 246 千字
2019 年 7 月第 1 版　2019 年 7 月第 1 次印刷
书号　ISBN 978 - 7 - 5132 - 5595 - 0

定价　58.00 元
网址　www.cptcm.com

社 长 热 线　010-64405720
购 书 热 线　010-89535836
维 权 打 假　010-64405753

微信服务号　zgzyycbs
微商城网址　https://kdt.im/LIdUGr
官 方 微 博　http://e.weibo.com/cptcm
天猫旗舰店网址　https://zgzyycbs.tmall.com

如有印装质量问题请与本社出版部联系（010-64405510）

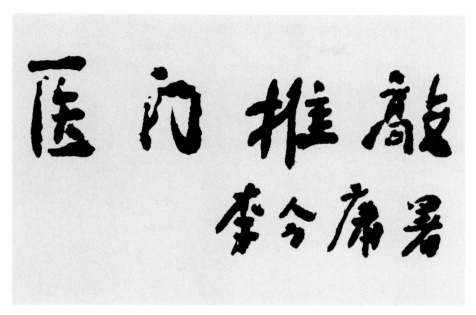

国医大师李今庸为本书题写书名

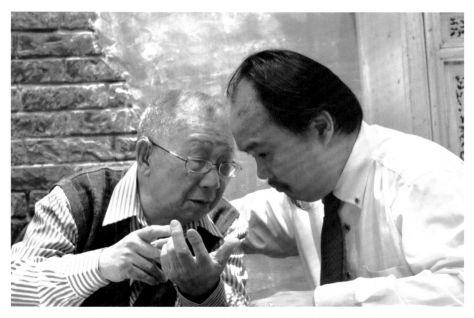

张胜兵与恩师、国医大师李今庸教授交谈（2016 年）

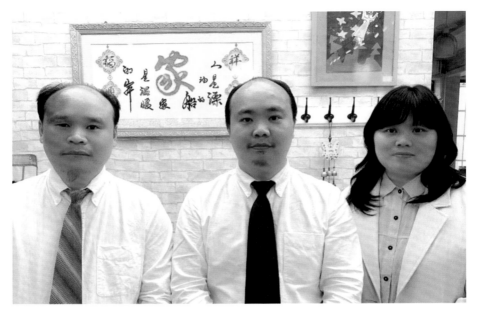

一家中医（左胞弟张利兵，右胞妹张利芳，2019 年）《医门推敲（壹）》中的医案就来源于兄妹三人十多年的临床精华

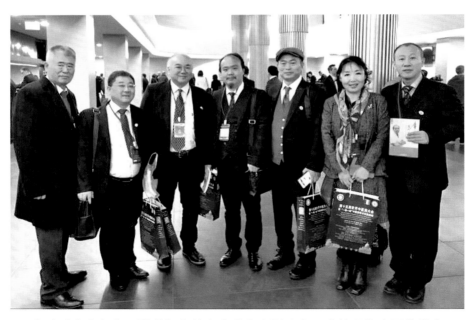

张胜兵（中）出国讲学与有关专家学者合影（左二为俄罗斯中医药学会会长李云海，2018 年）

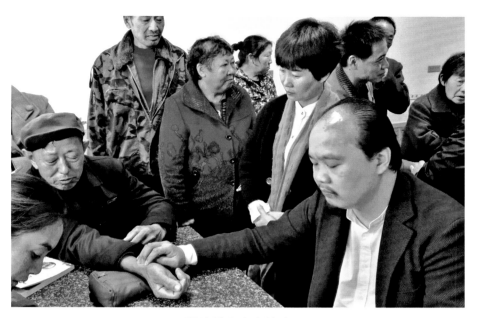

张胜兵为患者诊脉

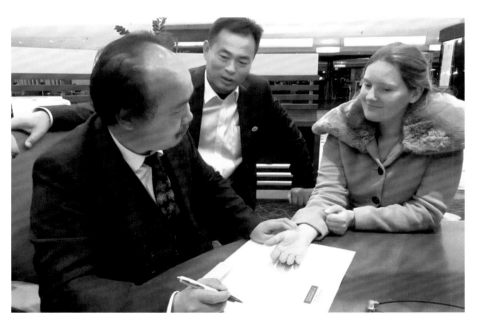

张胜兵在意大利罗马出诊（2018 年）

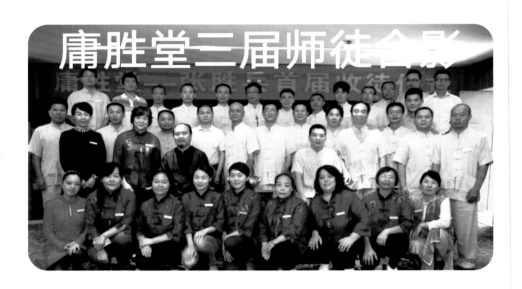

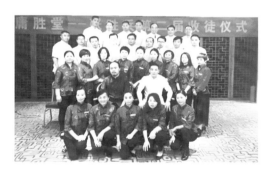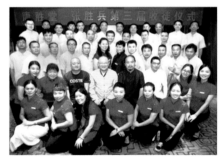

庸胜堂三届收徒仪式师徒合影（2016 年、2017 年、2018 年）

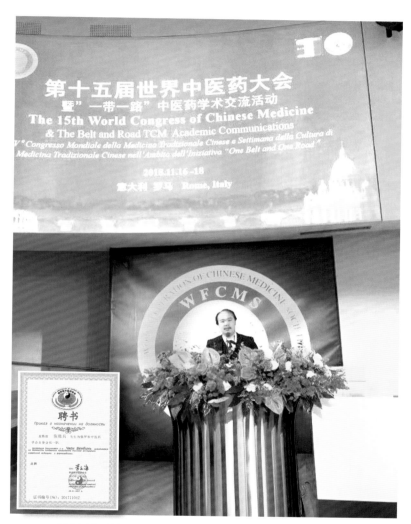

张胜兵以俄罗斯中医药学会名誉会长身份受邀参加
第十五届世界中医药大会（2018 年，罗马）

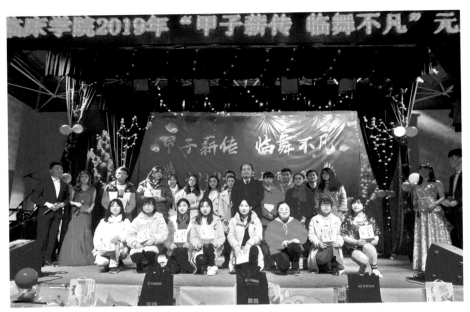

张胜兵与荣获湖北中医药大学首届"张胜兵中医奖"的学生合影

（所有奖学金都由张胜兵捐赠，2019 年）

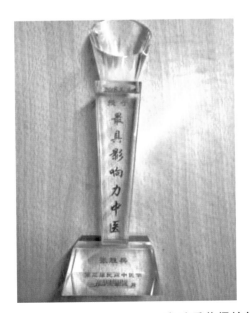

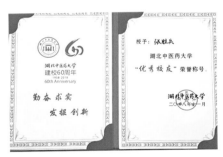

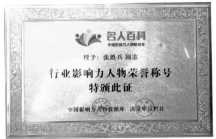

张胜兵获得的部分荣誉称号

《医门推敲（肆）——中医鬼谷子医理纵横术》编委会

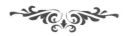

主　编　张胜兵

副主编　张利兵　张利芳　李敏　李洪海

编　委　（排名不分先后）

程建伟	高桂林	顾沛煜	胡丽娜	雷杰星
李克玉	李吉玉	李禹霆	梁　娟	林瑜佳
刘敦卫	刘国锋	刘莉娜	刘兴惠	刘有财
罗明初	吕化立	潘　平	裴春玲	秦荣江
束新飚	田东升	王　红	王艳江	王志华
韦　乐	魏忠明	姚静慧	叶明全	袁锦波
张新宇	曾艳芬	赵朝群	周代容	施忠亮
杨　柳	马　潇			

80后中医领军人物——张胜兵

（林序）

我关注到"中医鬼谷子"张胜兵是从2016年3月其《医门推敲》网络连载开始的，当时作品还没有正式出版发行，但阅读过后，顿觉像春风扑面而来，耳目一新。我在国家中医药管理局工作23年，参与全国中医药科技管理工作20年，曾任局科技司中医科技处副处长、中药科技处处长，又在中国中医药出版社任副社长10年，因此对于中医药专业作品有很强的辨别能力，能够迅速判断其含金量，而胜兵的《医门推敲》让我颇为振奋，理论与临床并重，内涵与文笔共存，实乃中医界少有的佳作！

2016年8月，我在湖北省中医药管理局刘学安局长的陪同下赴仙桃市西流河镇农民刘振华家调研取证。刘振华2013年购买到我的著作《腹针临床效案点评》，因受书中我临床治愈"先天性单纯哑巴、癫痫典型病例"的启发和鼓舞，"照单抓药"，应用腹针疗法的处方、穴位，采用蜂疗的手段治愈其女儿刘逸峰（女，24岁，听力、语言二级多重残疾，诊断为感音性耳聋）的聋哑。2016年11月10日中国中医药报头版头条以"我用针灸让聋哑女儿开口说话"为题，报道了刘振华治愈其女儿聋哑的事迹。在仙桃市调研结束返回武汉时见到了胜兵，相谈甚欢，"欢"在赞叹其扎实的中医理论功底和良好的临床疗效，更令人感慨的是此人居然是一位80后中医！

成就"大师"之路无外乎20世纪90年代末国家中医药管理局李振吉副局长提出来的"读经典、跟名师、多临床"，同时我提出来成就"大师"很简单——白天临床，晚上读书，或白天读书，晚上临床！胜兵做到了这两点，"大师"可期。

2018年7月，我以师伯的身份出席了"庸胜堂——张胜兵第三届收徒仪式"，来自世界各地热爱中医之士20余人拜张胜兵为师，学习中医。胜兵现有130多位弟子，遍布全球，国外涉及美国、加拿大、法国、澳大利亚等，国内几乎遍布每个省份，绝大多数弟子年纪都比他大很多，有些甚至比他父母还要年长。有意思的是，他与我一样，我有4位大学本科同学本着"能者为师"理念拜我为师，他也有5位大学本科同学、2位研究生同学拜他为师，成为佳话。有人就这件事总结了3点：一是"同学师父"人品好，否则你再有本事也没有人拜你为师，何况是大学同学；二是"同学师父"确有真才实学，德艺双馨；三是"同学徒弟"有一颗奋发有为的心和好学的精神，放得下"面子"。

《医门推敲》一、二、三部一经出版便重印多次，一时"洛阳纸贵"，说明胜兵不保守，书中"有料"，大家学习后临床实践"有效"，胜兵善莫大焉。值胜兵贤弟《医门推敲（肆）》《医门推敲（伍）》新书出版之际，愚兄稍作感叹，塞以为序。望胜兵贤弟在发展中医的道路上继续努力前行，做出自己更大的贡献。

北京超岱中医研究院院长　林超岱

2019年4月8日

国际中医未来之脊梁——张胜兵

（李序）

中医学是具有中国特色的生命科学，天人合一、顺应自然、未病先防、既病防变、整体观念、辨证施治的学术思想，指导着中医临床。千百年来，历代医家总结经验，著书立说，使中医理论不断完善，经久不衰。然近百年来，西学东渐，中医学术渐微，愚人之言，数典忘祖，言中医不科学，是伪科学，废医存药之流言四起，实属中医界之大不幸。然医之流传，实乃疗效使然。无效之医，自遭淘汰，中医学流传几千年而不衰，实乃历代医家总结经验，著书传道，效之使然。

今国际中医界80后杰出代表张氏胜兵，年轻好学，勤求古训，博览群书，遍访名师，求教于民间杏林高手，收集名方、偏方、秘方，结合众师之长，自成一家。主编《医门推敲》系列图书，推医之理、病之理、脉之理、药之理，使医道彰然。书中言简易懂，理中寄之医案，案中分析医理、药理、脉理，使人一目了然，有画龙点睛之效，实乃一部好书，也是我中医复兴之佳作。

余与张氏熟识，实乃偶然。微信群中听张氏对肝病的解读，甚感精辟，遂与之交。后破格特聘其为俄罗斯中医药学会名誉会长，并邀张氏同行意大利罗马之第十五届世界中医药大会，始乃见庐山真面目，相见如故，相谈甚欢。蒙张氏赠《医门推敲》三部，闲暇之时拜读如故，甚感张氏对医道之解读精辟，语出不落窠臼，读之甚有新意，启人开智，使往日医道之惑豁然开解。张氏虽年不长，然医道精熟，理论功底深厚，临床活法圆机，师于古而不泥于古，师于今而不惑于今，实乃医界之奇才，堪称国际中医未来之脊梁，中医之复兴，有望矣！

余医道混迹 20 余年，方入医门，对张氏佳作，勉为其序，然水平有限，不能尽显《医门推敲》之全貌。后学者当借之、鉴之，使中医学发扬光大，惠及众生。

俄罗斯中医药学会会长　李云海
2019 年 3 月 26 日于莫斯科

自　序

在过去的一年里，我经历了太多太多，想说的太多，内心很复杂，感慨很多。

自从《医门推敲》前三部出版以来，承蒙世界各地广大同仁和读者的错爱，各大媒体和网络的传播，我很快成为所谓的"国际名医""国际名师"，国内、国际各种中医药大会纷纷发来邀请函，包括第十届世界养生大会（中国合肥）、第十五届世界中医药大会（意大利罗马）、首届国医节（中国成都）等，并被破格特聘为俄罗斯中医药学会名誉会长，获得"2018年最具影响力中医奖"，母校湖北中医药大学设立"张胜兵中医奖"奖学金（所有奖学金由我一个人承担）。《世界华人周刊》创始人亲自到我的中医工作室采访2天；著名书画大师、国际文豪彭义浔为我作藏头诗书法作品；著名京剧表演艺术家、新京剧创始人储兰兰老师给我送锦旗；俄罗斯中医药学会会长李云海贤兄、北京超岱中医研究院院长林超岱贤兄也给予我高度评价并为本书作序。2018年举行的庸胜堂——张胜兵第三届收徒仪式收到了齐白石徒孙、中国当代著名画家大猫赠予的书画作品和贺词。

很多人可能会认为成名成家的感觉肯定特别好，其实不然。我每天接到各种不同的电话和信息，包括有人想拜师学医，有人想请我参加商业活动，有人请我为某些中成药或者产品代言，有人想请我为他们的培训班讲课等，当然更多人是预约我看病，我俨然成了一位像明星一样可以靠走穴过活的中医大咖。由于《医门推敲》系列图书的全球发行，我在罗马机场居然被认出，在法、德国等也有人认出我；有几次在国内讲课，在路上也被认出来了，这件事着实让我惊叹。我并不是一名娱乐明星，作为一名中医医生，一名中医作家，一名中医老师，我并不希望自己成为公众人物，成为一名走穴的所谓"大咖"，我更不希望自己成为某些人和某些企业的捞钱工具，我希望多一些私人空间，能够一如既往踏踏实实地临床、写书、带徒弟。中医是一门靠实实在在的临床疗效过活的技术，来不得半点浮夸和虚假，不能因为我侥幸治愈过癌症，就认为我真的是"华佗再世，元化重生"；不能因为我治愈过一部分疑难杂症和怪病，就认为我可以治愈一切顽疾。中医博大精深，我仅仅学得九牛一毛而已。我的确治过很多癌症，患者大部分延长寿命、改善生活质量，少部分临床治愈，但是对于一部分晚期转移了的癌症病人，我虽绞尽脑汁，用尽毕生所学，但仍然只能看着他们离去而爱莫能助。即便是我治愈癌症的成功率已经超过很多中医，但是我仍然希望自己能够有更大突破，为更多患者解除病痛。

自从 2016 年创立国际中医传承机构"庸胜堂"以来，我已经举行了三次收徒仪式，弟子来自美国、加拿大、法国、澳大利亚等，国内弟子几乎遍布每个省份，弟子中百分之八十以上年纪比我大，其中有部分人已经是名医，有的是博士后，有的是研究生导师，对于他们屈尊来拜我为师，我内心是非常感动的。或许是我一改中医保守的传统，赢得了更多尊重吧！我讲课、写书、带徒，从不保守，毫无保留，知无不言，言无不尽，加上我性格耿直，实事求是，不惧所谓的权威，反对虚假浮夸，对于不学无术的人嗤之以鼻，无论他地位多高，头衔多大；对于有实力的人，我非常尊重，虚心请教，无论他地位多低，学历多低。我时常跟我的弟子说：学医的目的只有一个，治病救人，有效就是硬道理，不在乎学院派还是民间派，更不在乎学什么医学流派，能治病救人就是好流派！无论是真教授还是伪教授，能治好病就是好教授！开方不管是大方还是小方能治病就是好方，无论是经方还是时方能救人就是好方！让我感到欣慰的是，很多庸胜堂弟子通过系统的学习，提高了临床技能，很多都成了当地名医。教学相长，我也跟着弟子们一起进步，正所谓"活到老，学到老"。带徒弟的确很累，耗费了我很多精力和心血，为了防止出现因精力不够而误人子弟，所以我打算以后提高门槛，少收、精收徒弟。

《医门推敲》第三、四、五部，是根据我在"庸胜堂"给弟子的讲课录音整理而成，这三部合在一起就是一部完整的中医基础理论。中医基础课本来枯燥无味，为了方便大家理解和记忆，同时又不失临床性，我在讲课中，将复杂枯燥的中医理论生动活泼地娓娓道来，并且融入了中医诊断学、中药学、方剂学、中医临床各科以及针灸等知识。而且加了一些真实的临床病案，以便让读者更加深刻地理解中医基本理论。由于我本人的普通话并不标准，加上整理文字的庸胜堂弟子中医功底的差异，书中纰漏在所难免，还望各位批评指正为感！也在此感谢"庸胜堂"所有参与编写《医门推敲》系列图书的弟子和家人们！

有很多读者和网友，包括媒体都问过我同样的问题：你作为一名优秀的80后中医，是否属于"祖传"中医？一直以来我没有正面回答过这个问题。如今，《医门推敲》系列图书已经出版多部，网上连载的点击率已经突破了三百万，以后问我这个问题的读者和网友会更多，借此书出版之际，在此做一个比较全面的回答。我的父亲年轻时喜欢习武，拜过很多师父学习国粹武术，而很多武师都懂中医，比方说黄飞鸿，他的职业就是一名中医大夫，而让他成名的却是他的武术，所以民间很多武术高手都是懂中医的。我的父亲就是在学习武术的同时，跟随师父学习了中医，对经络、方药都有涉及。在我的记忆当中，我的父亲在30多岁的时候开始收徒传授武术，当时我只有几岁，很多年轻人来拜师学艺，等我稍大一些，父亲也教我习武。他有一些师父留下的治疗跌打损伤的秘方，很多人找他治疗这方面的毛病，记得小时候父亲也给我扎过针，可以说从小我就受到了武术和中医的熏陶。高考后，父亲强烈推荐我报考了湖北中医学院（现叫湖北中医药大学），大学以后接触了很多中医大家，学习了很多经方、时方和针方，也拜访了很多民间中医高手，收集了很多秘方、土方、偏方，这些经历加上我躬身临床都为我创作《医门推敲》打下了基础。这里我尤其要提及我的胞弟张利兵和胞妹张利芳，他俩都是躬身临床第一线的实战派，由于我们有着相同的童年和成长经历，都受到了父亲的影响，因此我们三兄妹很早就接触临床，而《医门推敲》第一部的很多病案都是我们三兄妹10多年的临床经验总结，他们治愈的疑难杂症也是不胜枚举，所以《医门推敲》的成功，也有他们的功劳。也感谢大家对《医门推敲》系列图书的支持！感谢大家对我们三兄妹的支持！我们三兄妹以及"庸胜堂"将会继续努力，为中医事业的发展尽绵薄之力！

《医门推敲》系列图书的诞生，还要感谢我的结拜兄弟——中医骨伤名医王家祥，他为人耿直，实事求是，医术精湛，《医门推敲》第一部正是在他的强烈推荐下，才出版成书，也才有后来《医门推敲》系列图书的问世。他的正骨手法、筋伤针法，对于治疗各种疼痛、颈椎病、肩周炎、腰椎间盘突出症、坐骨神经痛、中风后遗症、面瘫、风湿及类风湿关节炎、强直性脊柱炎、股骨头坏死等都立竿见影，效果显著，在同类中医中属于佼佼者，为我平生仅见！我俩一见如故，惺惺相惜，外出讲课，我们常常配合，我讲辨证论治和方药，他讲针灸和手法，被中医界谬称为"双雄"。我俩的特长结合起来，几乎涵盖中医各科，因此，很多病人、读者和网友希望我们能够强强联手，共同发展。如今，机缘终于到了，应大家要求，我们一起创立了北京胜永祥中医诊所有限公司。我们兄弟俩立誓此生为了中医事业，不抛弃，不放弃！一起临床、写书、带徒弟。古人云：人生得一知己足矣！张胜兵云：此生有如此志同道合的兄弟，夫复何求？！

张胜兵于武汉张胜兵中医诊所

2019 年 5 月 4 日

第一章　藏象学说（续）

第一节　六　腑

　　首先，何为六腑。六腑是胆、胃、小肠、大肠、膀胱、三焦的总称。"腑"是"肉月旁"，"肉月旁"构成的字大多与人体有关，右边的"府"字，《说文解字》中说：府，文书藏也。这个"府"字有库府之意，是藏物之所。因此，"肉月旁"的"腑"，意思就是人体具有容纳功能的某些器官。我们研究古籍，有时候可以先看看它的汉字的构造，再引申到中医学里面，没准理解能够更深刻。

　　六腑具有共同的生理功能——受盛和传化水谷，《灵枢·肠胃》中有"六腑传谷"之说，饮食入口，过食管入胃，经过胃的受纳腐熟，下传小肠，经过小肠的受盛化物、分清泌浊，其清者，指精微物质，由脾吸收，传输于肺而布散全身，以供给脏腑、经络生理活动的需要；其浊者，是指糟粕，下达大肠，经大肠的传导形成粪便排出体外，多余的水液经肾的气化，形成尿液，渗入膀胱，排出体外。饮食在吸收消化过程当中，胆所贮存的胆汁不断注入小肠，促进饮食的消化和吸收，而三焦是津液输布运行的通道，津液经三焦而输布全身，发挥滋润和濡养作用，饮食从进入体内到排出体外，必须经过七道关隘，《难经》称为七冲门，曰："七冲门何在？唇为飞门，齿为户门，会厌为吸门，胃为贲门，太仓下口为幽门，大肠小肠会为阑门，下极为魄门，故曰七冲门也。"（《难经·四十四难》）清·叶霖《难经正义》中注释："冲者，通要之地。门者，户也……唇为飞门者，飞，古与扉通，扉，户扇也。盖齿为户门，唇为之扇，故曰扉门。《灵枢·忧恚无言》曰：'口唇者，音声之扇也。'此即其义。会厌为吸门者，会厌为物之所会聚，又能掩闭，勿使误入也。吸者，吸纳处也，言为五脏声音之出入，呼吸之门户也。胃为贲门者，胃能聚物如仓廪，故曰太仓。贲，犹奔也，贲门在胃上口，言物入于胃，疾奔而下太仓也。胃之下口接小肠处曰幽门，言深隐之地，与上下出入至远处也。大肠小肠会为阑门者，会，合也。小肠之下，大肠之上，相接处分阑精血糟粕，各有所归也。下极为魄门者，魄门即肛门也。魄，古与粕通……言食饮至此，精华已去，止存形质之糟粕，故曰魄门也。此七者，皆食饮出入，冲要之道路也。"七冲门中任何一门发生病变都会影响饮食的受纳、消化吸收和排泄，故七冲门在人体消化系统中具有重要的作用。

六腑的生理特性是"泻而不藏""实而不能满"。六腑要完成受盛、传化水谷的生理功能，依赖其虚实更替、通降下行的特性。如《素问·五脏别论》中说："六腑者，传化物而不藏，故实而不能满也。水谷入口，则胃实而肠虚。食下，则肠实而胃虚。"每一腑都必须适时排空其内容物，才能保持六腑通畅，功能协调，故有"六腑以通为用，以降为顺"之说。如果通和降太过与不及，都会影响饮食的受盛和传化，出现不同的病证，如胃腑不得通降，则会出现痞满、便秘，气机上逆之时还可以导致呃逆、呕吐、口臭等。如膀胱通降出现问题，可能会出现癃闭，这个时候需要气化膀胱，可用济生肾气丸。如胆腑出现通降失司，可能会出现口苦、肤色泛黄；有些会见于少阳证，如口苦、咽干；有些会见于黄疸，这些是胆汁上泛，胆腑不利引起的疾病。

一、胆

胆居六腑之首，又为奇恒之腑，位于右胁，附于肝之短叶间。足厥阴肝经和足少阳胆经相互络属，形成表里关系。胆内贮藏胆汁，古人认为胆汁精纯，所以胆又有其他称谓，如《灵枢·本输》中说："胆者，中精之腑。"《难经·三十五难》说："胆为清净之腑。"《中藏经》和《千金要方》则称胆为"中清之腑"。胆的形态结构和其他五腑相似，皆属于中空有腔的管状或囊状器官，但又因内盛精汁，与五脏藏精气的功能相似，且与饮食水谷不直接接触，只是排泄胆汁入肠道以促进饮食的消化吸收，所以又称胆为奇恒之腑。

（一）胆的主要生理功能

1. 胆贮藏和排泄胆汁

胆汁来源于肝脏，是肝之余气凝聚而成。《东医宝鉴》："肝之余气泄于胆，聚而成精。"胆汁形成以后进入胆腑，由胆腑浓缩并加以贮存，然后在肝的疏泄作用下，注入肠中，以促进饮食水谷的消化吸收，是脾胃运化功能得以正常进行的重要条件。所以说肝胆功能正常，胆汁分泌排泄就正常。如果肝胆功能失常，胆汁的分泌排泄出现障碍，就会影响脾胃的受纳腐熟，出现厌食、腹胀、腹泻等消化不良的情况。若湿热蕴积肝胆，或肝失疏泄胆汁外溢就会出现黄疸。胆气以降为顺，如胆气不利，气机上逆，就可以导致口苦、呕吐黄绿苦水等情况。类似西医所讲的胆汁反流性胃炎，中医称肝胆之气横逆犯胃。

2. 胆主决断

胆主决断是指胆具有对事物进行判断做出决定的功能。《素问·灵兰秘典论》："胆者，中正之官，决断出焉。"这个"中正"是指处事不偏不倚，刚正无私的意思。肝胆相表里，肝为将军之官，而主谋虑，但要做出决断还要取决于胆。《素问·奇病论》："夫肝者，中之将也，取决于胆，咽为之使，此人者，数谋虑不决，故胆虚，气上溢而口为之苦。"胆主决断是指胆在精神意识过程中具有判断事物做出决定的作用，胆的这一功能可以防御和消除某些不良情绪的影响，以控制气血功能的正常运行，确保脏腑之间的协调关系。胆气豪壮之人，剧烈的精神刺激对其影响不会很大，即便有影响，恢复也很快；胆气虚怯之人，在受到不良精神刺激时，易形成疾病，出现胆怯易惊、善恐、失眠多梦等精神情志异常的表现。在中医脏腑辨证中，将这类疾病归为心胆气虚证，代表方剂为安神定志丸。张景岳在《类经·藏象类》中说："胆附于肝，相为表里，肝气虽强，非胆不断，肝胆相济，勇敢乃成。"也就是说一个人，是否勇敢有决断，不仅仅与肝相关，与胆的关系也很大，肝胆相济方主决断。

（二）胆的主要生理特性

1. 主畅达舒展

一般认为胆为阳中之少阳，秉东方木德，属甲木，主少阳春生之气，其生理特点是主升发、主疏泄，以调畅气机，调节和控制胆汁的分泌和排泄，所以张志聪在《素问集注》中说："胆气升则十一脏腑之气皆升，故取决于胆。"说明十一脏腑皆取得胆的升发之气，才能有生机，发挥其生理功能，这种升发之气如春天少阳之气，一来则万物生长。而李东垣在《脾胃论》中也说："胆主少阳春生之气，春气生则万物安，故胆气春生，则余脏从之。"沈金鳌《杂病源流犀烛》中说："故十一脏皆济胆气以为和。经曰：少火生气以少阳，即嫩阳，为生气之首也。"历代医家都认为胆属少阳，其气主升发，十一脏皆赖胆气方能发挥各自生理功能。但是这里有一个问题，肝胆为表里脏腑，表里脏腑之气的运行趋向一般是相反的，相互制约而相互统一的，如脾气与胃气，脾升而胃降共同维持气机升降之枢纽，如肾气与膀胱之气，肾气主升，膀胱之气主降，共同推动和调控尿液的生成和排泄。而肝胆之气同主升发，同主疏泄，与脏腑之气的运行趋向相反相成的规律相悖，也不符合阴阳相反相成的逻辑，故将胆气的运行趋势描述为清降。胆分泌胆汁以助消化，这些胆汁就随小肠、大肠清降。我们可以这么理解，胆气的运动趋势是一种清降，但是胆主畅达舒展的这种生发之气，与肝相同，而需与胆汁下降分别看待。

2. 性喜宁谧

胆为清净之腑，性喜宁谧，而恶烦扰，恶邪扰。若胆气不刚不柔，则胆汁得以疏泄，决断得以职司；若胆为邪扰，失其宁谧，则可出现口苦、虚烦、惊悸、不寐，甚至善恐、如人将捕之症状，这两种情况，有的用安神定志丸治疗，有的用温胆汤治疗。

3. 主勇怯

古人认为人的勇怯，与胆气的虚实有密切关系。《灵枢·论勇》："勇士者，目深以固，长衡直扬，三焦理横，其心端直，其肝大以坚，其胆满以傍，怒则气盛而胸张，肝举而胆横，眦裂而目扬，毛起而面苍，此勇士之由然者也……怯士者，目大而不减，阴阳相失，其焦理纵，䯏骬短而小，肝系缓，其胆不满而纵，肠胃挺，胁下空，虽方大怒，气不能满其胸，肝肺虽举，气衰复下，故不能久怒，此怯士之所由然者也。"由此可见"勇士"和"怯士"的不同是"胆满以傍"和"胆不满而纵"，按此说法，可以推知勇、怯不同，主要是由胆气虚实所决定。

关于勇怯的问题，说个题外话。民间常有"喝酒壮胆"的说法。有些不敢说的话、不敢做的事，喝点酒就敢说敢做了。酒入肝胆，喝多了伤肝，但是少喝点酒确实可以壮胆，壮的是胆气，将怯士变为勇士。但如果喝醉了，登高而歌，弃衣而走，其人发狂，见人就打，那就不是勇士，是醉汉了。

下面讲一下关于胆有争议的一句话。《素问·六节藏象论》："凡十一脏取决于胆也。"有少数人认为古代的汉字是竖写的，从右写到左，这个十一竖着写的时候，为"土"，于是认为凡"土"脏取决于胆。这些医家引经据典来证明《黄帝内经》的原文是"凡土脏取决于胆"。但主流还是认为是"十一脏取决于胆"。为什么呢？历代医家有不同的认识，如张志聪认为：少阳为半表半里之间，能通达阴阳，故十一脏取决于胆。他在《灵枢集注·六节藏象论》中说："胆气升，则十一脏之气皆升，故取决于胆。"王冰认为："胆中正刚脏，无私偏，故十一脏取决于胆也。"李东垣认为："胆主少阳春生之气，春天少阳生气来，则万物皆生。"所以他在《脾胃论》中说："胆者，少阳春生之气，春气生则万物安，故胆气春生，余脏从之。"也有学者认为十一脏腑都依赖胆的生理功能来维持，如沈金鳌《杂病源流犀烛》："故十一脏皆赖胆气以为和。"程杏轩认为："气以胆壮，邪不可干，故曰十一脏取决于胆。"当代学者认为要理解这个问题，应该从上下文联系来看，上下文指出，心通于夏气，肺通于秋气，肾通于冬气，肝通于春气，脾通于土气。四时有春生夏长，秋收冬藏之规律，无春之生，就没有夏之长，没有夏之长就没有秋之收、冬之藏，五脏与四时相通，然肝主春而不曰十一脏取决于肝，却言十一脏取决于胆，是因为肝为厥阴而胆为少阳，少阳正主春生之气，故曰十一脏取决于胆。因为阳主升，阴主降，而阳气的生发，始于子时胆经，故说"凡十一脏取决于胆"。

（三）胆腑的脏腑辨证诊治

接下来讲一下临床当中与胆腑相关的常见证型、代表方剂、针灸处方。

1. 胆瘀痰扰证

临床表现为惊悸不眠、烦躁不宁，舌苔黄腻，脉弦滑，多因情志不遂，如精神受刺激或各种压力，或伴随口苦、呕恶、胸闷、胁胀、头昏目眩等症状。病因病机见于痰热内扰，胆失疏泄。胆瘀痰扰证很多与情志因素有关，如情志抑郁，气郁化火，灼津为痰，痰热互结，内扰心胆，导致胆气不宁，心神不安。另外胆气被扰，还可以引起人之勇怯情绪失衡，而出现胆战心惊的情况。也就是说胆郁痰扰证在临床症状上比较多见的，一个是失眠多梦，另一个是心悸胆怯易惊。代表方剂为温胆汤，有疏肝利胆、清热化痰之功。全方主要由半夏、竹茹、枳实、陈皮、甘草、茯苓组成。在煎煮的时候加生姜五片、大枣一枚。如胆郁痰扰化热，可以加黄连，称黄连温胆汤。穴位可取胆俞、太冲、期门、日月、阴陵泉、丰隆、大陵、神门、内关、百会、四神聪等，如有化热，取曲池、内庭以泄热。

2. 肝胆湿热证与肝胆实火上炎证

它们的代表方剂都是龙胆泻肝汤，但二者临床表现是有差异的。肝胆湿热证的病机是湿热郁积肝胆，疏泄失司，肝气郁滞，所以表现为右胁部胀痛，如肝气横逆，侵犯脾胃，脾失健运，就会出现腹部胀满，胃失和降，出现恶心、厌食的症状，如果胆气上溢，可见口苦、舌红、苔黄、脉弦滑数等症。如果肝胆湿热下注，可以引起阴囊潮湿，或湿热带下，或皮肤病，如出现带状疱疹可以用龙胆泻肝汤清热利湿，清肝利胆。组成是龙（龙胆草）车（车前子）通（木通）黄（黄芩）山（山栀子），当（当归）地（生地）卸（泽泻）柴（柴胡）草（甘草）。常用穴位有太冲、胆俞、期门、日月、阴陵泉、丰隆、内庭、曲池。如果是热重于湿用龙胆泻肝汤，如果是湿重于热的情况可以用茵陈五苓散。

3. 心胆气虚证

心胆气虚证是指或由于禀赋不足，或突然受到惊吓，导致心虚胆怯，心神失养，神魂不安，进而出现的不寐、虚烦、胆怯易惊、舌淡、脉弦的情况。其病机是胆虚则少阳之气失于升发，决断无权，产生肝郁脾虚而失健运，痰多内生，扰动神明，心虚而神不内守，遇事易惊，神魂不安，多梦或不寐，易于惊醒，胆怯恐惧，心悸气短，息倦，小便清长，或虚烦不寐，或疲劳，或头昏目眩，脉弦或脉弦细，或弱。代表方剂是安神定志丸。如果以不寐、虚烦为主，可用安神定志丸合酸枣仁汤化裁。取照海、申脉、百会、四神聪、安眠穴、印堂、神门、内关、心俞、丘墟等穴，益气定惊，安神定志。特别强调要补照海、泻申脉，甚至仅仅用补照海和泻申脉就能对某些顽固的失眠多梦、不寐有很好的疗效。照海和申脉属于八脉交会穴的一组穴对，在灵龟八法里面亦有非常广泛的运用。

二、胃

胃是机体对饮食进行消化吸收的重要脏器，胃的主要生理功能是主受纳和腐熟水谷，所以有"太仓""水谷之海"的称谓，其生理特性是以降为和，喜润恶燥，胃与脾同居中焦，以膜相连，足阳明胃经与足太阴脾经相互络属构成表里关系。在五行中属土，胃为阳明燥土属阳，脾为太阴湿土属阴，胃腔称为胃脘，分为上、中、下三部，胃的上部为上脘，包括贲门；胃的下部为下脘，包括幽门；上下脘之间的部分称之为中脘。贲门上连食道，幽门下通小肠，是饮食进出胃府的通道，《黄帝内经》将小肠、大肠的功能有时候也统括于胃，《灵枢·本输》说："大肠小肠皆属于胃。"而《伤寒论》也将小肠大肠统称为胃，如"胃中有燥屎"，这个胃指的是大肠，胃里不可能有屎只有大肠里面才有。古代的医家对胃的大小、形态、位置和重量都有相应的记载，《灵枢·肠胃》说："胃纡曲屈，伸之，长二尺六寸，大一尺五寸，径五寸。"这个大小比现在的数据稍微大一点点，可能是尺度掌握的问题。

（一）胃的主要生理功能

1. 主受纳、腐熟水谷

受纳是接受和容纳的意思，腐熟是指食物经过胃的初步消化形成食糜。饮食入口，经过食管容纳于胃，所以胃被称为"太仓"或者"水谷之海"，由于机体的精、气、血、津液的化生有依赖于饮食水谷，所以胃又被称为"水谷气血之海"，胃主受纳，既是胃主腐熟功能的基础，又是饮食消化吸收的基础，因此胃主受纳功能的强弱可以从食欲和饮食的多少来反映，胃气强则善纳，反之则不能受纳。胃之所以能腐熟水谷全赖其蕴藏丰富的阳和之气而主燥，也就是胃气，胃虽然有受纳与腐熟水谷的功能，但必须和脾的运化功能相配合，才能使水谷化为精微以化生气血津液供养全身。胃气推动和调控胃肠道的蠕动，以磨化腐熟水谷并按时将腐熟后的食糜下传于小肠，在脾的运化功能作用下化生为气血津液。古代医家特别强调胃气的重要性，《素问·平人气象论》里说："平人之常气禀于胃，胃者平人之常气也，人无胃气曰逆，逆者死。"由此可知胃气的虚实关系着人体之强弱，甚至生命的存亡。胃为后天之本的意义就在于此。有胃气则生，无胃气则亡对于久病、重病、大病患者特别有指导意义，比如癌症患者，我只问几个问题，第一吃饭，第二睡觉，能吃能睡那么预后就好，如果不能吃不能睡那么预后就差。事实证明我所接诊的患者只要能吃能睡，很多都存活了很长时间，与肿瘤共存，甚至彻底治愈肿瘤都有可能。

2. 胃主通降

主要是针对胃气有使食糜下入小肠、大肠和排泄糟粕的功能而言，胃为"水谷之海"，饮食进入胃后经过胃的腐熟下行入小肠，以便进一步消化吸收，《素问·五脏别论》里说："水谷入胃，则胃实而肠虚；食下，则肠实而胃虚。"这个过程就是依赖胃气的通降作用，胃气只有在虚实交替中才能对饮食进行消磨和受纳，所以有"胃气降则诸阳皆降"的说法。胃气上逆可出现呃逆、呕吐，代表方剂有旋覆代赭汤、丁香柿蒂散等。《伤寒论》之胃家实证用的是大、小承气汤，成无己在《伤寒明理论》里面注解说："承，顺也。胃中气郁滞，糟粕秘结，壅而为实，是正气不得舒顺也。以汤荡涤，使塞者利而闭者通，正气得以舒顺，是以承气名之。"也就是说承气汤的作用在舒顺、通降胃气。《素问·阴阳应象大论》里也说："浊气在上，则生膜胀。"

人体秽浊之气需由胃气降而推之始出，若胃气不得通降反使之滞逆于上，那么就发生了腹胀、呕吐等情况，所以说"胃气以降为和"，在临床中具有非常的指导意义。藏象学说以脾升胃降来概括消化系统的生理功能，因此胃的通降作用还概括了小肠将食物残渣下输于大肠，以及大肠传化糟粕的功能，因为我们说《黄帝内经》和《伤寒论》有时候将小肠、大肠也概括于胃。胃气的通降使浊物得降是胃得以正常受纳之前提，所以如果胃失和降不仅可以影响食欲，由于浊气在上还可以发生口臭、脘腹胀满、疼痛，以及大便秘结不通等症，若胃气反而上逆，则见恶心、呕吐、呃逆等，如果是由于饮食不得消化而积聚于胃肠的话，不管是呃逆、呕吐，还是便秘、泄泻，都可以用保和丸进行治疗。如出现如《伤寒论》所说的胃中有燥屎，那么就用承气汤类。如果胃气上逆出现恶心、呕吐、呃逆的，可以选用丁香柿蒂散、旋覆代赭汤之类的。

（二）胃的生理特性

1. 胃气以降为和

胃以降为和是胃的生理特性之一，是和脾的以升为健相对而言。脾气之升和胃气之降的协调有序，既是饮食得以消化，精微物质得以吸收、传输的重要机制，又是全身气机升降运行的调节枢纽。脾气上升，水谷精微和津液得以输送至心肺，通过肺朝百脉，心化赤的作用而输布全身。胃气下降，胃中食糜下传小肠，小肠中的食物残渣下传大肠，大肠传导糟粕外出。脾胃居中焦，是心肺之气下降、肝肾之气上升之枢转，故有脾气升则诸气皆升，胃气降则诸气皆降之说，胃气不降，水火不得既济相交，出现失眠等诸多症状。龙虎回环还是由脾升胃降使然。《脾胃论》里的补中益气汤，《医学衷中参西录》里的升陷汤等，都是升脾气以达到诸气皆升的目的。如脾不升清引起的诸多上焦症状，如头晕、耳鸣等，皆用补中益气汤治疗。特别是一些不是由肾虚，而是由于脾不升清，气血无法充养耳窍而引起的耳鸣，这时不用左慈耳聋丸、六味地黄丸，而应该用补中益气汤来治疗，另外心肾相交，水火既济，肝肺升降，龙虎回环，皆由脾气升胃气降使然。心火不能下降，肾水不能上升，心肾水火不得交济，其原因之一就是胃气不降。所以《素问·逆调论》中说："阳明者，胃脉也，胃者，六腑之海，其气亦下行。阳明逆，不得从其道，故不得卧也。"《内经》曰："胃不和，则卧不安。"

2. 胃喜润恶燥

此生理特性源于运气学说中的标本中气理论。喜润意为喜水之润，恶燥意为恶燥之太过。胃的喜润恶燥与脾的喜燥恶湿是相对而言，从阴阳属性上说，胃属阳明，居中洲，在五行属土，因阳明经阳热较盛，故为阳土，属燥，正因为胃之阳气充盛，才能有受纳、腐熟水谷之功能，同时胃为水谷之海，具有丰富的津液和精微物质，只有胃中的津液充足，才能很好地受纳和腐熟水谷，饮食才能化为食糜，不断地下降于小肠。若胃中津液缺乏，饮食难以很好地腐熟，以及下降小肠。胃中津液充足，可防燥之太过，这样才能够燥湿相济，与脾共同完成对饮食的消化、吸收，所以在治疗胃病时，要注意保护胃阴。即使必须用苦寒之剂，也应中病即止，以祛除实热、燥结为度，不可妄施苦寒，以免苦寒伤胃阴。妄施苦寒而伤胃的情况在临床当中很多见，比如在我写的《医门推敲（壹）》里的"老青龙汤"一篇，就有将真寒假热证辨为实热症，用清结化痰汤之类的，结果咳嗽不但没有治好，反倒伤了胃，导致患者不能吃饭。后来改用老青龙汤之后，两三付药就解决了问题。

（三）关于胃气

1. 何为胃气

综合《黄帝内经》和历代医家的认识，概括为以下几个方面。

第一，胃气是指谷气。《素问·玉机真脏论》说："五脏者，皆禀气于胃。胃者，五脏之本也。脏气者，不能自至于手太阴，必因于胃气，乃至于手太阴也。"此处的胃气是指水谷精微所化生的谷气，而《灵枢·口问》又说："谷入于胃，胃气上注于肺。"这里的胃气也是指谷气。五脏之气本为一身之气的划分，而谷气是一身之气的重要组成部分，所以说谷气充盛，则一身之气充足，五脏之气自然得以充实，功能得以正常发挥，谷气弱少，则五脏之气失养，功能自然减弱，即所谓胃气强则五脏俱盛，胃气弱则五脏俱衰。

　　水谷之精是充养先天之精的精微物质，其化生的谷气则是滋助先天之气，或元气的极精微物质，所以《灵枢·刺节真邪》则说："真气者，所受于天，与谷气并而充身者也。"张景岳也认为谷气即胃气，胃气即元气也。在《景岳全书》里说："盖人有元气，出自先天，即天气也，为精神之父。人有胃气，出乎后天，即地气也，为血气之母。其在后天，必本先天为主持；在先天，必赖后天为滋养，无所本者死，无所养者亦死。"

　　谷气、元气及自然界的清气相合，则为一身之气。一身之气按照不同比例分布到各个脏腑，则为脏腑之气。谷气充盛则脏腑之气充足，随脉的运行，反映出来是和缓之象，所以将有胃气的脉象称为平人之常气，即正常的脉气。《濒湖脉学》说："脉弱以滑，是有胃气。"《灵枢·始终》："谷气之来徐而和。"就是谷气来的时候是缓和的。《素问·平人气象论》又说："平人之常气，禀于胃。胃者，平人之常气也，人无胃气曰逆，逆者死。"所以说根据脉中胃气的强弱与存亡，能够推测疾病的转归。脉从容和缓、不快不慢谓之有胃气；若脉没有和缓之象，见但弦、但毛、但石，皆说明胃气已损，谷气大衰，不能涵养脏腑真气，所以脏腑真气外见，而出现真脏脉。真脏脉其实是病情比较重了。但弦是肝的真脏脉，但毛是肺的真脏脉，但石是肾的真脏脉。

2. 胃阴和胃阳

胃阴和胃阳都是胃气的一部分。受到阴阳思想影响，人体的诸气，包括元气、中气、营气、卫气，以及脏腑之气，都可以分为阴和阳两部分，但在六腑中，一般只有胃气分胃阴、胃阳。不管我们将胃气定义为水谷之气，还是脏腑之气，皆可分为胃阴、胃阳。

胃阴是胃气中有凉润、凝聚、宁静作用的部分，而胃阳是指有温暖、推动、兴奋作用的部分。胃阴能够凝聚胃中的津液，并能够调控胃肠道的蠕动，防止其运动过亢；而胃阳能融化胃中之饮食水谷，在胃阴之凝聚的津液作用下，使其消磨腐熟为食糜，并推动胃肠道之蠕动，使食糜下传小肠，所以说胃阴与胃阳相反相成，协调共济，则胃气冲和，运行有序。如果胃阴不足，消化之液匮乏，可以导致食物不化；如果胃阴亏虚，阴不制阳，胃阳亢盛化火，就会出现消谷善饥；如果胃阳不足，温煦功能减退，则见胃寒而水谷不化，出现虚寒性的泄泻。

3. 胃气与舌苔

舌苔是指散布在舌面上的一层苔状物，是由胃气向上熏蒸、胃里面的谷气凝聚于舌面而形成。也就是说，舌苔反映胃气，就是指胃气在舌面上的表现。

正常人的舌象是舌淡红，苔薄白。如果舌苔厚腻，就证明体内有痰湿，脾虚生痰湿，湿浊反映在胃气上，反映在舌面上。如果舌红苔少，大多是阴虚。如果舌苔没有了，或者很少，说明胃气很少上蒸于舌面，提示阴虚。望舌的基本要点就是舌的神气和胃气。舌象有神气、有胃气，表明病情比较轻，正气未衰，或者疾病虽重但预后比较好。如果舌象没有神气，没有胃气，就说明病重了，或者不易恢复。

胃气的盛衰，可以从舌苔的生长，以及是否有根来表现，舌苔薄白、均匀，或者舌苔虽厚，刮之仍有苔痕，或者剥落后又可以产生新苔，以及舌苔有根，均表示胃气充足，如果舌苔似有似无，或者浮而无根，刮之即去，光滑如镜，即是胃气衰败，是没有胃气的征象。

4. 胃气与脉象

我们再看看胃气在脉中的体现。正常人的脉象特点必须具备以下三点：有胃、有神、有根。将有胃摆在第一，这个胃指的就是胃气。那么何为寸口脉有胃气呢？胃为水谷之海，为后天之本，是人体气血生化之源，各脏腑组织的功能活动皆有赖于胃气的充养，而脾胃的这种功能通过经络气血可见于寸口脉象之中。诊脉之胃气可以了解脾胃功能的盛衰，以及气血的亏盈。《素问·平人气象论》："人以水谷为本，故人绝水谷则死，脉无胃气，亦死。"那么胃气在指下是如何感觉的呢？它表现的是指下有一种从容、徐和、软滑的感觉。平人脉象，不浮不沉，不徐不疾，从容和缓，节律一致，是谓有胃气。即使是病脉，不分浮沉迟数，但有徐和之象，便是有胃气之脉象。人以胃气为本，脉亦以胃气为本，有胃气则生，少胃气则病，无胃气则亡。所以清代名医程国彭在《医学心悟》里面说："凡诊脉之要，有胃气曰生，胃气少曰病，胃气尽曰不治。"所以诊察脉象胃气的盛衰有无，对于推断疾病的进退吉凶有非常重要的意义。至于脉象的有胃、有神、有根，在中医诊断学中再讲。

（四）胃腑的脏腑辨证

1. 胃热炽盛证

胃热炽盛的病机是火热壅于胃，胃失和降。临床表现为胃脘灼痛、拒按，消谷善饥，口气臭秽，齿龈红肿疼痛，甚则化脓、溃烂，或见齿衄，渴喜冷饮，大便秘结，小便短赤，舌红苔黄，脉滑数。

代表方剂是玉女煎、白虎汤，如果大便秘结，还可以用大承气汤等。针灸取穴以足阳明胃经和手阳明大肠经为主，可以取内庭、曲池、劳宫、中脘这些穴位来泄热。

2. 食滞胃脘证

食滞胃脘证的病机是饮食停积胃脘。临床表现为胃脘胀满疼痛，拒按，厌恶食物，嗳腐吞酸，或呕吐酸馊食物，吐后胀痛得减，或腹胀腹痛，泻下不爽，肠鸣，矢气臭如败卵，大便酸腐臭秽，舌苔厚腻，脉滑。

代表方剂为保和丸。前面我们讲过，无论是什么情况导致的食滞胃脘都可以用保和丸。针灸以中脘、天枢、足三里、胃俞、丰隆为主，以消食除胀为主。

3. 寒滞胃脘证

寒滞胃脘证的病机是寒邪犯胃，阻滞气机。临床表现为胃脘冷痛剧烈，得温痛减，遇寒加重，恶心呕吐，吐后痛缓，或口泛清水，口淡不渴，恶寒肢冷，面白或青，舌淡苔白润，脉弦紧或沉紧。

治疗以驱寒为主，代表方剂为良附丸，良是高良姜，附是香附。针灸以祛寒为主，以灸为主，灸中脘、足三里、天枢、胃俞。

4. 胃气虚证

寒滞胃脘证的病机是胃气虚弱，胃失和降。临床表现为纳少，胃脘痞满，隐痛喜按，嗳气，面色萎黄，神疲乏力，少气懒言，舌质淡，苔薄白，脉弱。

在临床中会有不同表现，如果是胃气虚引起的胃痛，用香砂六君子汤；如果是胃气虚引起痞满，在六君子汤上加减化裁；如果是胃气虚引起的泄泻，可以用四君子汤加参苓白术散来治疗。针灸上以补法、灸法为主，取中脘、脾俞、胃俞、足三里，以加灸为主。

5. 胃阳虚证

胃阳虚证的病机是胃阳不足，胃失温养。临床表现为胃脘冷痛，绵绵不已，喜温喜按，食后缓解，泛吐清水或夹有不消化食物，纳少脘痞，口淡不渴，倦怠乏力，畏寒肢冷，舌淡胖嫩，脉沉迟无力。

这样的情况以理中汤、附子理中丸为主治疗。寒滞胃脘用良附丸。注意实寒证的疼痛是拒按，阳虚证的胃痛是胃痛喜按；实证是疼痛剧烈，虚证是绵绵不已；脉象也不一样，寒邪犯胃的脉是弦紧，或沉紧。紧脉主痛证，特别是实证里的痛证，而胃阳虚的脉是沉迟无力，它是一种虚痛，临床上是很容易辨别。

6. 胃阴虚证

胃阴虚证的病机是胃阴亏虚，胃失濡润、和降。大家注意，胃阴虚是有火，胃热炽盛也是有火，但是胃阴虚的有火是饥不欲食，而胃热炽盛的火是消谷善饥，是有区别的。另外胃阴虚是舌红、少苔、脉细数，热盛是舌红、苔黄、脉滑数，这是它们的鉴别要点。证候表现为胃脘隐隐灼痛，嘈杂不舒，饥不欲食，干呕，呃逆，口燥咽干，大便干结，小便短少，舌红少苔，脉细数。胃阴虚的代表方剂以养阴为主，用益胃汤、沙参麦冬汤。选穴以胃俞、三阴交、中脘为主。

中脘别名太仓、胃脘，是治疗胃病的必用穴位，区别只是用补法，还是泻法而已。中脘最早见于《针灸甲乙经》，是胃之募穴，是八会穴中的腑会，就是六腑有病，皆可取中脘。另外，中脘又是任脉、手太阳、手少阳、足阳明之会，交会的经络非常多。所以治疗范围非常广泛，能和胃健脾、降逆利水，治疗黄疸、痢疾、泄泻、腹胀、腹痛、反胃、呃逆、胃痛、水肿等。

三、小肠

小肠位于腹中，其上口与胃在幽门相接，下口与大肠在阑门相连，是一个比较长的、呈迂曲回环迭积的管状器官，六腑之一。小肠包括西医指的十二指肠、空肠、回肠。它是机体对饮食进行消化吸收输布精微，下传其糟粕的重要器官。手太阳小肠经与手少阴心经相互络属，构成表里关系。

（一）主要生理功能和特性

1. 受盛化物

受盛就是接受、以器盛物之意；化物就是变化、消化、化生的意思，所以《素问·灵兰秘典论》说："小肠者，受盛之官，化物出焉。"小肠的受盛化物功能表现在两个方面：一是小肠接受由胃腑下传而来的初步消化的食物，起到容器作用；二是指经胃初步消化的食物在小肠必须停留一定时间，由小肠对其进一步消化，将饮食水谷化为精微和糟粕两部分，也就是化物作用。所以小肠的生理功能是受盛化物。

小肠受盛功能失调，则气机阻滞，表现为胃腹部疼痛或腹胀；如果小肠的化物功能失常，可以导致消化功能障碍，表现为腹胀、腹泻、便溏等。

2. 分清泌浊

清是指水谷精微，浊是指食物中的糟粕。分清就是经过小肠化物功能，对化生的水谷精微加以吸收，再通过脾的升清和散精作用，上输心肺，运送至全身；别浊就是食物中的糟粕经过阑门传入大肠，形成粪便，通过肛门排出体外。

我们说小肠的生理特性是升清降浊，涵盖了脾胃的功能，而小肠功能的异常也可以归入脾胃异常。在脏腑辨证中，专门针对小肠辨证很少，因为小肠升清降浊的功能被脾和胃具体化了，《黄帝内经》《伤寒论》有时候把小肠和大肠的功能归入胃的功能，比如在胃的功能中讲胃中有燥屎。胃中怎么可能有屎呢？是大肠有屎啊。

小肠清浊不分会出现便溏泄泻，虽然这是小肠的功能异常，但是在临床当中我们把它归为脾虚泄泻，可以用参苓白术散治疗，机理是脾虚无法将水谷精微彻底转化为气血，而部分水谷精微以水液形式流注入肠，表现为便溏。我们用健脾止泻的方法来治疗小肠分清泌浊功能的异常。

3. 小肠主液

小肠吸收的津液与谷精合为水谷之精，由脾气上传心肺输布全身，部分经三焦下渗膀胱，成为尿液生成之源。由于小肠在沥别清浊过程中参与人体水液代谢，所以有小肠主液的说法。小肠沥别清浊的功能还和大、小便的质与量有关。张景岳在《类经》中论小肠中说："小肠居胃之下，受盛胃中水谷而分清浊，水液由此渗于前，糟粕由此归于后，脾气化而上升，小肠化而下降，故曰化物出焉。"

小肠沥别清浊功能正常，则水液和糟粕各行其道，二便正常；若小肠沥别清浊功能失常，则清浊不分，就会导致水谷混杂，出现便溏、泄泻。临床上治疗这种泄泻，采用"利小便所以实大便"的方法，这就是"小肠主液"理论的应用。

我们可以选一些方剂解释。比如我们可以采用"利小便所以实大便"的方法，治疗泄泻，甚至呕逆、腹胀、水肿，方剂选用五苓散，大家知道五苓散出自张仲景《伤寒论》，后代医家加减之后治疗便溏而小便短小。或者采用胃苓汤，也就是平胃散合五苓散，健脾祛湿，利小便以实大便，这样治疗后，小便、大便都能正常。

4. 升清降浊

小肠主化物而沥别清浊，能将水谷化为精微和糟粕，精微赖脾之升清，输布全身；糟粕靠小肠之通降下沉大肠。小肠升降功能失调，清浊不分，就会出现呕吐、腹胀、泄泻。小肠升清降浊的生理功能实际是脾升清，胃降浊功能的具体体现，所以小肠升清降浊功能失常我们都从脾胃论治，没有人从小肠论治。

由于小肠是受盛之官，小肠的很多功能被脾胃取代，或者归为脾胃，所以小肠这一节讲的内容不多，关于它的辨证也很少。上次我们讲加拿大师兄卢万强（针灸学博士，庸胜堂弟子）提出的问题手太阳小肠经有没有治小肠疾病的穴位时，从经络上讲过小肠疾病被脾胃概括。

（二）小肠的脏腑辨证

小肠在脏腑辨证中只有小肠实热证，表现为尿赤涩，即尿道灼痛、尿血，舌红、苔黄、脉数，同时有心烦口渴、口舌生疮、腹部胀痛等。小肠实热原因有二：第一，心与小肠相表里，心经有热往往使小肠有热。我们判断热是否由心所溢，必然要见心经实热症状，比如心烦口渴、口舌生疮；第二，心溢热小肠是病变发生的主要途径，不是唯一途径，饮食不节，脾运失健，食滞积滞，郁而化热，下注小肠，也可以表现为小肠实热。小肠实热的代表方剂是导赤散。关于小肠实热，针灸取穴可以选小肠俞、膀胱俞、中极、关元、太溪。为什么我们要选择关元？因为关元是小肠经的腹募穴，关元针刺用泻法可以清小肠热，关元加灸可以温肾、温下焦、温小肠，所以小肠分清泌浊出问题，出现泄泻，灸关元是有作用的。背俞穴的特点就是可以散本脏腑之热，小肠俞当然可以散小肠腑之热，是治疗小肠实热的首选穴位，然后配关元泻法，这是俞募相配。还可以加膀胱俞、太溪、中极，这是在膀胱经、肾经上取穴。因为小肠实热引起的小便刺痛、尿血还可以加血海、膈俞、三阴交，因为一切血证血海求。关于六腑之小肠腑我们就讲到这里。

四、大肠

大肠居腹中，其上口在阑门与小肠相接，其下端连肛门，是一个管腔性器官，呈回环迭积状。大肠是对食物残渣中的水液进行吸收形成粪便并有序排出的脏体，手阳明大肠经与手太阴肺经相互属络成表里关系。大肠的主要生理功能是传化糟粕、吸收水液，主要生理特性是通降下行。

（一）生理功能与特性

1. 主传化糟粕

大肠接受经过小肠泌别清浊后所剩的食物残渣，再吸收其中多余的水液形成粪便，传送至大肠末端经肛门排出体外，所以说："大肠是传导之官。"《灵枢·灵兰秘典》也说："大肠者，传导之官，变化出焉。"传导，也就是接上传下之意，变化出焉是指将糟粕变化成粪便排出体外，大肠传化糟粕的功能实为小肠泌别清浊功能的一种承接，除此以外，还与胃气的通降、肺气的肃降、脾气的运化、肾气的蒸化和固涩作用有关。胃气的通降实际上涵盖了大肠对糟粕排泄的作用；肺与大肠相表里，肺气的肃降有助于糟粕的排泄；脾气的运化有助于大肠对食物残渣中水液的吸收；肾气的蒸化和固涩作用主司二便的排泄。如果大肠传导糟粕功能失常就会出现排便异常，临床上常见的有大便秘结或者泄泻；如果湿热蕴结大肠，大肠传导功能失常还会出现腹痛、里急后重、下痢脓血等。

2. 大肠主津

大肠吸收小肠泌别清浊剩余的水分，参与调节体内水液代谢的功能，我们称之为大肠主津。大肠主津的功能失常，则剩余水液不能吸收，水与糟粕俱下而出现肠鸣、腹痛、泄泻，如果大肠实热，消烁津液或者大肠津亏，肠道失润，就会导致大便秘结不通。

3. 通降下行

大肠的生理特性是通降下行。大肠接收小肠下移的食物残渣形成粪便并不断将其排出体外，就体现了大肠通降下行的生理特性。六腑以通为用，以降为顺，犹以大肠为最。大肠通降失常则糟粕内结，肠道壅塞不通，就会出现腹胀、腹痛、便秘、口臭等。

（二）大肠的脏腑辨证

1. 肠热腑实证

肠热腑实证的病机是邪热入里与肠中之糟粕相搏，以腹满、硬痛、便秘及里热炙盛证为主要表现，也就是六经辨证里的阳明腑实证。症见腹部硬满疼痛拒按、大便秘结或者热结旁流，或者气味恶臭、壮热、汗出口渴，甚至神昏谵语、狂乱、小便短赤、舌红苔黄或者焦黑、起芒刺、脉沉数有力或沉迟有力，这种肠热腑实证，我们以大承气汤为主加减治疗。可以选用手阳明大肠经的曲池、足阳明胃经的内庭，还有天枢，天枢通腑气，曲池、内庭泄热，还可以用丰隆、上巨虚、腹结，也可以配合谷，还可以取支沟。合谷、曲池、内庭泄阳明热，上巨虚是大肠的合穴，腹结配天枢可以行津液，疏大肠之腑气，也就是增水行舟的方法，当然也可以取大肠俞，背俞穴可以泄本脏腑的热。

2. 肠燥津亏证

肠燥津亏证的病机是津液亏损，肠失濡养，传导失司。以大便秘结及津亏症状为主要表现，比如大便干燥，状如羊屎，数日一行，腹胀作痛或者是左少腹有包块，口干或口臭，舌红少津脉细涩（就是津液不足的体现），我们用增液汤为主加减，针灸选穴仍然可以取上巨虚、天枢、大肠俞、腹结，然后加些养阴的穴位，如三阴交、阴陵泉，还可以取足三里，当然也可以取便秘的效穴支沟。

3. 大肠湿热证

大肠湿热证的病机是湿热壅阻肠道气机，大肠传导失常，以腹痛、泄泻以及湿热症状为表现，腹痛、腹泻伴有肛门灼热，或者暴注下泻，色黄味臭或者下痢赤白脓血，里急后重，口渴尿短赤，或者伴有恶寒发热，或者但寒不热，舌红苔黄腻，脉滑数，或者濡数。治法用清热利湿，调气行血解毒，采用的方剂有芍药汤、葛根芩连汤、白头翁汤（毒疫型），根据湿大于热或是热大于湿进行加减。针灸取穴的目的仍然是清热化湿，调气和血，我们以手足阳明经为主，用泻法，主要取合谷、曲池、内庭、天枢、上巨虚，如果说泄泻比较严重、湿气比较重的还可以加阴陵泉、下巨虚等。湿热产生的赤白痢，赤为伤血，白为伤气，脓血稠黏为气血两伤，腹痛、后重则气血皆滞，所以我们要行气，加天枢，方药里加木香、槟榔之类的行气药。合谷是大肠经的原穴，天枢为大肠的募穴，上巨虚为大肠的下合穴，三穴同用能够通调大肠之气血，正所谓行血则脓血自愈，调气则后重自除。还有湿热导致的毒疫痢可以在大椎、十宣放血，如果是噤口痢还可以加中脘、内关。

4. 肠虚滑泻证

肠虚滑泻证的病机是大肠阳气虚衰，不能固涩，以大便滑脱不禁以及阳虚症状为主要表现，这种情况又称为大肠虚寒，下痢无度或者失禁，甚至脱肛，腹痛隐隐，喜温喜按，畏寒神疲，舌淡苔白滑，脉弱，这种情况多因久泻久痢迁延不愈导致。对于大肠虚寒证我们可以用真人养脏汤、附子理中丸为代表方剂加减治疗，如果说有脱肛中气下陷的，还可以在这些方剂基础上加升陷汤、补中益气汤的成分；如果说虚脱已经伤及脾阳和肾阳的，伤脾阳用附子理中丸，伤肾阳用四神丸，当然伤脾阳的还可以用桃花汤，桃花汤里面没有桃花，是赤石脂熬成汤药以后像桃花一样红艳，所以叫桃花汤，赤石脂加干姜，干姜温阳，赤石脂固涩，再加点粳米护胃肠。接下来取穴，以灸法和补法为主，天枢、上巨虚、下巨虚、阴陵泉、关元、大肠俞。涉及脾胃的还可以取中脘、脾俞、胃俞、足三里；涉及肾阳虚的可以灸关元、太溪，太溪针刺可养阴，用补法加灸可养阳。

5. 虫积肠道证

虫积肠道证的病机是蛔虫等寄生虫集聚于肠道阻滞气机，以腹痛、面黄体瘦、大便排虫以及气滞为主要表现。比如胃脘嘈杂，嗜食异物，大便排虫，或者突发腹痛，按之有条索状物甚至剧痛，甚至还吐出蛔虫，呕吐，面黄体瘦，睡中磨牙，鼻子痒，或者面部出现白斑，唇内有白色突起状的颗粒，白睛见蓝斑等。大家可能很容易想到一个方子乌梅丸，乌梅丸是治疗蛔厥证的代表方，但是我们还有很多方能治疗虫积肠道，比如肥儿散；很多中药也能治疗，比如使君子、槟榔、大腹皮、南瓜子等，如果要驱虫，这些药是肯定要加的。取穴主要以任脉和足阳明经为主，针刺是先泻后补，取巨阙、中脘、天枢、足三里、百虫窝，如果腹胀很明显，可加章门、气海；如果睛生云翳（白睛蓝斑）可加行间、阳陵泉；巨阙能行气降逆，配中脘、天枢能疏通胃肠之积滞；而百虫窝是经外奇穴，是驱虫之要穴，有点类似使君子、槟榔、南瓜子、大腹皮这样的作用；足三里是为了健脾胃，一般虫积肠道脾胃都会虚弱，面黄体瘦的用足三里强壮。为什么先泻后补？泻为驱虫，补是调理脾胃。

五、膀胱

膀胱又称脬，这个脬是一个月字旁加一个孚，或者说浮，浮脉的浮，三点水变成月。膀胱又称脬，是储存和排泄尿液的器官，位于下腹部，居肾之下，大肠之前，是一个中空的，囊状器官，其上有输尿管，与肾相连，下有尿道，开口于前阴。

（一）生理功能和特性

1. 汇聚水液

人体的津液通过肺脾肾等脏腑的作用，布散全身脏腑形体官窍，发挥滋养濡润作用，代谢的浊液经三焦渗入膀胱，成为尿液，因此我们说膀胱是水液聚集的地方，《灵枢》称膀胱为津液之府，而《素问·灵兰秘典论》又说："膀胱者，州都之官，津液藏焉。"汇聚于膀胱中的水液经肾气和膀胱的蒸化作用，清者上注脾，重新参与新陈代谢，剩下的留于膀胱，成为尿液。

2. 储存和排泄尿液

膀胱中尿液的储存和排泄，是由肾气及膀胱之气的激发和固摄作用调节的，协调则膀胱开合有度，尿液可及时从溺窍排出体外，若失司，膀胱开合失权，既可出现小便不利，或者癃闭，又可出现尿频尿急、遗尿、小便不禁等，所以《素问·宣明五气》说："膀胱不利为癃，不约为遗溺。"

3. 司开合

通过这些生理功能，我们看一下它的生理特性。膀胱具有司开合的特性，尿液的储存与排泄，虽然是膀胱的功能，但与肾的功能活动密切相关，膀胱的储尿功能有赖于肾气的固摄，若肾气不固，则膀胱失约，出现遗尿、小便不禁；膀胱的排尿有赖于肾与膀胱的气化作用，若气化失司，膀胱不利，可出现尿痛、淋涩、排尿不畅，甚至癃闭，所以膀胱的生理与病理都与肾相关。所以我们在临床中，治疗癃闭也好，治疗膀胱失约也好，我们都是在肾脏上用药，当然也是因为肾和膀胱相表里。我们需要说明一下的是，将膀胱定义为一个储尿和排尿的器官是现代的说法。传统中医认为，膀胱不仅是一个司尿的器官，更是一个与津液或水液密切相关的器官，比如《素问·灵兰秘典论》说："膀胱者，州都之官，津液藏焉，气化则能出矣。"《伤寒论》认为膀胱为水府。《内经》认为，膀胱中的水液从胃肠道、小肠，经三焦，渗入膀胱，所以《素问·灵兰秘典论》说："三焦者，决渎之官，水道出焉。"由于古人没有通过解剖发现连接肾与膀胱的输尿管，所以中医学上有膀胱无上口之说。中医学重视功能性的诠释，而非具体的实质性器官。中医所说的膀胱与西医的膀胱，指的不是同一种东西，就跟这个脾、胆一样，西医所说的脾和胆和中医的也不是同一个东西。

（二）膀胱的脏腑辨证

对于膀胱，脏腑辨证里涉及的也很少，只有一个膀胱湿热证。膀胱的其他病变都概括到肾里面了。

膀胱湿热证的病机是湿热侵袭、蕴结膀胱，有小便频急、灼热涩痛，尿频、尿急、尿道涩痛，小便短赤，或者浑浊，或有尿血，或者点滴不畅，小腹胀痛等症状。如果以小便短赤涩痛为主的，我们称为膀胱湿热型淋证，代表方剂是八正散。在临床当中这样的情况特别多。八正散里面含有导赤散的组方理念，可见膀胱湿热有时候和小肠实火的症状类似。

我们如何鉴别小肠实热和膀胱湿热呢？小肠实热，由于是心火下注于小肠，所以它有口舌生疮、心烦口渴的症状，膀胱湿热就没有。膀胱湿热重点在湿，所以舌苔是黄腻的，而小肠实热舌苔是黄，没有腻。膀胱湿热，又有湿，又有热，所以它脉象是滑数，而小肠实热的脉象是数，没有滑。治疗上呢，一个用导赤散，一个用八正散。膀胱湿热如何用针灸呢？主要是用泻法，处方是膀胱俞、中极、阴陵泉、太溪、行间。膀胱俞和中极可以疏利膀胱气机，配合脾经的合穴阴陵泉，利小便，使气化复常，小便通利，取通则不痛之意；行间是肝经的这个荥穴，泻行间火，可以定痛，足厥阴肝经绕阴器，配行间以定阴器周围的痛；而太溪为肾经之原穴，取太溪，可以益肾水。当然，如果发热严重，我们可以加外关、合谷、内庭、曲池来清热。膀胱俞本来就能清膀胱的热，背俞穴都能清本脏腑的热。

关于这个膀胱湿热证，我结合自己的临床，讲一个病案。有一次，有个患者给我打电话，说他有不洁的性生活史，然后出现小便短赤而痛，当时他不愿意去医院，希望我能通过很简单的方法帮他解决，但是我又不在他旁边，我第一时间就想到了膀胱湿热证，中医开药的时候，不考虑西医的思维，按照他给出的临床表现，就是个膀胱湿热证，所以我给他开了八正散，我说你去药店买一些八正散颗粒吃吧，吃个两三天，加倍吃，如果不好，再去医院检查。两三天之后，他给我打电话，说吃了八正散颗粒，问题都解决了。所以，如果他真的是由于不洁的性生活而感染了某些性传播疾病的话，初期的症状就是一个膀胱湿热证，用八正散颗粒，只是用了颗粒还没有给他正儿八经熬药，效果就这么好，充分体现了辨证论治的重要性，充分体现了中医中药对证之后，真的是效如桴鼓。

六、三焦

三焦作为六腑之一，位于腹腔中，与其他五脏一样有特定的形态结构与生理功能。三焦与心包络由手少阳三焦经与手厥阴心包经相互属络而成表里关系。关于三焦的形态结构，大多数人认为是腹腔内的肠系膜及大小网膜、淋巴管道等组织，这些组织充填于腹腔脏腑之间，能通透津液，为津液之胃肠摄入膀胱的通道，与六腑中空有腔的形态结构特点相符。《灵枢·经脉篇》说："心主手厥阴心包络之脉……下膈，历络三焦。三焦手少阳之脉……下膈，循属三焦。"说明三焦是位于腹腔的一个实体性脏器。但是，关于三焦是"有名有形"还是"有名无形"是存在争议的，本科规划教材里就把它说成"有形"了。这个问题我后面跟大家说说。

（一）三焦种类与功能

我们首先区分几个概念：一是六腑三焦；二是部位三焦；第三个是辨证三焦。也就是说六腑三焦、部位三焦和辨证三焦这三个东西有联系，但绝非等同。

1. 六腑三焦

就六腑三焦而言，教材里的这段话，我们可以认为是正确的，因为任何一个腑都有其形态，比如胆，我们明显可以看到胆的形态，胃、小肠、大肠也是。作为六腑之一的三焦，它应该有它的形态结构，因此教材上引用《内经》的原文说明三焦是位于腹腔中的实质性脏器。六腑三焦的主要生理功能是疏通水道，运行津液，《素问·灵兰秘典论》说："三焦者，决渎之官，水道出焉。"三焦水道通畅，则津液源源不断流入膀胱，成为尿液生成之源，所以《灵枢·本输》又说："三焦者，中渎之腑，水道出焉，属膀胱。"

2. 部位三焦

接下来我们看第二个名词——部位三焦。三焦作为人体上中下部位的划分源于《内经》。《灵枢·营卫生会》言："上焦如雾，中焦如沤，下焦如渎。"与《难经·三十八难》所谓有名而无形的三焦相通。这个部位三焦包含了上至头，下至足的整个人体，已经超出了实体六腑的概念，也就是说，部位三焦和六腑三焦所代表的含义是不一样的，张景岳等医家将三焦理解为分布于胸腹腔的包容五脏六腑的一个大腑，并因其大，无脏腑能与其匹配，称其为孤腑，就是孤家寡人，跟以前的皇帝一样。实际上，也以指明此三焦并非腹中实体性脏器。部位三焦的生理功能是通行诸气与运行津液，其运行津液的功能是由六腑三焦功能引申而来，通行诸气的功能则本于《难经·第三十八难》"三焦主持诸气"之论。

（1）生理功能　我们看一下它通行诸气与运行津液这两个方面。

通行诸气是指部位三焦是一身之气上下运行之通道。诸气运行输布于周身，皆以三焦为通道，所以《难经·第六十六难》说："三焦者，原气之别使也。"《难经·第三十八难》又说："三焦，有原气之别焉，主持诸气。"肾精化成的原气自下而上运行至胸中，扩散全身；胸中气海的中气自上而下，达于脐下，以至先天元气。三焦通行原气的功能关系人体之气的升降出入和气化的进行。宗气以三焦为通路下行，归肾以资助原气；脏腑之气，如心肺之气下降，肝肾之气上升，脾气上升，胃气下降，都是以三焦为通路。

我们看第二个功能——运行津液，是指部位三焦是全身津液上下输布运行的通道，全身津液的输布和排泄是在肺、脾、肾等脏腑的协同运作下完成的，但必须以三焦为通道。三焦水道不利，肺、脾、肾等脏腑输布调节津液代谢的功能就难以实现，所以又把津液代谢的协调平衡状态，称作为三焦气化。张景岳在《类经》藏象里说："上焦不治，则水泛高原；中焦不治，则水留中脘；下焦不治，则水乱二便。"三焦气至则脉络通，而水道利。所以《难经·第三十一难》说："三焦者，水谷之道路，气之所终始也。"如果三焦不利，气机阻塞，津液代谢障碍，可以导致肺、脾、肾等脏腑输布、调节水液的功能难以实现，出现水湿泛滥导致的小便不利、水肿等诸多病症。当然我们并没有把三焦水道不通叫作三焦病，因为在脏腑辨证里，没有单独列出三焦辨证，而把它归入了脾、肺、肾的范畴。

部位三焦通行诸气和运行津液的功能是相互关联的，实际上是一个功能的两个方面，因为津液的运行有赖于气的推动（气能行津），而气又依附于津液而存在（津能载气），因此，气运行的通道必然是津液升降的通道，而津液升降的通道也必然是气运行的通道。在三焦内运行的诸气，推动和调节在三焦内运行水液的作用，这种作用也称为三焦气化。肝气疏泄失常，气机郁结，三焦内运行的诸气则发生瘀滞，气瘀则津液不能在三焦内正常的运行输布，渴饮停聚，成为痰湿水饮，发为水肿、腹水，治疗的时候应该疏肝理气、疏通三焦，则三焦之气郁得解，痰湿水肿腹水可消，临床上常见的水肿、腹水，比如肝硬化腹水、某些恶性的肿瘤等，都可以归于此。

（2）生理特点　上中下三焦部位的划分以及其生理特点。

我们先看上焦，上焦一般是指横膈以上的胸部，包括心、肺两脏以及头面部，当然也有人将上肢归属上焦，《灵枢·营卫生会》说"上焦如雾"，是对心、肺输布营养至全身作用的形象描写和概括，指上焦宣发胃气，输布水谷精微、血和津液的作用如雾露之灌溉。又因为上焦需要水谷精微的滋养，这个水谷精微是脾运输而来，这就是《难经·第三十一难》说的，三焦的功能是"主纳而不主出"。

中焦在横膈以下脐以上的上腹部，包括脾、胃、肝、胆等脏腑，《灵枢·营卫生会》说"中焦如沤"，沤既是形容水谷腐熟时泡沫浮游的状态，是对脾、胃、肝、胆等脏腑消化饮食物作用的形象描写与概括，指中焦消化饮食物的作用如发酵酿造之过程。中焦脾、胃、肝、胆的主要生理功能是腐熟水谷，化生水谷精微并传输于全身，为气血化生之源，故称中焦主化。《灵枢·决气》说："中焦受气取汁，变化而赤，是谓血也。"《灵枢·营卫生会》又说："此所受气者，泌糟粕，蒸津液，化其精微，上注于肺脉，乃化而为血，以奉生身，莫贵于此。"那么中焦的生理特点还有泌糟粕、蒸津液，这个津液是指水、液合在一起的水谷之精，不单单指水液。《黄帝内经》脉法以及王叔和《脉经》认为肝属于中焦，应左关脉，因为关脉主中焦。但清代温病学家吴鞠通等人，将外感热病后期出现的一系列肝证列为下焦病范畴，现在仍然有将肝归入下焦的说法。考试考中焦的话，我们还说肝、胆、脾、胃都是中焦，但是在温病的功能上它属于下焦。

我们接下来看看下焦。下焦一般指以脐下部位，包括小肠、大肠、肾、膀胱，女子还包括女子胞，男子包括精室等脏腑，以及两下肢。《灵枢·营卫生会》说"下焦如渎"，是对小肠、大肠、肾、膀胱排泄糟粕的作用的描写与概括，指肾、膀胱、大肠等脏腑排泄二便的功能如沟渠之通道。《难经·第三十一难》谓下焦是"分别清浊，主出而不内，以传导也"。后世藏象学说有所发展，将肝肾、精血、命门、元气都归属于下焦，扩大了下焦的生理作用，又因下焦主事二便的排泄，所以有下焦"主出"。

好，现在我们可以总结一下，上焦如雾，上焦主纳，中焦如沤；中焦主化，下焦如渎，下焦主出。

3. 辨证三焦

接下来我们看辨证三焦。辨证三焦是指三焦作为温病的辨证纲领，既非六腑三焦，亦非部位三焦，而是温病发生发展过程中由浅及深的三个不同的病理阶段，究其来源，则可能是由部位三焦的概念引申而来。

关于藏象学说六腑之三焦，我们从六腑三焦、部位三焦、辨证三焦三个方面进行阐述，由于三焦在脏腑辨证里面没有独立辨证方法，却在温病学里作为一个独立的辨证体系出现，接下来就讲讲三焦辨证。

（二）三焦辨证

三焦辨证是清代医家吴鞠通创立的一种诊治温热病的辨证方法。他依据《内经》及先贤对于三焦所属部位的论述，结合张仲景六经辨证以及叶天士卫气营血辨证，以临床温热病的传变特点及规律为核心，总结出来的对外感温热病进行辨证的方法。他将外感温热病的各种证分别纳入上焦病证、中焦病证、下焦病证，着重阐明了三焦所属脏腑在温热病过程中的病理变化、临床表现、证候特点以及其传变规律。三焦辨证在阐述三焦所属脏腑病理变化及临床表现基础上，也反映了温病发展过程中不同病理阶段，上焦病证主要包括手太阴肺和手厥阴心包的证，而手太阴肺经证多为温病的初起阶段，病情较浅，手厥阴心包经证为肺经温热邪气内陷心包之证。中焦证主要包括足阳明胃、足太阴脾及手阳明大肠的病变，足阳明胃主燥，易从燥化，多为里热燥实证，足太阴脾主湿，易从湿化，多为湿温病证。中焦病证多为温病的中期阶段，病情较重。下焦病证主要包括足少阴肾和足厥阴肝病变，属于温病的末期阶段，多表现为肝肾阴虚证，病情较重。

在《温病条辨》里详细讲了上焦病证、中焦病证、下焦病证，时间有限，下面我们简单地讲一下它核心的、基础的知识，让大家有个初步了解。

1. 上焦病证

温病由口鼻而入，鼻通于肺，故温病开始即出现肺胃受邪的症状。温邪犯胃，有两种传变趋向，一为顺传，即病邪由上焦传入中焦，出现脾胃经的证候；另一种为逆传，是肺胃传入心包，出现邪陷心包的证候。上焦病证的临床表现为发热，微恶风寒，自汗，口渴或不渴而咳，午后热甚，脉浮数或两寸独大，治疗的方法以辛凉解表为主，代表方剂有银翘散、桑菊饮等，我们在治疗风热感冒的时候，基本上按照这个来，现在市场上销售的 VC 银翘片，其实就是来源于温病上焦病证的轻症，我们可以用来治疗风热感冒。风寒型的选用张仲景六经辨证里的麻黄汤合桂枝汤，表实证用麻黄汤，表虚证用桂枝汤。

2. 中焦病证

接下来看中焦病证。温病顺传到中焦，则见脾胃之证，胃喜润恶燥，邪入中焦而燥化，出现阳明经燥热证候，这个阳明经手和足阳都有，体现的就是胃和大肠的燥热证候。如果表现为阳明燥热的话，就会出现面红目赤、发热、便秘、腹痛、口干咽燥、唇裂舌焦、苔黄或者焦黑，脉沉实。脾喜躁而恶湿，邪入中焦如果从湿化的话，则见太阴脾的湿热证候，表现为面色淡黄、头胀身重、胸闷不饥、身热不扬、小便不利、大便不爽或溏泄，舌苔黄腻，脉细而濡数。

中焦病证，阳明燥热型，就用通腑泄热法，选用大小承气汤之类；如果是太阴湿热型，则清热化湿法，代表方剂是三仁汤。

3. 下焦病证

接下来看下焦病证。温邪深入下焦，多为肝肾阴伤之证，临床表现为身热面赤，手足心热，手足心热甚于手背，手心本来为阴面，手背为阳面，阴面发热已经超过了阳面，是阴伤。还有口干舌燥、神倦、耳聋、脉象虚大，或手足蠕动、神倦脉虚、舌绛苔少，甚或时时欲脱。这种情况以滋阴潜阳为主，代表方剂为加减复脉汤、三甲复脉汤等。

当然，三焦病证的传变有顺传也有逆传。三焦病传变与否主要取决于病邪的轻重和机体正气的强弱。病邪甚或者正气虚，则传变易发生。关于传变的主要形式，《温病条辨》是这样说的："温病由口鼻而入，鼻气通于肺，口气通于胃，肺病逆传则为心包；上焦病不治则传中焦，脾与胃也；中焦病不治，则传下焦，肝与肾也。始上焦，终下焦。"这是《温病条辨》的原文。

顺传一般由上焦手太阴肺开始，继而传入中焦，最后传入下焦。提示病邪由浅入深，病情由轻到重，有个循序渐进的过程。逆传是指温热病邪由肺胃直接传入手厥阴心包，说明邪热炽盛，病情比较重。三焦证的传变过程并不是固定不变的，有的病犯三焦，经治疗而愈，并没有传变。有的自上焦直接传到下焦，或由中焦再传到肝肾，也有初起就进到中焦太阴病证的，也有发病即为厥阴病的，此外还有两焦症状同时互见或者弥漫于三焦的，我们在临床要灵活掌握，不能一成不变。

（三）三焦之争

为了加深大家的理解，关于三焦的"有名无形"和"有名有形"的争议，我们给大家稍作讲解，如果以后看到这个争议，至少心里有数。

三焦这个名词，我们最早见于《内经》，《内经》中三焦的基本概念有两个：一是六腑之一，有其特定的生理功能，比如通行元气，运行水液等；二是人体部位划分的概念，是上焦、中焦、下焦的合称。《难经·第二十五难》提出"心主与三焦为表里，俱有名而无形"这个论点之后，历代的医家对三焦的认识争论较多，争论的焦点主要集中在三焦形质的"有名无形"和"有名有形"上。

1. 有名有形说

《内经》最早认为三焦是有名有形的，相关的原文太多了，这里就不一一列举。《灵枢·本输》说："三焦者，中渎之腑也，水道出焉，属膀胱，是孤之腑也。"所以后世医家认为，三焦既然是六腑之一，它应该和其他五腑一样，有其特定的形质和相应的生理功能。既然有形，位于何处？有学者就认为，胆、胃、小肠、大肠、膀胱五腑，俱在膈下，三焦也应该在膈下。如《灵枢·经脉》说："三焦手少阳之脉……散络心包，下膈，循属三焦。""心主手厥阴心包络之脉……下膈，历络三焦。"王叔和将相火三焦归于右尺，拿脉的时候尺脉候腹中病，也就是说，王叔和将三焦划在腹腔之中。那么问题又来了，三焦既然在膈下，又有形质，究竟是何物呢？说法不一，腔脂、脂膜、油膜、网膜的说法比较多。有代表性的是唐宗海，也就是唐容川，在《血证论》里说：三焦，这个焦字，繁体字有一个"月"字旁，指人身上下内外相连之油膜，西洋医书斥中国人不知有连网，言人饮水入胃，即渗出走连网而下，以渗至膀胱，膀胱上口也在连网中。《医林改错》亦言："水走网油而入膀胱。"唐容川又在《中西汇通医经精义》里说："焦，古作膲，即人身之膈膜，所以行水也。"网油连着膀胱，水应从网油中渗入膀胱，由肾系下生，连网油膜，是为下焦。中生板油，是为中焦。上生隔膜，是为上焦。张锡纯赞同唐宗海的观点，并进行了佐证，得出"三焦之为网油不呈现而又真乎"之结论。三焦在膈下，繁体字"膲"为肉不满之象，且与膀胱连着，系为网油，论据比较充足。而《内经》多次提到脾、胃、大肠、小肠、三焦、膀胱，《灵枢·本脏》说："密理厚皮者，三焦膀胱厚；粗理薄皮者，三焦膀胱薄。"而《灵枢·本输》说："三焦者，中渎之腑也，水道出焉，属膀胱，是孤之腑也。"也说明三焦与膀胱不仅在功能上相互联系，而且部位也很贴近。这都说明三焦为网油之说确实是成型而有证的。但近代的学者大多宗明代医家张介宾在《类经》里面所说："藏腑之外，躯体之内，包罗诸脏，一腔之大腑也。"认为三焦是分布于胸腹腔的一个大腑。

2. 有名无形说

三焦有名无形说始于《难经》，《难经·第二十五难》说："心主与三焦为表里，俱有名而无形。"《难经·第三十八难》又说，三焦"主持诸气，有名而无形，其经属手少阳，此外腑也。"自此以后，持三焦"有名无形"说的医家也不少，比如唐代孙思邈在《备急千金药方》里面说："夫三焦者，一名三关也，上焦名三管反射，中焦名霍乱，下焦名走哺，合而为一，有名无形，主五脏六腑往返神道，周身贯体，可闻不可见。"近代的学者多数认为三焦只是一个生理病理学概念，上焦是心肺气化功能的概括；中焦是脾胃受纳运化功能的概括；下焦是肾与膀胱气化功能的概括。正如《灵枢·营卫生会》所说："上焦如雾，中焦如沤，下焦如渎。"中医藏象学说的每一个脏腑，它不仅是一个解剖学概念，更是一个生理病理学概念，作为六腑之一的三焦，它的主要生理功能是通行元气、运行水液，是人体元气与水液通行的通道，"上焦如雾，中焦如沤，下焦如渎"，是分别位于上、中、下焦的心与肺、脾与胃、肾与膀胱生理特点的概括，这些功能特点已经超出了作为六腑之一的三焦的生理功能。

三焦是有名有形，还是有名无形，在临床中影响不太大。因为中医学说、藏象学说本就不是一个强调解剖学概念的学科，重要的是它在人体内生理病理的概念。对于三焦，《内经》和《难经》有不统一之处，可以保留自己的观点。

第二节　奇恒之腑

奇恒之腑是脑、髓、骨、脉、胆、女子胞的总称。它们在形态上多数中空有腔而与腑相似，在功能上则藏精气而不泻而与脏相类，既区别于脏，又不同于腑，所以《内经》称它们为奇恒之腑。

《素问·五脏别论》说："脑、髓、骨、脉、胆、女子胞，此六者，地气之所生也，皆藏于阴而象于地，故藏而不泻，名曰奇恒之腑。"奇恒之腑中除胆为六腑之一外，其余皆无表里配合，也无五行之配属，这是奇恒之腑不同于五脏六腑的一大特点。实际上，若按照形态上中空有腔和功能上储存精气作为奇恒之腑的标准的话，我们来分析以上六个奇恒之腑，第一，我们以前认为六个奇恒之腑中只有骨、脉、胆、和女子胞四者是中空有腔脏器或者组织，而脑与髓是液态或固态的精华物质，即所谓的脑浆与脊髓神经以及脑脊液，并非中空有腔的脏器或组织。如果将脑与髓规定为奇恒之腑，并要求符合奇恒之腑的标准，只能将脑规定为颅腔，将髓规定为脊髓腔。实际上脑与髓也是中空有腔的，如脑室、脑管、中央管等；第二，《素问·五脏别论》所言的奇恒之腑在女子为六个，在男子为五个，其实男女皆有胞，我们不应该只将女子胞规定为奇恒之腑。为了修正，明清医家加了精室这一脏器，就目前临床上常见的男科疾病来说，加此精室并研究其功能是很有必要的。

胆为六腑之一，又为奇恒之腑；我们说肾主骨，我们在藏象学说五脏的肾里面已将骨和髓作了论述；脉在五脏的心里面已经作了相关的论述，所以我们接下来讨论一下脑、女子胞，附带讨论一下明清以后所说的这个男子胞，就是精室。

一、脑

脑，又名髓海，深藏于头部，居颅腔之中，其外为头面，内为脑髓，是精髓和神明汇集发明之处，所以又称为元神之府。《素问·五脏生成篇》说："诸髓者皆属于脑。"《灵枢·海论》说："脑为髓之海。"

（一）生理功能

脑的主要生理功能是主宰生命活动，主精神意识和感觉运动。我们从这三个方面论述。

1. 主宰生命活动

《本草纲目》说："脑为元神之府。"是生命的枢机，主宰人体的生命活动。元神来自先天，由先天之精化生，先天元气充养，也称为先天之神。如《灵枢·本神》说："两精相搏谓之神。"《灵枢·经脉》说："人始生，先成精，精成而脑髓生。"元神藏于脑中，为生命之主宰，元神存则生命在，元神败则生命逝。得神则生，失神则死。

2. 主精神意识（活动）

人的精神活动包括思维意识和情志活动等，都是客观事物反映于脑的结果。思维意识是精神活动的高级形式，是在元神之腑脑的调控下，通过新的"任物"作用（任物来自《灵枢·本神》）与后天获得的结果，属后天之神，又称识神。《灵枢·本神》说："所以任物者谓之心。"心是思维的主要器官，而脑为髓海，也主人的思维意识和记忆。情志活动是人对外界刺激的情绪反应，与人的情感、欲望等心身需求有关，故属于欲神范畴。因此脑主精神意识的功能正常，则精神饱满，意识清楚，思维灵敏，记忆力强，语音清晰，情志正常。否则就会出现精神思维以及情志方面的异常。因为中医学是以五脏为中心，所以在脏腑辨证中，没有专门对脑的脏腑辨证，而是将脑的这部分功能归入心和肾。

3. 主感觉运动

口、舌、眼、鼻、耳，五官诸窍皆位于头面，与脑相通，人的视、听、言、动等皆与脑有密切关系。脑主元神，神能御气，散动觉之气于筋而达百节，令之运动，故脑能统领肢体运动。脑海（即髓海）充盈，主感觉运动的功能正常，则视物清明，听力正常，嗅觉灵敏，感觉无碍，运动如常，轻劲多力。若髓海不足，主感觉运动功能失常，不论虚实，都会出现听觉失聪，视物不明，嗅觉不灵，感觉障碍，运动不能，懈怠安卧。在五脏当中，如果出现了这些症状，我们大多数从肾来论治，所以有补肾填髓之说。由于肝肾同源，有些视物模糊也肝肾一起考虑，比如视物模糊者用杞菊地黄丸，听力异常者用耳聋左慈丸，这些全都是从肝肾论治，以肾为主。总之，脑髓充则神全，神全则气行，气行则有气机、感觉和运动。

（二）主要生理特性

1. 脑为清灵之脏

脑为清灵之脏。一方面，脑为诸阳之首，位高气清，乃真气之所聚，不容邪犯，如若清阳不升，浊阴不降，则可导致头痛、头重，甚至神识昏蒙等。另一方面，诸髓皆属于脑，而髓乃肾所藏的先天之精，在后天之精的充养下化生，其质至清至纯，功能荣脑养骨。如果是髓海不足，我们从肾辨证，用补肾填精法治疗；如果是清阳不升，浊阴不降，我们就从脾辨证，比如太阴头痛，就是我们说是全头痛，是脾虚引起的头痛，用半夏白术天麻汤。另外很多耳鸣是由于肾虚引起，我们用耳聋左慈丸，但是有些耳鸣是由清阳不升，无以濡养头部引起的，这个时候我们用补中益气汤也可以治疗。这就是我们所说的髓海，脑髓乃肾所藏之先天之精和后天脾胃所产生的后天之精充养下化生，所以我们临床要从先天之本和后天之本两方面考虑。

2. 喜静而恶躁

第二个特性，脑喜静而恶躁。脑藏元神，以清净明通为贵，躁动扰乱则元神失安，意志散乱。

（三）脑与脏腑、精气的关系

肾藏精，精生髓，髓汇聚而成脑，故脑与肾关系密切。因先天之精有赖后天之精的培育，故脑与五脏六腑之精也有联系。五脏六腑之精充，则肾精盈，肾精充盈则脑髓满，脑髓满，则脑之功能正常。此外，精神活动虽由脑与心主司，但又与五脏六腑相关，故有五脏藏神之说。比如，《素问·宣明五气》说："心藏神，肺藏魄，肝藏魂，脾藏意，肾藏志。"所以，精神思维由心所司，知觉主要由肝所司，运动主要由肺所司，意念、智慧主要由脾所司，意志和记忆主要由肾所司。五脏之所以藏神，是因为神与形匿，五脏所藏精气乃神的物质基础，神虽分藏于五脏，但总由脑之元神与心之识神调节和控制。

（四）主神明之争议

另外有一个争议性的问题，就是关于心主神明与脑主神明的争议。中医学认为神是人体生命活动的主宰，但神由何脏所藏、何脏所主，一直争论不休。综合各家之观点，主要有三种。

1. 心主神明

《内经》认为，心是君主之官，是人体生命活动的主宰，五脏六腑之大主，五脏六腑都是在心的统领下发挥其生理功能与活动。心之所以居于重要的地位，是因为心是藏神之所，神明所居之所，心所藏之神，与人的记忆、思维以及人的情志活动有关。心主管人的意识思维活动，比如，《素问·五色》说："积神于心，以知往今。"《灵枢·本神》说:"所以任物者谓之心;心有所忆谓之意;意之所存谓之志;因志而存变谓之思;因思而远慕谓之虑;因虑而处物谓之智。"这段话常考。《内经》的这些论述不仅说明心与人的记忆有关,而且说明了意、志、思、虑、智,这一系列心理活动是心藏神功能的具体体现,心与人的思维意识密切相关。

《内经》在倡导心主神明的同时,又将神的活动划归五脏,即心藏神,肝藏魂,脾藏意,肺藏魄,肾藏志,创立了五脏藏神理论,五脏在心的统领之下共同完成人的精神意识思维活动。在心主神明理论指导下,在脏腑辨证里,人的意识精神思维活动异常而出现的神志病变,虽与五脏皆有关,但主要责之于心,从心而论。比如失心疯、癫狂等这些精神方面的疾病。当然,郁证虽与肝相关,用越鞠丸解郁,甘麦大枣汤治脏躁,其实也是从心论治的。

2. 脑主神明

《内经》在倡导心主神明的同时,也提出了脑为髓之海,诸髓皆属于脑的脑髓理论。在《内经》脑髓理论的影响下,也有一些医家逐步认识到脑与人的精神活动的关联。比如李时珍在《本草纲目》说:"脑为元神之府。"清代汪昂在《本草备要》中也指出,人之记忆皆在脑中。明清以后,随着西方医学的传入,有不少学者力挺脑主神明论,认为中医学将脑的生理与病理统属于心有所不妥,应将脑另立为独立之脏,脑藏神,为身之统帅。脑具有主持思维、储存记忆、接受感觉、发生情感、关系意识、产生智慧、控制行为和统率全身的生命活动的特殊功能,是人体生命的根本。脑主神明论是将西医学的神经大脑与中医学的肾精生髓理论相结合,显然是一个创新和突破。脑主神明意在打破《内经》以来形成的心主神明这一论点,弥补心主神明的不足,但是到目前为止,脑主神明尚未彻底突破心主神明的束缚,而形成从理论到临床的系统学说。所以,目前在临床上,脑病依然从五脏六腑论治,特别是从心论治。

3. 心脑共主神明

在心主神明与脑主神明两种学说争鸣的情况下，近年来，有些学者就采用了折中的观点，提出了心脑共主神明之说。心脑共主神明之说认为心主神明和脑主神明是一个问题的两个方面，心主神明是从脏腑功能控制条件立论，而脑主神明是从物质场所立论。心脑共主神明，脑生神，心调神，其体在脑，其用在心。心脑共主神明说，在一定程度上调和了心主神明和脑主神明两种学说的矛盾。它既承认了人的精神意识思维活动是大脑的功能，又没有违背传统心主神明的观点。但这种说法将人体神志活动的物质与功能、体与用分割开来也是值得商榷的。

关于心主神明与脑主神明的争论，大家都可以了解一下，但是，由于中医理论是以五脏为中心，它来源于《内经》的理论，我个人认为心主神明的说法更符合中医理论，至于脑主神明，我们刚才已经说了，这个一个是体，一个是用。比如，肾主骨，那么我们有时候看骨病的时候，从肾论治，但是不能将肾和骨分开，是不是呢。那么，心主神明，是以五脏为中心，因为心属于五脏之一，脑不属于，所以将心和脑主神明作为体和用来分，这个是比较合理的。因为脑不属于五脏之一，它属于引申出来的。比如，脑髓不足，可以通过补肾来治疗，脑主神明这方面呢，我们可以说是心主神明的一个体现。

二、女子胞

女子胞，又称胞宫、子宫、子脏、胞脏、子处、血脏，位于小腹部，在膀胱之后，直肠之前，下口（即胞门，又称之门）与阴道相连，呈倒置的梨形，是女性的内生殖器官。主要生理功能是主持月经和孕育胎儿。

现代称女子胞为子宫，这个名字从哪里来呢？据考证，"子宫"

最早是见于《神农本草经》。在《神农本草经》上品药物，矿物篇紫石英条下。紫石英这味药我常用，在我的《医门推敲（壹）》，第一个方子"老青龙汤"里，我们就讲到紫石英，具体在讲中药学的时候再讲紫石英在临床的运用。

（一）主要的生理功能

1. 主持月经

月经，又称月信、月事、月水，是女子发育成熟后周期性的子宫出血现象。《内经》所说的"二七天癸至"，也就是健康女子约14岁时子宫发育成熟，月经开始来潮，大约是28天左右排血一次。《血证论·男女异同论》说："女子胞中之血，每月换一次，除旧生新。"约到49岁，天癸竭绝，月经闭止。月经的产生，是脏腑经脉气血及天癸作用于胞宫的结果，胞宫有主持月经的作用。

2. 孕育胎儿

胞宫是女性孕育胎儿的器官。女子发育成熟后，月经应时来潮，开始有受孕生殖的能力。此时，两性交媾，两精相合就构成胎孕。张景岳在《类经·藏象类》说："阴阳交媾，胎孕乃凝，所藏之处名曰子宫。"受孕之后，月经停止来潮，脏腑经络气血皆下注于冲任，到达胞宫以养胎，培育胎儿以至成熟而分娩。所以清代唐中海在《中西汇通医经精义》里面说："女子之胞，一名子宫，乃孕子之处。"

（二）女子胞与脏腑经络的关系

女子胞的生理功能与天癸、经脉以及脏腑有广泛而密切的联系。女子胞主持月经和孕育胎儿，是脏腑经络气血作用于胞宫的正常生理现象。

1. 与"天癸"的关系

天癸，是肾精及肾气充盈到一定程度而产生的一种精微物质，具有促进人体生殖器官发育成熟和维持人体生殖功能作用。在"天癸"的促发下，女子胞发育成熟，月经来潮，应时排卵，为孕育胎儿准备条件。

2. 与经脉的关系

女子胞与冲、任、督、带及十二经脉均有密切关系。其中，以冲、任、督、带脉最为重要。

冲脉上渗诸阳，下灌三阴，与十二经脉相通，为"十二经脉之海"，又为"五脏六腑之海"。脏腑经络气血皆下注冲脉，故称冲脉为"血海"。因为冲为血海，蓄溢阴血，胞宫才能满溢阴血、孕育胎儿，完成其生理功能。《景岳全书·妇人规》里说："经本阴血也，何脏无之，唯脏腑之血皆归冲脉，而冲为五脏六腑之血海，故经言太冲脉盛则月事以下，此可见冲脉为月经之本也。"

我们再看一下任脉，任脉为"阴脉之海"，蓄积阴血，为妇人生养之本，任脉通畅，月经如常，方能孕育胎儿。因一身之阴脉之血经任脉聚于胞宫，妊养胎儿，故称"任主胞胎"。任脉气血充盛是女子胞主持月经、孕育胎儿的生理基础。冲为血海，任主胞胎，二者相资，方能有子。所以，胞宫的作用与冲任二脉的关系非常密切。所以我们常说的月经大多是由于冲任不调。

督脉为"阳脉之海"，督脉与任脉同起于胞中，一行于身后，一行于身前，交会于龈交，就是牙齿这个地方。经气循环往复，沟通阴阳，调摄气血，并与肾相通，运行肾气，从而维持胞宫正常的经、孕、产活动。

我们再看带脉，《血证论·崩带》里面说："带脉下系于胞宫，中束人身，居身之中央。"带脉既可约束、统摄冲任督三经之气血，又可固摄胞胎。带脉在妇科里面也很常见，带脉失约，我们指的是脾虚带下。

十二经脉气血通过冲脉、任脉、督脉灌注于胞宫，而为经血之源，胎孕之本。女子胞直接或间接与十二经脉相通，禀受脏腑之气血，泄而为经血，藏而育胞胎，从而完成其生理功能。

3. 与脏腑的关系

女子以血为本，经水为血液所化，而月经来源于脏腑，在脏腑之中，心主血、肝藏血、脾统血、脾与胃同为气血生化之源；肾藏精，精化血；肺主气，朝百脉而输布精微。它们分司血的生化、统摄与调节等作用。脏腑安和，血脉流畅，则经候如期，胎孕乃成。在五脏之中，女子胞与肝、脾、肾的部位关系尤为密切。

（1）与肝的关系　肝主输泄而藏血，女子胞与肝主输泄与藏血的功能密切相关。肝主藏血，肝血为女子经血之本，肝主输泄，能使气机调畅，肝主藏血和输泄的功能正常，则任脉通太冲脉盛，月事以下。若肝主输泄的功能失调，都会导致月经失条调。因此，肝与女子胞的关系主要表现在月经方面。此外女子的孕、胎、产、乳等生理功能无不与气血相关，无不依赖于肝的藏血与条畅气血功能，故中医有女子以肝为先天的说法，与男子以肾为先天相对而言。女子胞作为奇恒之腑，并没有专门的脏腑辨证，女子胞的月经问题大多从肝、脾、肾论治，而肝居多，比如柴胡疏肝散、逍遥丸等，这都是治肝或者肝脾。例如肝郁不舒所引起的月经不调、乳房胀痛等，我们用逍遥丸来健脾疏肝。

（2）与脾的关系　脾主运化，主生血与统血，为气血生化之源，女子胞与脾的关系主要表现在精血的化生和统摄两个方面。脾气健运，化生冲督，统摄有权，月经才能正常来潮。如若月经淋漓不净，就是崩漏的漏症，我们用归脾汤，如果脾胃虚弱所引起的生血无源导致的月经量少，这个时候我们需要健脾胃，以充生化之源。

（3）与肾的关系　肾藏精，主生长、发育与生殖，女子胞与肾的关系主要表现在与天癸的作用上，天癸是生殖功能成熟所必需的重要物质，是肾气充盈到一定程度的产物，女子到了青春期，肾中精气充盈，在天癸的作用下，胞宫发育成熟，月经应时而至，开始具备了生育能力，为孕育胎儿做准备，进入老年之后，也就是七七，由于肾精衰少，天癸结节，月经停止来潮，生育功能也随之丧失。在脏腑辨证里，月经不调，或者是早衰等，都是从肾论治。比如肾阴虚引起的早衰，左归丸为代表方，肾阳虚引起的早衰，右归丸为代表方。还有不孕症，可能是肾阳虚导致的宫寒。肾气虚、肾阴虚皆可以导致女子胞不能受孕，我们都可以从肾辨证论治。

附：男子胞（精室）

男子胞（精室）又名"精房"，与女子胞相对，是男子的奇恒之腑，是生殖之精产生和储存之处。清代《石室秘录》说："胞胎为腑，男女皆有，在女为女子胞，在男为男子胞。"张景岳在《类经》里面说："在男子为精室，在女子为血室。"在《类经》里，还说明了男子胞的位置，直肠之前膀胱之后，当关元、气海之间，与肾相通，是肾之外气，睾丸之所系，督脉、任脉、冲脉同源于此，足厥阴经，循毛骨，过阴器，抵小腹。精室的功能主要源于肝肾两脏，以及督脉、任脉、冲脉的关系密切。说白了，精室的结构其实包括了现代解剖学说的睾丸、附睾、前列腺和精囊腺等相关组织和器官。

精室的主要生理功能是产生生殖之精和分泌排泄精液。

1. 产生生殖之精

生殖之精是禀受自父母、具有繁殖作用的先天之精，也就是精子，和后天之精相结合而成，精子由睾丸产生，但必须经附睾及输精管才能发育成熟，精液由精囊腺、前列腺、尿道球腺等分泌，二者相结合则为生殖之精。

2. 分泌和排泄精液

生殖之精的分泌和储藏主要由肾气及其化生的肾阴和肾阳来控制

和调节。肾气充足则肾之生殖之精充盈，而不妄泄；肾阴充足则制约相火，使性欲不制于亢进，并防止遗精、梦交发生；肾阳充足，温煦之力充沛，则无阳痿、精寒之痹。生殖之精的施泄受肝气和肾气的调控，肾气主闭藏，肝气主疏泄，肝肾功能协调则精液能正常储藏和疏泄，朱丹溪在《格致余论》说："主闭藏者，肾也。施疏泄者，肝也。"肝疏泄失常，肝气郁结，心情不舒畅或者肾阳虚衰，可以出现阳痿、精寒，或者不射精，或者射精困难等，而肾阴亏虚，相火偏旺，在出现性欲亢进，梦交、遗精，或者精郁、精液不化等男科方面的疾病。

　　精室方面的疾病大部分从肾和肝论治，特别是肾。关于男科疾病，我写的《医门推敲（贰）》里已经有非常详细的论述。肾阴虚导致的性欲亢进，遗精梦交频发，最简单的是用左归丸或者是六味地黄丸；如果心肾不交而出现梦遗，我们用交泰丸，使水火济济；如果肾阳虚引起阳痿精寒，可以用右归丸加减，也可以用我《医门推敲（贰）》里面的补阳方。除了从肾论治，还要考虑肝，比如肝气郁节，心情不舒引起的性功能障碍，或者排精障碍，我们通过疏肝来解决，用柴胡疏肝散；肝气郁结，阳气不能到达四肢所产生的阳痿，我们用四逆散，再加补肾阳的药，注意不是单独补肾阳。

　　关于女子胞和精室我们就讲到这里。

第三节　脏腑之间的关系

一、脏与脏之间的关系

　　人体以五脏为中心，与六腑相配合，精、气、血、津、液等物质基础通过经络的联络作用使脏与脏、脏与腑、腑与腑、脏与奇恒之府之间的密切联系，将人体构成一个有机的整体。脏腑之间的密切关系，除在形态结构上得到一定的体现以外，在生理上相互制约，相互依存，相互协同，相互为用。在病理上，则相互影响，某一脏腑有病，常常累及其他脏腑，这种关系突出表现在五脏的附属关系、五脏的生克制化关系、五脏的精气阴阳关系等方面。

　　脏与脏之间的关系，中医学认为，人体的生理活动是以五脏为中心，好多考试都有考。如：中医学以什么为中心？可能会有如下选项，A.阴阳，B.五脏，C.五行，D.藏象学说，等。我们应该选五脏，中医学是以五脏为中心。因此，脏与脏之间的关系在脏腑之间的关系中就显得尤为重要。"五脏之气皆相贯通"这句话，是对五脏关系很好的阐释。在生理上，古代医家以五行的生克制化理论来说明脏与脏之间存在着相互支撑和相互制约的关系，而这种既相互支撑，又相互制约的关系，是维持五脏之间生理平衡的重要保证。《素问·阴阳应象大论》说："肝生筋，筋生心，心生血，血生脾，皮生肉，肉生肺，肺生皮毛，皮毛生肾，肾生骨髓，髓生肝。"这不但说明了脏与脏相互支撑，同时也论述了五脏与体表组织的内在联系。《素问·五脏生成》说："心之合脉也，其主肾也，肺之合皮也，其主心也。肝之合筋也，其主肺也。脾之合肉也，其主肝也。肾之合骨也，其主脾也。"这里的"主"是相克、制约的意思。说明了脏与脏之间存在着相互制约的关系，在病理上相互影响。经过历代医家的观察和研究，五脏有各自的生理功能和特定的生理变化，五脏之间的关系不止于生克关系。更应该注重五脏生理之间的相互制约、相互依存、相互支撑、相互协调等方面，接下来，我们就将脏与脏之间的关系分别论述。

（一）心与肺

心肺同居上焦，心主血而肺主气，心主行血而肺主呼吸。因此，心与肺之间主要是气和血相互为用的关系。肺主宣发肃降和肺朝百脉，能促进心的行血功能，因此，肺气宣降正常是血液正常循行的必要条件，符合"气为血之帅"的规律。反之，只有正常的血液循环，方能维持肺呼吸功能的正常进行，故有呼出心与肺之说，这也符合"气舍于血"的说法。气行血、血舍气的关系，是古人通过观测肺之呼吸与心行血的联系而得到的，《灵枢·平人气象论》里说："人一呼脉再动，一吸脉亦再动，呼吸定息脉五动。"就是一呼一吸之间，脉跳五下。再者，由于中气具有贯心脉、行气血、走息道、行呼吸的生理功能，加强了血液运行与呼吸之间的联系，成为连接心肺的中心环节。临床上，肺气虚或者肺失宣降均可影响心主血脉，导致血液运行涩滞，出现胸闷、心悸，甚至唇青舌紫等血瘀症状。如果心气不足，心阳不振，瘀阻心脉，就会影响肺气宣降，从而出现咳嗽、气阻等病理现象。如果肺气虚或者肺失宣降导致胸闷心悸、唇青舌紫，我们可以用补肺气，再加行瘀滞的方法治疗。如果心气不足，心阳不振，瘀阻心脉，影响到肺出现咳喘的话，我们也可以通过温心阳的方法来进行治疗，比方用薤白、桂枝用来宣通心阳。

（二）心与脾

心主血，在五行中属火，脾统血，脾为气血生化之源，在五行中属土，所以心与脾关系非常密切。除了存在着火生土的相生关系外，心与脾的关系还表现在血液生成和运行等方面。脾能运化水谷精微，以化生血液，为气血生化之源，脾气旺盛，则血之化生功能正常；血液充盛，则心有所主；而脾转输精微、化生血液的功能，又有赖心的协助，这种协助就是所谓的化赤作用；心之阳气，可以温养脾土，而使脾阳不衰，从而保持脾化生血液之正常。相应的治法有益火补土法，益心火而温阳补土。但是，由于《景岳全书》命门学说的兴起，我们将益火补土法归为益肾火而补脾土。其实益火补土，这个火从五行上讲是属心阳，所以应该是补心阳能温养脾土。在病理情况下，心与脾相互影响，思虑过度，不仅暗耗心血，亦可以导致血虚而心无所主；若心的功能不足，阳气虚损，脾失心阳的温养，则可导致血虚，而心无所主，最终能导致心脾两虚的证候，可见到心悸失眠、多梦、纳少、怠倦等症状。心脾两虚，我们临床当中常用的是归脾汤。

我们看第二个方面，血液运行方面。血液的正常运行，需要多个脏腑的生理功能共同维持，而心脾两脏，更需要相互配合。在生理上，心气是推动血液正常循环流行的基本动力，而脾气可以统摄血液，使之在脉管内运行而不溢于外。因此，心脾两脏的功能协调是保证血液运行的两个重要因素。临床中见到很多慢性病的出血症，用的也是归脾汤，其机理就是来源于这个方面，如果脾气无以统摄血液，那么血就会溢出脉外，形成血症。很多血症，只要是由心脾两虚或脾不统血引起，代表方剂就是归脾汤。比如月经淋漓不尽，量不是很多的，属于脾虚引起的，我们用归脾汤。如果鼻衄、齿衄、紫癜等，只要是慢性出血，由于脾虚，脾不统血引起的，我们也用归脾汤。在病理上，如果心脾发生病变，必然影响血液的正常运行，心气不足，行血无力，则可出现血行迟缓，或者瘀滞的病理现象；如果脾气虚损，统摄无权，则可出现便血、尿血、皮下出血、紫癜或崩漏等血液溢出脉外的病变。血液溢出脉外的病变，我们用归脾汤；如果心气不足，行血无力，出现血行迟缓，或者瘀滞的话，我们补心气，行瘀滞就可以了。补心气，我们可以用人参、黄芪等，行瘀滞，可以加当归、川芎、红花、桃仁等。

（三）心与肝

心主行血而肝主藏血，心藏神而肝疏泄，调畅情志。因此，心与肝的关系，主要表现在血液运行和精神意志调节方面，那么我们从这两个方面简单说一下。

第一，血液运行方面。在生理上，心主行血，为一身血液运行的核心脏器；肝藏血，是储藏血液和调节血量的重要脏器。两者相互配合，共同维持血液的正常运行，正如《素问·五脏生成》里面说："肝藏血，心行之。"另外心血充盈，心气旺盛，则血行正常，肝有所藏。肝藏血充足，疏泄有度，根据人体生理需求调节血量，也有利于心行血功能的正常进行。心血，是指心所主的，运行于心与血脉中的血液；而肝血是指储存于肝脏内的血液，因此心血与肝血，基本概括了全身之血液。在病理上，两脏也相互影响，比如全身血液亏虚主要考虑心血虚或肝血虚，也有心肝血虚，为什么呢？心血瘀阻，可以累及到肝，肝血瘀阻，也可以累及到心，最终导致心肝血瘀。无论是心血虚还是肝血虚，基本代表方都是"当（当归）地（地黄）传（川芎）说（芍药）"四物汤，四物汤既能够补肝血，又能养心血。如果是心血瘀阻呢，我们主要用血府逐瘀汤，我们讲心的时候已经讲过了，血府就是脉管的意思，血府逐瘀汤就是"脉管逐瘀汤"。

第二，我们再来看看在调畅情志方面。生理上，心藏神，主宰精神、意志、思维以及情志活动；肝主疏泄，调畅气机，维护精神情志的舒畅，心肝两脏，相互为用，共同维护正常的精神情志活动。心血充盈，心神健旺，有助于肝气疏泄，情志调畅；而肝气疏泄有度，情志畅快，亦有利于心神的内守。在病理上，心神不安与肝气郁结、心火亢盛与肝气亢逆常常并存，或者相互引动。前者可以出现以精神恍惚、情志抑郁为主的心肝气郁证，后者出现以心烦失眠、急躁易怒为主的心肝火旺证。对于心肝气郁证，代表方剂有柴胡疏肝散、越鞠丸；偏向于肝郁的用柴胡疏肝散；偏向于六郁的用越鞠丸；偏向于心郁的，也就是脏躁，用甘麦大枣汤。当然，远远不止于这些方证，只是简单举几个例子。对于心火亢盛，或肝火亢逆，就是肝阳上亢，用天麻钩藤饮合镇肝息风汤，如果有风之后，肝火引动心火，而引起的失眠多梦，以及心烦，可用龙胆泻肝汤。

（四）心与肾

心与肾在生理上主要表现为水火既济，精神互用，君相安位，我们称之为心肾相交。关于心与肾的关系，我们从三个方面论述一下，水火既济，精神互用，君相安位。

我们先看一下水火既济。心居上焦属阳，在五行中属火；肾居下焦属阴，在五行中属水，就阴阳水火的升降理论而言，则在上者宜降，在下者宜升，升已而降，降已而升。心居于上，故心火必须下降于肾，使肾水不寒；肾位居于下，故肾水必须上济于心，使心火不亢。肾无心火之温煦则水寒，心无肾阴之滋润则火炽。心与肾之间的水火升降互济，维持了两脏之间生理功能的协调平衡。根据阴阳交感和互藏机制，肾气分为肾阴与肾阳，肾阴上济依赖于肾阳的鼓动；心气分为心阴与心阳，心火的下降需要心阴的凉润。肾阴在肾阳的鼓动下，化为肾气，上升济心，心火在心阴的凉润下，化为心气，下行助肾。

第二，精神互用。心藏神，肾藏精，精能化气成神，为气、神之源。神能统精驭气，为精、气之主。故积精可以全神，聚精会神这个成语就这么来的。可见中医理论也蕴含了中国文化。张景岳在《类经·摄生类》里说："虽神由精气而生，然所以统驭精气而为运用之主者，则又在吾心之神。"

第三，君相安位。心为君火，肾为相火，君火在上，如日月当空，为一身之主宰；相火在下，系阳气之根，为神明之基础。命火秘藏，则心阳充足；心阳充盛，则相火亦旺。君火相火，各安其位，则心肾上下交济。所以，心与肾的关系也表现为心阳与肾阳的关系。在病理上，心与肾之间的水火、阴阳、精神的动态平衡一旦失调，则出现心肾不交，水不济火，肾阴虚于下，心火亢于上的阴虚火旺；或者肾阳虚与心阳虚，或者肾阳虚和心阳虚互为因果的心肾阳虚，水湿泛滥；或肾精与心神失调的精亏神逸。关于心肾不交，我们在藏象学说里面已经讲得很清楚了。心肾不交，其实分很多种。我们一般认为心肾不交多为心火旺于上，肾水亏于下。对于水火不交的心火旺肾阴虚证，我们常用黄连阿胶汤，泻心火、滋肾阴；另外比较常见的心火亢于上，肾阳虚于下，用的是交泰丸；心气虚、肾阳虚的，我们用茯菟丸；心阴虚、肾阴虚的，用天王补心丹，养阴、清火、安神。

（五）肺与脾

肺司呼吸而摄纳清气，脾主运化而化生谷气；肺主行水，脾主运化水液，因而肺与脾的关系，主要表现在气的生成与水液代谢两个方面。好，我们先看一下气的生成。在生理上，肺主呼吸，吸入自然界的清气，脾主运化，化生水谷之精，并进而化为谷气。清气与谷气在胸中汇为宗气，宗气与元气则合为一身之气。因元气由先天之精化生，而先天之精的量一般是固定的，所以一身之气的盛衰主要取决于宗气的生成，脾化生的水谷精微、谷气和津液，有赖于肺气的宣降以输布全身，而肺维持其生理活动所需要的水谷精微、谷气与津液又依赖脾气的运化。故有"肺为主气之枢，脾为生气之源"之说。只有在肺脾两脏的协同作用下，才能保证宗气以及一身之气的生成。而在病理上，肺气虚常常累及到脾，因为肺属金、脾属土，这属于子病犯母。脾气虚也会影响到肺，这就是所谓的母病及子。最终都可以导致肺脾两虚证，而见到疲倦乏力、少气懒言。如果脾气虚影响到肺气可用补中益气丸。如果肺气虚累及到脾气的，我们也可以用补肺气的药来治疗，比如黄芪、党参等。

我们来看一下第二个方面，水液的代谢，也叫津液的代谢。津液的代谢涉及多个脏腑的功能。就肺脾而言，在生理上，肺气宣降而行水，使水液正常输布与排泄；脾气运化，散精于肺，使水液正常生成，两脏协同配合，相互为用，是保证津液正常输布与排泄的重要环节。在病理上，如果脾失健运，津液代谢障碍，水饮内停，则聚而生痰、生饮，多影响到肺的宣发和肃降而出现咳喘、多痰，所以有"脾为生痰之源，肺为储痰之器"的说法。因为脾失健运引起的咳喘、多痰，我们可以用二陈汤合四君子汤治疗；如果肺病日久影响到脾，脾气虚损，可以出现纳食不化，腹胀便溏，甚至水肿，这样的情况，可以用培土生金法进行治疗，如参苓白术散加减。

（六）肺与肝

肺主气、司呼吸，其气主肃降，在五行中属金，肝藏血，司疏泄，其气主生发，在五行中属木，肺与肝之间除了存在金克木的相克关系外，还存在调节气机升降的和气血两方面的关系。

第一，气机升降方面。在生理上，肺主降而肝主升，二者相互协调，一降一升。对于调畅全身气机是个重要环节。在五行中，肺属金，肝属木，肺金能够制约肝木，使其保持正常生理活动。而在病理上，如果肝升太过，或者肺降不及，则多致气火上逆，出现咳喘上气，甚则咯血的表现。如果肝火过旺，反侮肺金，影响肺的宣发功能又可出现咳逆、气急、咯血的症状，临床上我们称为木火刑金，或肝火犯肺。对于木火刑金，或者肝火犯肺的咳嗽或者咳血，在《医门推敲（壹）》里面，有一个方剂叫"木火刑金汤"，是专门这类病证而设，大家可以看一下。相反，肺失清肃，燥热内生，则可以影响到肝，导致肝失疏泄，气机郁结，在咳嗽的同时可出现胸胁胀满、隐痛，这种情况下，我们只需要养肺燥就可以了，比如沙参麦冬汤。

第二，气血调节。在生理上，肺主气，周身之气有赖肺气之宣降，肝主疏泄，对全身气机有调畅作用，肝肺两脏结合对全身气机有着重要的调节作用。同时，肝藏血，对全身血量的调节有重要作用，肺主气，一方面助心行血，另一方面对血液运行有调节功能。所以，《素问·灵兰秘典论》说："肺者，相傅之官，治节出焉。"在病理上，若肺气虚弱，或者肝不藏血，则可出现血液方面的病变。

"肝生于左，肺藏于右"，这是《素问》的原文。对于这句话，许多医家和学者都进行了探讨，提出了不同的观点，可以说仁者见仁，智者见智。有这样几种观点：第一种观点认为，这个左右并非指肝和肺的解剖位置，正常情况下，肝位于上腹部的右侧，肺位于胸腔，左右皆有。左和右是指肝和肺在五行中所应的方位。肝应东方为左，肺应西方为右，左和右是肝和肺的代名词而已，并无实际意义。比如左升右降，也就是肝主生发，肺主肃降。第二种观点认为，左右二字体现在天人相应的观点，含有丰富的全息思想。上者左行，降者右行，肝具有生（升）的生理特点，一个是生长的生，一个是升发的升，故左以肝为代表，肺具有杀或降的各种生理特点，故右以肺来代表。这里并非专指肝肺二脏，而是类其所属的归类与全息思想的概括，在临床上，凡遇到症状发生在身体左侧为主或病变部位为肝经循行所过，或体征表现为肝所主的，比如说爪、甲、易怒、脉弦，或发病季节属于春天多风之时，可定位为肝的病变，调治于肝。如果遇到的症状，以发生在身体右侧为主，或者病变部位为肺经循行所经过的，或体征表现为肺所主的皮毛、鼻、易悲、气喘、味辛、脉浮，或发病时间是秋天干燥之时，可以认为是肺的病变，调理治疗应该在肺。第三种观点认为，肝肺是气化的始点和终点，是气机升降之要冲。第四种观点认为，后世左右气血偏盛学说都源于《内经》的这句话："人之气血，周流一身，无环无端，无处不到，而人身之病，有偏于右，有偏于左者，盖有气血偏颇之缘故。"

（七）肺与肾

肺主宣发肃降，通调水道，肾主水，为水之下源。肺主呼吸，肾主纳气，肺在五行中属金，而肾在五行中属水，金水相生，因此，肺与肾的关系主要表现在水液代谢、呼吸运动及阴阳互资三个方面。

第一，水液的代谢，也就是津液的代谢。在生理上，肺主行水，为水之上源，肾主水液代谢，为主水之脏，肺气行水的功能有赖肾气及肾阴、肾阳的促进，肾气蒸化及升降的水液有赖肺气的肃降作用，使之下注于肾与膀胱。肺肾之气协同作用，保证了体内水液的输布排泄的正常。而在病理上，肺肾功能失调可相互影响，出现水液代谢的各种病变。比如，肺失宣肃，通调水道失职，则必累及肾，导致尿少，甚至水肿，这种情况可用张仲景的麻黄连翘赤小豆汤；又如肾病气化不利，水液停留于上凌于肺，则可导致肺的功能失调，致水液代谢障碍出现水肿，甚则喘而不得卧，"其本在肾，其标在肺，皆积水也"，这是《素问·水热穴论》的原文。

第二，呼吸运动。在生理上，肺主气司呼吸，肾藏精主纳气，人体的呼吸运动虽由肺所主，但必须有肾的纳气功能协调，才能维持正常的呼吸，只有肾精、肾气充足，封藏功能正常，肺吸入的清气才能经过其肃降而下注于肾，以维持呼吸的深度。可见，在身体的呼吸运动中，肺气肃降有利于肾的纳气，肾精、肾气充足，纳摄有权，也有利于肺气之肃降，所以《景岳全书》说："肺为气之主，肾为气之根。"

在病理上，肺气久虚，肃降失司与肾气不足，摄纳无权，往往互为影响，以致出现气短喘促，呼吸表浅，呼多吸少等肾不纳气的病理变化。那么对于肾不纳气这个情况，在《医门推敲（壹）》的第一个方子老青龙汤里，已经写得非常清晰明白，在此不多言。

第三，阴阳互资。在生理上，肺肾阴阳，相互资生，金为水之母，肺阴充足，下输于肾，使肾阴充盈，肾阴为诸阴之本，肾阴充盈上资于肺，使肺阴充足，肾阳为诸阳之根，能资助肺阳，共同温暖肺阴及肺津，推动津液输布，则痰饮不生，咳喘不多。而在病理上，肺阴不足与肾阴不足既可并见，亦可相互为因果，最终导致肺肾阴虚内热之候，临床上常见两颧潮红、骨蒸潮热、盗汗、声音嘶哑、少痰干咳或痰中带血、腰膝酸软、男子遗精、女子月经不调等。肺肾阳虚临床中也常并见，比如老年人久病咳喘，多属肺肾阳虚，对于此类咳喘，还是用老青龙汤。若肺肾阴虚，可以用沙参麦冬汤合六味地黄丸，肺阴肾阴一起补。

（八）肝与脾

肝脾同居中焦，肝主疏泄，脾主运化，肝主藏血，脾主生血和统血，肝在五行中属木，脾在五行中属土，因此，肝与脾除了木克土这个相乘关系外，还表现在疏泄与运化的相互为用、藏血与统血的相互协调方面。我们通过两个方面论述，一是饮食物的消化，二是血液的运行。

先看饮食物的消化。在生理上，肝主疏泄，调畅气机，能够协调脾胃气机的升降，且能促进胆汁的分泌和排泄，进而促进脾胃对饮食物的消化以及对精微物质的吸收和传输。在病理上，肝脾的病变常相互影响，若肝失疏泄，气机郁滞，抑制脾之健运，形成精神抑郁、善太息、胸闷、纳呆腹胀、肠鸣泄泻等肝脾不调之候，称为木乘土；如果脾失健运也可影响肝失疏泄，导致"土壅木郁"；或者因为体虚生湿化热，湿热郁蒸于肝胆，胆液泄泻，则可形成黄疸。调和肝脾的代表方剂是逍遥丸；木乘土导致肠鸣泄泻可以用痛泻要方；对于土壅木郁，可以健脾疏肝解郁，因为脾失健运在先，所以我们健脾为首要，疏肝在后，亦可同时进行；对于脾虚生湿化热导致的黄疸，也分阴黄和阳黄，代表方剂有茵陈术附汤、茵陈蒿汤、茵陈五苓散等。

接下来我们看下血液的运行。在生理上，血液的正常运行，虽由心所主持，但与肝脾也有密切的关系，肝主藏血，调节血量，脾主生血，统摄血液。脾气健旺，生血有源，统血有权，使肝有所藏。肝血充足，藏血有度，血量得以正常调节，气血才能运行无阻。肝脾相互协同，共同维持血液的正常运行。在病理上，脾气虚弱，则血液生化无源而血虚，或统摄无权而出血，均可导致肝血不足；肝不藏血也与脾不统血可以并见，临床上统称为藏统失司。那么，对于脾气虚弱，血液生化无权导致的血虚，我们可以通过健脾而生血，以四君子汤为代表；如果是脾不统血而出血，我们以归脾汤为代表。那么对于肝不藏血和脾不统血同时并见的，我们用归脾汤合四物汤加减。

（九）肝与肾

肝与肾呢，主要在三个方面来进行论述。第一，精血同源；第二，藏泄互用；第三，阴阳互滋互制。肝肾之间的关系，古代医书里有肝肾同源、乙癸同源。天干配属五行的话，肝属乙木，肾属癸水，乙癸分别为肝肾的代称，所以乙癸同源其实就是肝肾同源的意思。肝主藏血而肾主藏精，肝主疏泄而肾主封藏，肝为水之子而肾为木之母。因此，肝肾之间的关系除了具有水生木的相生关系外，还表现在精血同源、藏血互用以及阴阳互滋互制等方面。

先说精血同源。在生理上，肝藏血，肾藏精，精血相互资生。《张氏医通》有这么一段话："气不耗，归精于肾而为精；精不泄，归精于肝而化清血。"也就是肾精化为肝血，而肾受五脏六腑之精而藏之，封藏于肾的精气也需肝血的滋养而保持充足。肾精肝血，一荣俱荣，一损俱损，休戚相关，二者相互支撑，相互转化，所以肝肾同源，亦称精血同源。那么，在病理上，肝血不足与肾精亏损可互相影响，以致出现头昏目眩、耳聋耳鸣、腰膝酸软等肝肾精血两亏之象。对于肝血不足无以濡养眼睛出现视物昏花的，可用杞菊地黄丸。大家知道，杞菊地黄丸是六味地黄丸的基础之上加枸杞和菊花，其实六味地黄丸是补肾阴、补肾精的。那么，我们单从这个方药的组成上就可以判断杞菊地黄丸涵盖了精血同源、肝肾同源这一理论。

第二，藏泄互用。在生理上，肝主疏泄，肾主封藏，二者存在相互为用、相互制约的关系，肝气疏泄可使肾气开合有度，肾气闭藏可抑制肝气疏泄太过。疏泄与封藏，相反而相成。从而调节女子的月经来潮和男子的排精功能。在病理上，若肝肾藏泄失调，女子可见月经周期失常，经量过多或者是过少，或者是闭经；男子可见到遗精、滑精、阳痿早泄。关于肝肾藏泄失调而出血的女子月经不调，男子阳痿早泄、遗精、滑精，我们可以在《医门推敲（贰）》上找到相应的治疗方子。《医门推敲（壹）》妇科篇里，对女子月经不调已经有详细论述，《医门推敲（贰）》男科篇，将男子的阳痿早泄、遗精、滑精也论述得很详尽了，大家可以下去看一下。

我们接下来看第三个方面，阴阳互滋互制。在生理上，肝气由肝精、肝血所化、所养，可分为肝阴与肝阳，肾气由肾精化生，可分为肾阴与肾阳，不仅肝血与肾精之间存在着同源互化的关系，而且肝肾阴阳之间也存在着相互滋养、相互制约的关系。肾阴与肾阳为五脏阴阳之本，肾阴滋养肝阴，共同制约肝阳，则肝阳不至于上亢；肾阳资助肝阳，共同温煦肝脉，可防肝脉寒凝。在病理上，肾阴不足可累及肝阴，肝肾阴虚，阴不制阳，水不涵木，可以导致肝阳上亢，见眩晕、中风，可以用张锡纯《医学衷中参西录》里的镇肝息风汤，镇肝息风汤是以补肝肾为主，镇肝阳为辅，体现了肾阴滋养肝阴，共同制约肝阳，使肝阳不得偏亢的这一理论。肾阳虚可累及到肝阳，肝肾阳虚，阳不制阴，阴寒内盛，可见下焦虚寒，肝脉寒凝，少腹冷痛，阳痿精冷，宫寒不孕。治疗寒凝肝脉的寒疝，代表方剂是暖肝煎、天台乌药散等；对于下焦虚寒，宫寒不孕，我们可以用艾附暖宫丸、温经汤等；对于阳痿精冷，我们可以用右归丸合桂附地黄丸等。当然，在之前的《医门推敲》里，也有很多这样的方子。另外，肝肾同寄相火，根据《格致余论》的记载："相火居于人者，寄于肝肾两部。"心火为君火，肝肾之火为相火，在生理状态下，君属少火，系人身之阳气，温煦脏腑，为生命活动的动力，肝有相火则血不凝，使气机之生发尽疏泄之职能，肾有相火则水不寒，司气化于一身，相火寄肝肾宜潜藏，肝肾精血充盈，阴液充盛则相火得制，进而守位。

（十）脾与肾

脾主运化为后天之本，肾主藏精为先天之本；脾主运化水液，肾为主水之脏。脾在五行中属土，肾在五行中属水，因此脾肾两脏除了存在着土克水的相乘关系外，还在先天和后天的相互资生和水液代谢等方面相关。

首先，我们看一下先天后天相互资生、资助。在生理上，脾主运化水谷精微，化生气血，为后天之本，肾藏先天之精，是生命之本源，为先天之本。脾运化水谷有赖于肾气以及肾阴、肾阳的资助和促进才能健旺，肾所藏先天之精以及其化生的元气有赖于脾气运化的水谷之精，以及其化生的谷气不断的充养和培育方能充盛。先天温养激发后天，后天补充培育先天。正如张景岳在《景岳全书·脾胃》里面说："脾为后天，肾为先天，脾非先天之气不能化，肾非后天之气不能生。"后天与先天相互资生、相互促进。在病理上，肾精不足与脾精不足、脾气虚弱与肾气虚弱、脾肾阳虚与命门火衰、脾阴（这里我们说的脾阴代指胃阴，也就是胃阴匮乏）与肾阴衰少常可相互影响，互为因果。两脏精虚，多出现生长发育迟缓或未老先衰；两脏气虚，多表现为腹胀便溏或大小便失禁，或者虚喘乏力；脾肾阳虚，多出现胃寒腹痛、腰膝酸冷、五更泄泻、完谷不化等虚寒证；胃肾阴虚，可出现五心烦热、口舌生疮、舌红少苔或者无苔，或者饥不欲食的虚热证。比如脾肾阳虚，在诊断上，常有舌苔白，边有齿痕这样明显的表现，用附子理中丸合桂附地黄丸。对于肾阳虚引起的五更泻，我们当然用四神丸。对于胃阴虚和肾阴虚引起的五心烦热、口舌生疮、舌红少苔脉细数，我们可以用益胃汤合六味地黄丸。

其次，水液代谢。生理上，脾气运化水液功能的正常发挥，需赖肾气的蒸化及肾阳温煦作用的支持，肾主水液输布代谢，又需赖脾气及脾阳的协调，即所谓的土能制水，脾肾两脏共同主持水液代谢的协调平衡。在病理上，脾失健运，水湿内生，经久不愈，发展至肾虚水泛，而肾虚蒸化失司，水湿内蕴，也可以影响到脾的运化功能，最终可以导致尿少、浮肿、腹胀便溏、畏寒肢冷，腰膝酸软等脾肾两虚，水湿内停之证。那么，对于脾阳虚引起的水肿，实脾散主之；对于肾阳虚，代表方是济生肾气丸来加减，当然，除了用济生肾气丸，也可以五苓散、苓桂术甘汤、真武汤合用变化。比如，我们可以用实脾散加济生肾气丸，来进行治疗水湿内停。

二、腑与腑之间的关系

胆、胃、小肠、大肠、三焦、膀胱六腑的生理功能虽然各不相同，但他们都是传化水谷，输布津液的器官。《灵枢·本脏》说："六腑者，所以化水谷而行津液者也。"它们在生理功能上相互协调，共同完成食物的消化吸收和排泄，在病理上相互影响，一腑有病可以累及其他腑。

饮食入胃，经胃的腐熟而成食糜，下传小肠。小肠受盛，并在胆汁的参与下，分清泌浊，清者（水谷精微）由脾转输以养全身，其中部分精液经三焦渗入膀胱；浊者（食物残渣）下传大肠。大肠的食物残渣，经燥化吸收水液，变为粪便，由胃气的下降和大肠的传导作用通过肛门排泄，其中部分津液经三焦渗入膀胱。三焦为水液之通路，精液的输布运行皆经三焦，腑脏代谢后产生的浊液也经三焦下输膀胱。膀胱的精液经肾气的蒸化，清者上升，余者为尿液。由于六腑传化水谷，需要不断受纳、消化、传导和排泄，虚实更替，宜通而不宜滞，故《素问·五脏别论》有"胃实而肠虚""肠实而胃虚"的论述，所以有"六腑以通为用""六腑以通为顺"的说法。

在病理上，六腑的病变常互相影响，如胃有实热，灼烧津液，可致大肠传导不利，大便秘结不通。而大肠燥结，腑气不降，大便不通，亦可以影响胃气的和降，从而使胃气上逆，出现恶心、呕吐等症状。胃气实热灼烧津液而导致大便不通的，即为阳明腑实证，使用大承气汤。对于大肠燥结，腑气不降的，我们也可以用承气汤类加减。大肠的腑气一通，胃气自然功能就恢复，那么这种恶心、呕吐的症状消失，胃气上逆自然消失。

又比如胆腑有热而犯胃，导致胃失和降，出现呕吐苦水、胆结石、胆囊炎等病证。如果胆石症是由于胆气郁结影响到大小肠，而出现发热、便秘的症状，常要兼顾降胃气以促进肠道的蠕动来排石。所以在治疗胆结石的方子里面常见到一些行胃肠之气的药，比如木香、陈皮、厚朴等。胆火炽盛犯胃，引起的胃失和降，导致的口苦，可以用左金丸。脾胃湿热也可以累及肝胆，从而使胆汁外泄而发生黄疸，所以我们在治疗黄疸的时候通常优先考虑清理脾胃湿热。举个例子，比如茵陈蒿汤可以治疗黄疸，此方中茵陈、栀子，加大黄就是通导阳明，清阳明之热。

六腑的病变都表现为肠便不通，故有六腑以通为补的说法，那么这里说的"补"，并非指用药物补六腑之虚，而是指用通泻药物来使六腑通调顺畅，这种治法对腑病来说就是"补"。但并不是所有的腑病都可以用通泄的药物来治疗，只有六腑的传化功能发生阻滞障碍，表现为实证时，才可"以通为补"治之。如果是胃阴不足，或者膀胱失约，当然是以补虚为主，胃阴不足可用增液汤之类的，膀胱失约可用缩泉丸加减等。所谓的六腑以通为补，举个临床的例子，西医诊断为慢性结肠炎，临床症状表现属于中医的痢疾范畴，有的患者可以一天大便多次，甚至几十次，每次拉的并不多，这种情况我们就要考虑六腑以通为补，用枳实导滞丸、木香顺气散此类方剂。以通为补，就是将一次拉不完的，通过导滞行气的方法，让每次拉多一点，将胃、大肠小肠这些腑清空，排走糟粕和病理产物，从而能够让脾胃肠重新吸收新的气血津液。如果说不通就不能补。比如肠道腑实证，也就是阳明腑实证，我们用大承气汤疏通了，但要注意中病即止，如果腑气已通，没有及时停药，则苦寒伤阴，为药所伤，过犹不及。

前些年听到有这样的报道，民间所谓的攻邪派医家，用大量芒硝来治疗疾病，误用"六腑以通为用"的治法，违背了中医的本质，虽说有的病案能够奏效，但多数人因排泄过度而虚脱，甚至出现个别死亡病例，大家要引以为戒。六腑以通为用，过犹不及，临证必须仔细分析。

三、脏与腑之间的关系

脏与腑的关系，是脏腑阴阳表里配合关系。脏属阴而腑属阳，脏属阴主里而腑属阳主表，一脏一腑，一阴一阳，一表一里，相互配合，组成心与小肠、肺与大肠、脾与胃、肝与胆、肾与膀胱等脏腑表里关系，当然心包与三焦也是表里关系，体现了阴阳表里相输相应的"脏腑相合"关系。

教材上的脏腑相合关系依据主要有三，我们可以再加上一条，共四条。第一是经脉属络。也就是属脏的经脉属于本脏而络于其所合之腑，属于腑的经脉属于本腑而络于其所合的脏，比如手太阴肺经属肺络大肠，手阳明大肠经属大肠而络肺，其他脏腑关系依此类推。第二是生理上的配合。六腑传化水谷的功能受五脏之气的支持和调节才能完成，如胃的纳谷腐熟需脾气运化的推动，膀胱储尿、排尿赖肾气的蒸化等。而五脏的功能也有赖于六腑的配合，如脾气运化水谷又需要胃气的腐熟功能支持，肝气的疏通条达需要胆气排泄胆汁的配合等。第三是病理相关。在病理上互相影响，那么脏病可以影响到其合的腑，腑病也可以影响到其合的脏。比如肺热壅盛，失于肃降可以导致大肠传导失司，而大便秘结也可以影响肺的肃降；心火可移于小肠，反之，小肠之热也可以上炎到心，因此在治疗上就有脏病治腑、腑病治脏、脏腑同治诸法。可见脏腑相合理论对指导临床有着非常重要的意义。教材中说有三条依据，我们补充一个，四是结构上相近或者相连，比如胆附于肝叶之间，脾与胃以膜相连，肾与膀胱有系相通。当然这不是绝对的，比如心与小肠、肺与大肠它们在结构上就没有相近或相连的部分。

好，接下来我们就脏腑的关系分别论述一下。

1. 心与小肠

在经络上，手少阴心经属心络小肠，手太阳小肠经属小肠络心，其循行部位、阴阳、表里相互对应，在生理上，心与小肠的功能相互为用，心主血脉，心阳之温煦、心血之濡养有助于小肠的化物功能；小肠主化物，分清泌浊，吸收水谷精微和水液，其中浓厚部分经脾气转输于心，化血以养其心脉，正如《素问·经脉别论》里所说："浊气归心，淫精于脉。"

在病理上，心与小肠的病变也相互影响。比如心经实火可移热于小肠，引起尿少、尿赤涩刺痛、尿血等小肠实热的症状。比如《医宗金鉴》里面说："口糜舌疮，小便黄赤，茎中作痛，热淋不利等证，皆心移热于小肠之证。"治疗上用利小便以清心火之法，代表方剂是导赤散。反之小肠有热，亦可循经脉上熏于心，可见心烦、舌赤糜烂等症状。小肠虚寒，化物失司，水谷精微不生，日久可出现心血不足之证，这个心血不足之证是由于小肠虚寒，化物失司，在临床中归为脾证，我们在讲藏象学说的时候讲，小肠的很多功能都归入了脾，可用归脾汤进行治疗。

2. 肺与大肠

在经络上，手太阴肺经属肺络大肠，手阳明大肠经属大肠络肺，其循行部位、阴阳、表里相互对应。

在生理上，肺与大肠的关系主要体现在肺气肃降与大肠传导功能相互为用方面。肺气清肃下降，气机调畅并布散津液，能促进大肠的传导，有利于糟粕的排出。如《中西汇通医经精义》所说："肠中物至此，精汁尽化，变为糟粕而出，其所能出之故，则大肠为之传导，而大肠之所以能传导者，以其为肺之腑，肺气下达，故能传导，是以理大便必须调肺气。"大肠传导正常，糟粕下行，亦有利于肺气的肃降，两者配合协调，从而使肺主呼吸及大肠传导功能正常。《中西汇通医经精义》说的这句话，在临床当中是有验案佐证的。我的恩师李今庸教授给我讲过一个顽固型便秘的医案，用了很多方法都没有解决，最后用清燥救肺汤治好了。理论就来源于肺与大肠相表里，来源于"大肠之所以能传导者，以其为肺之腑，肺气下达，故能传导，是以理大便必须以调肺气"。

在病理上，肺与大肠可以互相影响，比如肺气壅塞，失于肃降，气不下行，津不下达，可以引起腑气不通，肠燥便秘。刚才我们已经讲了清燥救肺汤。如果说大肠实热，传导不畅，腑气阻滞，也可以影响肺的宣降，出现胸满咳喘。这也有临床病案佐证，有患者胸满咳喘，治肺没有疗效，四诊合参后发现此人除胸满咳喘，还出现了大便干结、便秘的情况，根据肺与大肠相表里，大肠为肺之腑，肺为大肠之脏，我们用大承气汤将大肠实热解决之后，胸满咳喘自然而然就解决了。所以"治病求本"往往涉及深厚的理论知识，理论知识丰富了我们就可以在此基础上发挥。

3. 脾与胃

在经络上，足太阴脾经属脾络胃，足阳明胃经属胃络脾，其循行部位、阴阳、表里相互对应。在位置上脾与胃同属中焦，以膜相连，是比较靠近的。

在功能上，脾胃同为气血生化之源、后天之本，在饮食物的受纳、消化以及水谷精微的吸收输布中起主要作用。脾与胃的关系具体体现在纳运相合、升降相因和燥湿相济三个方面。

第一，水谷纳运协调。胃主受纳腐熟水谷，为脾主运化提供前提，脾主运化、消化食物，传输精微，也为胃的继续摄食提供条件及能量，两者密切合作，才能维持饮食物的消化及精微、津液的吸收与传输。在病理上，脾失健运会导致胃纳不振，而胃失和降也可以导致脾运失常，最终出现纳少脘痞、腹胀、泄泻等脾胃纳运失调之证。基础方就是四君子汤。四君子汤可以有很多变化，比如四君子汤加陈皮，就是异功散；还有香砂六君丸，是四君子汤加木香、砂仁。这种脾失健运引起的泄泻，我们还可以用参苓白术散。胃纳不振导致的纳少，我们可以用炒三仙，《医门推敲》里面还有五仙散，炒五仙，即炒山楂、炒神曲、炒麦芽、炒谷芽、炒鸡内金，来健脾胃。所以说从胃到脾，从脾到胃，都是通过健脾胃来治疗。

第二，气机升降相因。在生理上脾胃同居中焦，脾气主升，而胃气主降，两者一升一降，相反而相成，脾气升则肾气、肝气皆升，胃气降则心气、肺气皆降，故脾胃升降成为脏腑气机上下升降之枢纽。在饮食物之消化、吸收方面，脾气上升，将运化、吸收的水谷精微和津液向上输布，有助于胃气的通降，而胃气的通降将受纳的水谷、初步消化的食糜及食物残渣通降下行，也有助于脾气之升运。脾胃之气升降相因既保证了饮食的纳运功能正常运行，又维护着内脏位置的相对恒定。在病理上，若脾虚气陷，会导致胃失和降而上逆，而胃失和降亦可以影响脾气升的功能，可导致脘腹坠胀、头昏目眩、泄泻不止、呕吐呃逆，或者内脏下垂等脾胃升降失常之候。关于脾虚气陷而引起的病证，我们都可以用补中益气汤加减治疗。如果气陷比较严重，还可以用张锡纯的升陷汤。

第三，阴阳燥湿相济。在生理上脾与胃相对而言，脾为阴脏，以阳气温煦推动用事，脾阳健则能运化升清，故性喜燥而恶湿；胃为阳腑，以阴气凉润通降用事，胃阴足则能受纳腐熟，故性喜润而恶燥。所以在叶天士的《临证指南医案》中说："太阴湿土，得阳始运，阳明燥土，得阴自安，以脾喜刚燥，胃喜柔润，故也。脾一湿则胃阳以制之，使脾不致于湿，胃一燥得脾阴以制之，使胃不致于燥。"脾胃阴阳燥湿相济，是保证两者纳运升降协调的必要条件。在病理上，若脾湿太过，或胃燥伤阴均可导致脾运胃纳失常。比如湿困脾运可以导致胃纳不振，胃阴不足亦可影响脾胃功能。脾湿则其气不升，胃燥则其气不降，临床可见中满痞胀、排便异常等临床表现。再比如湿困脾运，导致胃纳不振，我们可用香砂六君丸加减治疗。香砂六君丸是用四君子健脾气，用半夏、陈皮、茯苓来化痰湿，用木香、砂仁醒脾。胃阴不足会影响脾运功能，很多胃阴虚患者都偏瘦，为什么呢？就是因为胃阴不足影响脾的运化功能，而脾运而生气血，气血不足不能荣于肌肉、四肢、百骸，所以胃阴不足（胃阴虚）的人就瘦，这即是所谓的"瘦人多火"。相对的就是肥人多痰。肥人多脾阳虚，脾气虚运化障碍导致气血津液转化为痰湿而出现肥胖。比如脾湿引起其气不升，出现中满痞胀，可用香砂六君丸加减治疗。那么胃燥呢，则其气不降，出现排便困难，我们可用益胃汤、增液汤等润燥，使其排便困难得到改善。

4. 肝与胆

在经络上，足厥阴肝经属肝而络胆，足少阳胆经属胆而络肝，其循行部位、阴阳、表里相互对应。在位置上，肝胆同居于右胁，胆附于肝之短叶间。肝与胆的关系主要表现在共司疏泄、共主勇怯方面。

第一，同司疏泄。在生理上，肝主疏泄，分泌胆汁；胆附于肝，贮藏、排泄胆汁，两者协同作用使胆汁疏泄到肠道，以帮助脾胃消化食物。肝之疏泄功能正常，胆才能贮藏、排泄胆汁，胆之疏泄正常，胆汁排泄无阻，肝才能发挥正常的疏泄作用。在病理上如果肝气郁滞影响到胆汁的疏利，或者胆腑湿热也可影响到肝气的疏泄，最终均可导致肝胆气滞、肝胆湿热，或者郁而化火、肝胆火旺等证。肝胆气滞选用柴胡疏肝散，肝郁化火可以用丹栀逍遥散，如果肝胆火旺、肝胆实火用龙胆泻肝汤。肝胆湿热，如果湿热比较严重，也用龙胆泻肝汤；如果出现了黄疸，我们还可以用茵陈蒿汤、茵陈五苓散等。这类方剂比较多，每一个证型我们只列一个代表方剂。

第二，共主勇怯。在生理上，"肝者，将军之官，谋虑出焉"；"胆者，中正之官，决断出焉"。胆主决断，与人的勇怯有关，而决断又来自肝之谋虑，肝胆相互配合，人的情志活动正常，遇事能做出决断。张景岳的《类经·藏象类》说："胆附于肝，相为表里，肝气虽强，非胆不断，肝胆相济，勇敢乃成。"肝胆共主勇怯是以两者同司疏泄为生理基础的。在病理上，肝胆气滞，或者胆郁痰扰均可导致情志抑郁，或者惊恐胆怯等病证。肝胆气滞而气郁引起的情志病，类似西医的神经官能症、抑郁症，用柴胡疏肝散或者逍遥丸；如果胆郁痰扰，我们用温胆汤等，都收到了良好的效果。

5. 肾与膀胱

在经络上，足少阴肾经属肾络膀胱，足太阳膀胱经属膀胱络肾，其循行部位、阴阳、表里相互对应。在功能上，肾为水脏，膀胱为水腑，肾与膀胱的关系主要体现在小便的生成、贮存以及排泄方面。

在生理上，肾为主水之脏，开窍于二阴，膀胱贮尿、排尿，是为水腑。膀胱贮尿、排尿功能取决于肾气的盛衰，肾气充足，蒸化及固摄功能正常，则尿液能正常的生成、贮存于膀胱，并有度排泄；膀胱贮尿、排尿有度，也有利于肾气的主水功能。肾与膀胱相互协作，共同完成小便的生成、贮存以及排泄。在病理上，两者亦相互影响，若肾气虚弱，蒸化无力，或固摄无权，可影响膀胱贮尿、排尿，而出现尿少、癃闭，或者尿失禁，代表方剂是济生肾气丸。膀胱湿热，或膀胱失约，也可以影响肾气的蒸化和固摄，导致小便涩赤，或者排出异常，用八正散。

脏与腑之间的关系，除了我们刚才所说的阴阳、表里配合关系外，还存在脏与其他非表里腑的，或者非表里腑与脏的关系，比如心与胆气相通，共主决断的关系，肝与胃之间存在木克土，甚或木乘土的关系，以及大肠传化糟粕，与肾气疏泄，与肝气之间的关系等。

脏与腑之间的关系我们主要讲了表里之间的关系，非表里的脏与腑之间的关系我们在以后的学习当中慢慢讲解。

四、五脏与奇恒之腑的关系

五脏与奇恒之腑具有相同的生理特点，即藏精气而不泄。奇恒之腑多数没有自己所属的经脉，只有胆为六腑之一，所以有自己所属经脉。奇恒之腑与奇经八脉有较多联系，而五脏及其所属经脉与奇经八脉也有着密切的联系。因此五脏与奇恒之腑在生理上存在着相互资助，相互为用的关系，在病理上也相互影响。

（一）五脏与女子胞的关系

我们首先看一下五脏与女子胞的关系。女子胞的主要生理功能是产生月经和孕育胎儿。而月经的产生、胎儿的孕育皆有赖于神的调控、气的推动和精血的充养等。在五脏当中，心藏神，主行血化血；肝主疏泄，调畅气机和情志，藏血而为血海；脾为气血生化之源，并能统血；肾藏精，主生殖，而为先天之本，皆与女子胞的功能密切相关。女子胞的发育有赖于天癸的作用，而天癸乃是肾中精气充盈至一定程度时，机体产生的一种精微物质。肾中精气充足，二七天癸至，冲任二脉通畅充盈，女子月经按时来潮，并开始排卵，初步具备了生殖能力。因此，女子胞与心肝脾肾的关系最为密切，与肺的关系没有另外四脏的关系那么密切，但是，肺主气，朝百脉，与女子胞也有间接的联系。

1. 心与女子胞的关系

心藏神，主机体的一切生理活动和心理活动，女子胞发生月经和孕育胎儿的功能都与人的情志、精神活动相关，都受心神的调节，所以说"心神内守"，心理活动稳定，心情舒畅，女子月经按时来潮，适时排卵。心又主血液的运行和化生，而女子以血为本。故心血充盈颐养心脉，心气充沛则血行通畅，对女子胞产生月经、孕育胎儿的功能具有重要的促进作用，如果心神不宁或者心血不足，或者心气虚衰，都有可能影响女子胞的功能而导致月经功能失调甚至不孕。如果单纯是心血虚而引起的月经不调或者是不孕，可用归脾汤来进行调节。心与肝、心与脾、心与肾共同作用导致月经不调或不孕多一些，单纯由于心引起的症状比较孤立。

2. 肝与女子胞的关系

肝主疏泄而藏血，为全身气血、情志调节之枢纽。女子胞的主要生理作用体现于血的藏与泄。肝主藏血，称为"血海"，为妇女经血之源。肝血充足，下注冲脉血海，则冲脉盛满，血海充盈；肝主疏泄，调畅气机，肝气充和调达，气行则血行，故使任脉通，太冲脉盛。肝的疏泄和藏血功能正常可使气血和调，心情舒畅，月事应时而下，卵子适时而排。因此，肝与女子胞的关系主要体现在月经和孕育方面。女子以血为本，以气为用，精、带、胎、产、气血情志无不依赖肝之藏血和疏泄功能。所以，叶天士《临证指南医案》说："女子以肝为先天。"当然这是相对于男子以肾为先天而言。如果肝失调达、肝郁引起的月经问题可用柴胡疏肝散治疗。但是，情志失常影响月经往往是肝郁与脾虚同时发产生，代表方是逍遥丸，在妇科治疗上运用非常广泛，甚至由于肝郁脾虚引起的月经前乳房胀痛，月经不调无论先期还是后期，还是先后不定期，只要患者属于肝郁脾虚，都采用逍遥丸；若肝郁脾虚化火可用丹栀逍遥丸等。关于肝郁所引起的不孕症临床上也比较常见，在《医门推敲（贰）》里面把肝郁引起的不孕症作为单独的一个证型，采用的是"解郁送子汤。"

3. 脾与女子胞的关系

脾主运化，主生血、统血，为气血生化之源。血为水谷之精所化，和调于五脏，洒陈于六腑，在女子则上为乳汁，下为月经。女子胞与脾的关系主要表现在经血的化生与固摄两个方面。脾气渐旺，化源充足，统摄有权，则经血藏泄正常，如果脾虚，气血化生无源，则会出现血虚、气血虚（以血虚为主的气血虚）等临床证型。临床上可采用的方剂是归脾汤，脾虚统摄无权导致的崩漏也用归脾汤。

4. 肾与女子胞的关系

肾精、肾气盛衰主宰着人体的生长发育和生殖能力。肾与女子胞的关系主要体现在天癸的制与节、月经、孕育方面。天癸是促成生殖器官发育和生殖功能成熟必需的重要物质，是肾中精气充盈到一定程度时的产物。女子到了青春期，肾精、肾气充盈天癸至，并在天癸作用下胞宫发育成熟，应时行经和排卵，于是有了生殖能力，为孕育胎儿准备了条件。进入老年，由于肾精、肾气衰少，天癸由少而致衰竭，从而经闭，受孕能力也随之丧失。在临床中由于肾精亏虚，肾气虚损所引起的月经不调或者不孕症数不胜数。肾精不足可引起更年期综合征；肾气虚可引起崩漏或者月经提前、推后，或先后不定期。肾精亏虚引起的月经问题或更年期综合征可以用左归丸加减；肾气虚用桂附地黄丸、金匮肾气丸或右归丸加减。

（二）五脏与脑的关系

藏象学说将脑的生理、病理统归于心，而将"神"的表现分属于五脏。认为心是君主之官，五脏六腑之大主，神明之所出，故将人的精神、意识、思维及情志活动统归于心，曰"心藏神"，但又把神分为神、魂、魄、意、志五种不同的表现，分别由心、肝、肺、脾、肾五脏主司。因此脑的功能与五脏皆有密切关系。五脏精气充盈，功能旺盛才能化养五神，并发挥其生理功能。

1. 心与脑的关系

《医学衷中参西录》中说："心脑息息相通，其神明自湛然长醒。"心有血肉之心和神明之心。血肉之心，即主血运行于心脏。心藏神，脑为元神之府；心主血上供于脑。血足，则脑髓充盈，故心与脑相通。临床上很多脑病皆可从心而论治。比如小儿的五迟，智商发育迟缓，可从心来论治，用养心气开脑窍的方法来治。有一个方叫调元散，用来治疗五迟的心脾两虚证型，该方由补益心脾之气，开窍化痰药组成。

2. 肺与脑的关系

肺主气，朝百脉，助心行血。肺之功能正常，则气充血足，魄生而主施感觉。

3. 脾与脑的关系

脾为后天之本，气血生化之源。脾胃健旺，气血化源充足，五脏安和，九窍通利，则清阳从上窍而上达于脑。脾胃虚衰则九窍不通，脑失所养。所以，从脾胃入手益气升阳是治疗脑病的方法之一。李东垣说：脾胃虚则九窍不通。这一说法开生发脾胃清阳之气以治脑病之先河。举例：补中益气汤治疗耳鸣，脑鸣。本人曾经用耳聋左慈丸合左归丸加减，治疗一位80岁老年妇女的常年脑鸣，效果非常好。我也曾治疗过一位年轻人的脑鸣。这位患者的脑鸣无论从脉象、舌象，还是四诊来判断都不属于肾虚引起。相反，他却出现了脾虚的各种表现，我采用补中益气丸，治疗了一段时间，虚性脑病逐渐好转。我当时考虑他是脾不升清，清气不能上荣于头所引起的脑鸣。

4. 肝与脑的关系

肝主疏泄，调畅气机，又主藏血。气机调畅，气血和调，则脑清神聪，魂生而知觉成。如果疏泄失藏，肝气抑郁或者亢逆，则见精神失常，情志失调，或清窍闭塞，或中风昏厥。如果肝失藏血，神失所养，魂不得涵养而飞荡，则见运动障碍或梦呓夜游。

分别举例说明。肝失疏泄，肝气抑郁出现的精神异常用柴胡疏肝散；肝气亢逆出现的轻窍闭塞出现中风昏厥，轻则用天麻钩藤饮，重则镇肝息风汤。肝失藏血，神失所养，魂不得养而飞荡出现运动障碍或者梦呓夜游，在《医门推敲》里有治疗梦游的方剂。一般痰蒙心窍引起的梦呓夜游可以用礞石滚痰丸，但是肝不藏血，神失所养而出现的梦呓夜游用四物汤来养肝血，还需加安神定魂的药，比如琥珀、远志。

5. 肾与脑的关系

肾藏精，精生髓，髓充脑，脑为髓海。在下为肾，在上为脑。虚则皆虚，故肾精充盛则脑髓充盈，肾精亏虚则髓海不足。所以说，补肾、填精、益髓是治疗脑病的重要方法。比如老年痴呆，由于肾精不足引起的老年痴呆可以用七福饮、还少丹，当然这两个方剂是不够的，需加龟鹿二仙胶，甚至加河车大造丸、左归丸等。血肉有情之品对于填精益髓效果更好。

总之，藏象学说认为五脏是一个整体，人的神志活动虽分属五脏，但以心为主导。脑虽为元神之府，但其生理、病理与五脏息息相关，故脑病亦从五脏论治。其关乎心，又不独责于心。对于精神、意识、思维、情志活动异常的病证绝不能简单地归属于心与脑的病变，应该从五脏论治。

（三）五脏与脉

脉是血液运行的通道，故又称"血脉"，与"经脉"概念相区别。脉"壅遏营气"的生理功能与五脏相关。

心主血脉，脉为血之府，心脏与血脉合而为一个相对独立的血液循环系统。心气充沛，心脏有节律的搏动，则脉道通利，血行正常。心气虚弱，推动无力，则血脉不利，血行瘀滞。心藏神，神驭气，对心脏的搏动、血脉通利及血液的运行也具有调节作用。

脾主统血，固摄和控制血液在脉中运行而不逸出脉外。脾气虚弱，脾不统血，可致血液逸出脉外而见各种出血。无论齿衄、鼻衄，还是皮下紫癜，还是崩漏，涉及内、外、妇、儿，只要是脾气虚弱，脾不统血所引起的一律用归脾汤。脾又为血液生化之源，关乎血脉充盈与通利。

肺主气，朝百脉，辅助心脏搏动和调节血液运行。

肝主疏泄，调畅气机，气机畅达则血脉通利，又肝主藏血，调节血量，能防止出血。

肾阴肾阳是五脏阴阳之本。肾阳资助心阳，促进血脉流畅，肾阴资助心阴，滋养血脉。临床上即可见心肾阳虚，温煦推动无力的心脉病变，又常见心肾阴虚，凉润宁静功能减退的心脉病证。

（四）五脏与骨、髓

肾藏精，精化髓，髓充骨，精足则髓满骨健，身体强壮。

由于肾"受五脏六腑之精而藏之"（《素问·上古天真论》），故骨与髓的发育与五脏精气也有密切的关系。

肾与骨和髓的关系非常密切，临床当中运用得非常广泛。比如补肾益髓、补肾壮骨，前面都有补肾二字。有一些补肾的药甚至药名中都带有"骨"字的，比如补骨脂、骨碎补，还有川断续、金毛狗脊（去风湿，强筋骨）。在《医门推敲》里有个治疗骨折的方子叫接骨如神汤，里面就有骨碎补、补骨脂、川断续这些药，都有补肾壮骨作用。尤其是川断续，可治疗腰痛，还能够调经、安胎、止血。在这里我们讲讲川断续的功能。除了壮骨，其实川断续还能接骨，原因就是肾藏精，精化髓，髓充骨。另外，老年性的骨质疏松可用龟甲胶、鹿角胶来补肾、益髓、壮骨。

关于藏象学说到这里就全部讲完了。藏象学说是整个中医基础理论的核心，重中之重，为以后中医诊断学的脏腑辨证打下基础的，也是学习内、外、妇、儿、针灸的基础。所以大家一定要把藏象学说学好，不然以后的路就会很难走。

第二章　经　络

"经络"是中医基础理论的一个重要组成部分。和前面我们学习过的阴阳学说、五行学说、藏象学说、气血津液学说一样，"经络"也有自己独成体系的学说——经络学说。经络学说是研究人体经络的概念、循行分布、生理功能、病理变化及其与脏腑形体官窍、精气血津液神之间相互联系的基础理论，是中医学理论体系的重要组成部分。

我们在学习经络学说之前，首先要搞清楚一个概念，什么叫"学说"。我们之前讲过很多学说，如阴阳学说、五行学说、藏象学说等，那么何为"学说"？我们追溯一下先贤对"学说"的理解，章炳麟《文学总略》云："学说以启人思，文辞以增人感。"李大钊·《我的马克思主义观》说："使这为世界改造原动的学说，在我们的思辨中有点正确的解释。"简而言之，就是把已经得到的某方面的知识加以总结而自成体系的一种主张和理论，再上升到学术角度就叫"学说"，如"经络学说"。古人在长期的与自然界打交道的过程中、在临床实践活动中，通过研究人生理、病理变化规律及治疗作用于人体而产生各种反应的规律，从而发现了经络系统，进而总结并形成了一套比较完整的主张和理论——经络学说。中医理论体系中引入的学说比较丰富，其他的学科领域也是由各种学说来充实并组成的。如基因学说、达尔文学说、染色体学说、原子学说、信号学说、板块学说等，这些学说都是由一些学者在某个领域里面将已经得到的知识加以总结，自成体系逐渐完善形成的一种主张和理论。比如，细胞学说是 1838～1839 年德国植物学家施莱登和动物学家施旺最早提出的，直到 1958 年才比较完善，它是关于生物有机体组成的学说。目前，在各学科领域仍有很多未知的东西，这就说明各种学说是可以不断完善的。任何一种学说都要经过不断完善才能日趋成熟。所以说，没有任何一种学说一产生就是完美的，包括我们的经络学说，也是在不断地完善之中，后面叙述的"经络学说的形成"可以佐证这个观点。

经络学说，贯穿于人体生理、病理及疾病的诊断、防治各个方面，与藏象、精气血津液神等理论相互辅翼，阐释人体的生理活动和病理变化，对临床各科，尤其是对针灸、推拿，有着重要的指导作用。早在《内经》中就有"经脉者，所以决死生，处百病，调虚实，不可不通"之说，《灵枢·经脉》说："夫十二经脉者，人之所以生，病之所以成，人之所以治，病之所以起，学之所始，工之所止也。"历代医家都十分重视经络学说，甚至有医家认为"学医不知经络，开口动手便错。盖经络不明，无以识病证之根源，究阴阳之传变"。

经络学说的内容十分广泛，包括经络系统各组成部分的循行部位、生理功能、病理变化及其表现；经络中血气的运行与自然界特别是月亮的盈缺与时间的关系；经脉循行路线上的穴位（《内经》称为气穴，后世又有脑穴、经穴等名称）及其主治的作用；经络与脏腑的关系等。

第一节 经络学说概述

一、经络的基本概念

经络，是经脉和络脉的总称，是运行全身气血、联络脏腑形体官窍、沟通上下内外、感应传导信息的通路系统，是人体结构的重要组成部分。

经脉是经络系统的主干，是气血运行和信息传导的主要通道；络脉是经脉的分支，网络全身。《灵枢·本脏》说："经脉者，所以行血气而营阴阳，濡筋骨，利关节者也。"《灵枢·海论》说："夫十二经脉者，内属于脏腑，外络于肢节。"说明经络是运行气血、沟通联系脏腑肢节的通路。

在经络中运行的气，称为经络之气，简称经气。经气是一身之气分布到经络的部分，与脏腑之气相通。经气是信息的载体，有感应和传导信息的作用，是经络沟通联络脏腑形体官窍的中介。

二、经络学说的形成

经络学说的形成，经历了经络概念的产生和理论体系的构建两个不同的阶段。

1. 经络概念的产生

经络概念的产生，是古人以"近取诸身，远取诸物"的整体观察方法，对人体的脉、筋、系等条索状结构的观察和推理，以及与自然环境中相关事物相比类的结果。古代医家在发现了脉、筋、系等条索状物是连接脏腑形体官窍的形体结构，且脉是血液运行通道的基础上，将通过针刺对人体经络感应传导现象的观察和对导引气功的自身体验而得出的认识赋予脉、筋、系等，使理性的认识与具体的形态结构融合在一起，逐步形成了经络是运行气血和传导信息的一种形态结构的概念。古代医家又将这些已建立的认识以"天人一体"的整体思维与自然环境的相关事物相比类，如自然界有河流，人体中有经络，并且认为经络中的气血运行和信息传导，如同自然界中的河流，与四时气候变化密切相关，如既有脉运行血气，又有筋、系等传导信息；其运行血气与传导信息又与自然环境的变化相统一。因此，经络的概念中，既有形态学的实体，又有理性认识。《史记·扁鹊仓公列传》记载中有"阳脉""阴脉"及"经、维、络"等名称；长沙马王堆汉墓出土的帛书《阴阳十一脉灸经》和《足臂十一脉灸经》记载了11条脉的具体名称、循行走向、所主疾病及灸法，但只称"脉"而非"经脉"，均提示脉是经络的形态学基础。经络学说的形成是以古代的针灸、推拿、气功等医疗实践为基础。《素问·生气通天论》有"经脉和同""筋脉横解""筋脉沮弛"的记载，此时的筋脉也属于脉的范畴。其后，随着认识的深入和临床实践的总结，筋脉、血脉逐渐从经络的概念中分离出来，分别称为筋膜、血脉，由肝、心主司，而经络仅是体内一种运行气以负载和传导信息的结构，如针灸和推拿都强调"得气"而有效。经过漫长的历史过程，受到阴阳五行学说、藏象学说的深刻影响，结合当时的解剖知识，逐步形成了经络的概念。

2. 经络理论体系的建立

上段提到了在长沙马王堆汉墓出土的帛书《阴阳十一脉灸经》《足臂十一脉灸经》中记载的只有脉名而无经名（这个脉其实就是经络），它虽然描述了十一脉的起止及所走线路，但却没有穴位的名称，脉同脏腑的关系也未建立，十一条脉之间也没有相互联通的关系。这说明经、络这些名词的出现是在脉之后，它是在对脉的认识基础上的发展起来的。这些记载是经络学说的雏形。马王堆汉墓是西汉初期长沙国丞相利苍及其家属的墓葬，因此有人据此推测《黄帝内经》的成书应晚于这个时期。

而《黄帝内经》的问世，标志着经络学说的形成。《内经》总结归纳了之前对"脉"的认识，构筑了经络理论的基本框架。《内经》162篇中，有20多篇专论或主论经络，记载了160多个穴位，系统阐述了十二经脉的起止、具体的循行线路及其与相应脏腑的"属络"关系，十二经脉首尾相接及气血在经脉运行"如环无端""周而复始"的状况，十二经脉的生理功能及十二经脉标本、根结之间的上下、内外对应联系，十二经脉和脏腑功能发生异常时所出现的病候；对奇经八脉的冲、任、督三脉的起止、循行路线、生理功能和有关病候，及带脉、阴阳维脉、阴阳跷脉的分布、生理功能做了大致描述。对络脉及十二经筋、十二皮部的名称、分布、生理功能、常见病候也做了讨论；探讨了经络气血运行与自然界的相通相应关系等。

《内经》以后，历代的医家推动了经络学说的发展，如《难经》首创"奇经八脉"一词，对十二经脉的走向、病证、预后以及奇经八脉的含义、功能、循行线路和病候等有了较为详细的论述，对正经和奇经的关系有明晰的阐发，对某些经穴（如八会穴）的特异性进行了总结，并提出了"十二经皆有动脉""肾间动气为十二经脉之根"等理论，大大丰富了经络学说的内容。至两汉时期，已经建立了完整的经络系统，并广泛应用于临床。晋朝皇甫谧根据《内经》《难经》《明堂孔穴》等书中有关针灸经络的内容编成了《针灸甲乙经》，其中所载的穴位349个；至隋唐时期甄权绘成《明堂人形图》；孙思邈著《千金药方》《明堂三人图》论述针灸孔穴，为针灸治疗提供了准绳；宋朝的王维一主持铸造经络穴位模型铜人，并编著了《铜人腧穴针灸图经》，较之甄权的《明堂人形图》又进了一步；宋朝王执中《针灸资生经》对穴位又有所增补；元朝滑寿在忽泰必烈《金兰循经取穴图解》基础上编著成《十四经发挥》，以后论经络者多以此书为主要参考资料；明朝的李时珍就七经八脉文献进行汇集和考证，作了《奇经八脉考》；明朝杨继州《针灸大成》所载经络穴位资料更为丰富；清代由于针灸学说很少发挥，专著比较少，但对分经用药比较重视；民国时期由于特殊的历史背景，崇洋媚外思想严重，导致当局者竟然要废除中医，所以针灸的发展也不多；自中华人民共和国成立到现在，特别重视中医的发展，在党和国家的大力支持下，迎来了中医发展的大好时机，很多中医人对《内经》《针灸大成》等一大批的针灸名著做了分类整理、注释、发挥，编成了各种教材，对中医的传承、发展起到了决定性的作用。特别是针灸从我国传入韩国、日本、欧洲、美洲、澳大利亚等地区，在全世界遍地开花，得到了全世界的认同，对整个医学科学的发展起到了推动作用，在世界医学史当中占有非常重要的地位，产生了非常广泛影响。

三、经络系统的组成

经络系统是由经脉、络脉、经筋、皮部四部分组成。

（一）经脉

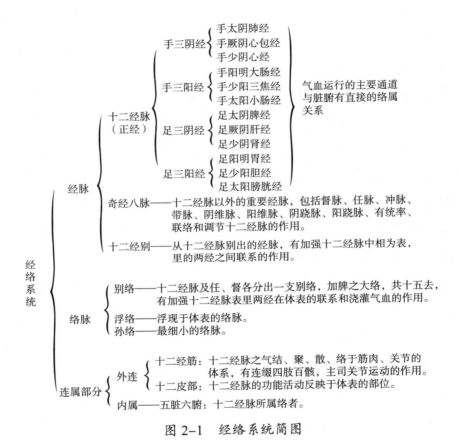

图 2-1　经络系统简图

《灵枢·本脏》说："经脉者，所以行血气，而营阴阳，濡筋骨，利关节者也。"《灵枢·海论》说："夫十二经脉者，内属于脏腑，外络于肢节。"这两段文字说明经络是运行气血的通道，又是联络脏腑肢节，沟通上下内外的通道。经络包括经脉和络脉。根据《灵枢·脉度》所说："经脉为里，支而横者为络，络而别者为孙。"以及《灵枢·经脉》所说："经脉十二者，伏行分肉之间，深而不见，其常见者，足太阴过于外踝之上，无所隐故也，诸脉之浮而常见者，皆络脉也。"可以认为，经脉是主干，络脉是分支，经脉大多循行于深部分肉之间，络脉则循行于体表较浅部位，经脉以纵行为主，络脉则纵横交错，网络全身。至于经脉和络脉中运行的气血是否相同，各医家观点不一致，比如元朝滑寿在《十四经发挥》提出："经为营气，络为卫气"的观点；而清朝喻昌在《医门法律》中则有更加详细的论述："十二经生十二络，十二络生一百八十系络，系络生一百八十缠络，缠络生三万四千孙络，自内而生出者，愈多则愈小，稍大者在俞穴肌肉间，营气所主外廓，繇是出诸皮毛，方为小络，方为卫气所主。"《灵枢·营卫生会》说："营在脉中，卫在脉外。"《灵枢·痈疽》说："余闻肠胃受谷，中焦出气如露，上注溪谷，而渗孙脉，津液和调，变化而赤为血。血和则孙脉心满溢，乃注于络脉，皆盈，乃注于经脉。"从这段经文上看，与津液和调而生血的当然是营气。然而，综合上面几段文字来看，显然，各家所说有出入，究竟谁是谁非，还需要进一步探讨。

经脉是经络系统的主干，主要有正经、经别和奇经三大类。

正经有十二条（左右共二十四条），故又称"十二正经"或"十二经脉"，包括手三阴经、足三阴经、手三阳经、足三阳经。十二正经有一定的起止，一定的循行部位和交接顺序，在肢体的分布及走向有一定的规律，与脏腑有直接的属络关系，相互之间也有表里关系。十二正经是气血运行的主要通道。

经别，是从十二经脉别出的重要分支，又称"十二经别"。分别起于四肢肘膝以上部位，具有加强十二经脉中相表里的两条经脉的联系和补充十二正经的作用。十二经别是十二经脉的最大分支，与十二经脉有别，但也属于经脉的范畴。

奇经有八条，即督脉、任脉、冲脉、带脉、阴跷脉、阳跷脉、阴维脉、阳维脉，合称为"奇经八脉"，具有、联络和调节十二经脉气血的作用。奇经与脏腑没有直接的属络关系，相互之间也无表里关系，如《圣济总录》说："脉有奇常，十二经者，常脉也；奇经八脉则不拘于常，故谓之奇经。盖人之气血常行于十二经脉，其诸经满溢则流入奇经焉。"奇经有八脉，督脉位于后，任脉位于前，冲脉为诸脉之海，也叫十二经脉之海，阳维则维络诸阳，阴维则维络诸阴，阴阳自相维持则诸经常调，维脉之外，又有带脉者，束之尤带也，至于两足跷脉，有阴有阳，阳跷得诸太阳之别，阴跷得诸少阴之别。

（二）络脉

络脉，是经脉的分支，有别络、浮络、孙络之分。别络是络脉中较大者，有本经别走邻经之意，可加强十二经脉相表里两经在体表的联系，并能通达某些正经所没有到达的部位，可补正经之不足，还有统领一身阴阳诸络的作用。一般认为别络有十五支，即十二正经与任督二脉各有一支，加上脾之大络，合称"十五别络"。因《素问·平人气象论》提出"胃之大络，名曰虚里"，又有十六别络之说。通常，若考试答题问别络分几支，还是答"十五别络"。"胃之大络，名曰虚里"中的"虚里"有好几层含意。第一个含义就是我们刚才所讲的"胃之大络，名曰虚里"，是十六络脉之一，位于左乳下，心尖搏动处，是宗气的表现，宗气是以胃气为本，故这个地方称之为胃之大络；第二个含义是穴位名，"虚里穴"位于左乳下三寸；第三个含义是中医诊断学的一个概念，"诊虚里"，《中医诊断学》根据虚里"脉宗气也"而有"诊虚里"这种临床诊查方法。这里简单地提一下诊虚里：虚里按之应手，动而不紧，缓而不急，如果按之微弱为不及，属宗气内虚；如果其动应衣为太过，就是动得能把衣服都带动，属宗气外泄，搏动过速多为胸腑有积热，邪气亢盛，或者说，虚阳外脱；如果虚里搏动微弱，甚至停止，那么就是宗气微弱，就是宗气已绝。

孙络，是最细小的络脉，属络脉的再分支，分布全身，难以计数。即《灵枢·脉度》所谓"络之别者为孙"。孙络在人体内有"溢奇邪”“通荣卫”的作用。

　　浮络，是循行于人体浅表部位且常浮现的络脉。其分布广泛，没有定位，起着沟通经脉，输达肌表的作用。

　　对于络脉，我们补充说明几条，大家可以作为了解，考试时只考十五络脉。根据《灵枢·经脉》所记载，十二经脉各有一别络，加上任脉、督脉以及脾之大络，共有十五络脉。而《难经·二十六难》里面说：“经有十二，络有十五，于三络者，是何等络也，然，有阳络，有阴络，有脾之大络。阳络者，阳跷之络也；阴络者，阴跷之络也，故络有十五焉。”从《难经》的这段论述可以得知，络有十五，是十二正经的络脉，加阳络、阴络和脾之大络。清朝的喻嘉言在《医门法律》中认为：“盖十二经各有一络，共十二络矣。此外，有胃之一大络，繇胃下直贯膈肓，统络诸脉于上。复有脾之一大络，繇脾外横贯胁腹，统络诸络脉之中。复有奇经之一大络，繇奇经环贯诸经之络于周身上下。盖十二络，以络其经，三大络以络其络也。”当然，我们现在的大学教材和多数的医家、学者，都依从《灵枢·经脉》之说，考试也是根据这个，我们《中医基础理论》教材也是按照这个来编写的。但是，《难经》和《医门法律》的说法也不是没有道理，所以我在这里说出来仅供大家参考。关于孙络和浮络，根据《医门法律》所说：“孙络有三万四千之多。”它说三万四千是不是真的三万四千条呢？非也，这里是指数目很多的意思，泛指很多，就像“飞流直下三千尺，疑似银河落九天”的这个三千尺也不是三千尺，是泛指很高。所谓浮络，是可以在皮肤上看到的浅部的脉络，古代医家通过观察浮络以察病情。《素问·皮部论》说：“视其部中有浮络者，其色多青则痛，多黑则痹，黄赤则热，多白则寒，五色皆见，则寒热也。”这段话为后世儿科医家开“虎口三观诊法”之先河。虎口三观诊法见于《幼幼新书》，是一种小儿指诊法，是指小儿指纹显现于食指掌侧的三个部位，第一指节为“风关”，第二指节为“气关”，第三指节为

"命关"。这三关在《中医诊断学》里是很重要的，在考试当中是肯定要考的。风关为寅位，气关为卯位，命关为辰位。这三关诊法在中医诊断学部分会详细讲，今天只是提一下。

（三）连属部分

十二经脉对内连属脏腑，对外连于筋肉、皮肤而分别称为经筋、皮部。

经筋，是十二经脉之气濡养和支持筋肉骨节的体系，为十二经脉的附属部分，具有约束骨骼，屈伸关节的功能。

皮部，是十二经脉及其所属络脉在体表的分区，经气布散之所在，具有保卫机体，抗御外邪的功能，并能反映十二经脉的病证。

经筋及经脉之气所结、聚、散、络于筋肉，也就是经脉所连属的筋肉系统，由于每一块筋肉必须得到经脉气血的濡养，所以全身所有筋肉必然根据经脉循行途径分群；十二经脉，就有受它濡养的十二个筋肉群及十二经筋；经筋的命名按其所属经脉而定，分为足太阳经筋、足少阴经筋等。它们的功能主要是连缀四肢百骸，主司关节运动，经筋患病时，主要表现为痹证、筋肉拘急和痿软不收等。中医做手法治疗的，特别注重对十二经筋的运用，如颈肩腰腿痛及各种痹证这些西医解决不了的问题，通过中医的拨筋手法等就能解决。王家祥老师行医二十多年，在循经拨点手法治疗上有独到的心得体会和见解，关于经筋在临床上的运用更多。皮部，是经脉及其所属络脉在体表的分布部位，也是经络之气散布之所在，全身体表的皮肤有十二经脉分布，故按经脉的名称分为十二皮部。比如《素问·皮部》说："欲知皮部，以经脉为纲，诸经皆然。"中医常用观察皮部及皮部中浮络的色泽作为观察该经络疾病的指征，并把皮部作为外邪入侵该经络的起点。比如《灵枢·皮部》还说："是故百病始生也，必先客于皮毛，邪重则腠理开，开则入客于络脉，留而不去，传入经脉。"

最后总结一下经络系统。经络系统分为经脉、络脉和连属部分。经脉分为十二经脉，也就是正经、奇经八脉、十二经别。络脉分为别络、浮络和孙络。连属部分又分为外连和内属。十二经脉分手三阴、手三阳、足三阴、足三阳。奇经八脉是十二经脉以外的重要经脉，有督脉、任脉、冲脉、带脉、阴维脉、阳维脉、阴跷脉、阳跷脉，它们连络、统率和调节十二经脉。十二经别是指从十二经脉别出的经脉，有加强十二经脉中相表里两经之间的联系作用。十二经脉及任、督各分出一支别络，加脾之大络，共十五支，有加强十二经脉表里两经在体表的联系和渗灌气血的作用。浮络是循行于人体浅表且常浮现的络脉。孙络是指最细小的络脉。连属部分外连十二经筋和十二皮部，十二经筋是十二经脉之气濡养和支持筋肉关节的体系，有约束骨骼，屈伸关节的功能。而十二皮部是十二经脉及其所属络脉在体表的分区，有抗御外邪的功能。连属部分内属五脏六腑，十二经脉所属络者。

第二节　十二经脉

十二经脉是经络系统的主要组成部分。经络系统的十二经别以及络脉等都是从十二经脉中分出，彼此联系，相互配合而协同发挥作用。

十二经脉这个说法是从什么时候开始的呢？从马王堆出土的汉初帛书里面仅记载了十一脉的起止及病候，十二经脉这个词最早见于《灵枢》。《灵枢·海论》说："夫十二经脉者，内属于脏腑，外络于肢节。"这段文字说明沟通机体内外上下的主要是十二经脉，所以十二经脉是经络系统的主体。《灵枢·经脉》对十二经脉的循行部位和病候有详细的记载。后世论十二经脉均按照这个说法。《灵枢》除了在"经脉篇"具体记载了经脉的循行部位和病候外，还在"营气""逆顺肥瘦"等篇章中论述了十二经脉的流注次序及走向规律。《素问·血气形志》论述了十二经脉的表里关系。

一、十二经脉的名称

十二经脉对称地分布在人体的两侧，分别循行于上肢或下肢的内侧或外侧，每一经脉又分别隶属于一脏或一腑，因此十二经脉的名称各不相同。

十二经脉中每一经脉的名称是依据其分布于手足、所属脏腑和阴阳属性三方面命名。行于上肢，起于或止于手的经脉称"手经"；行于下肢，起于或止于足的经脉称"足经"；分布于四肢内侧面的经脉属"阴经";分布于四肢外侧的经脉属"阳经"。阴经隶属于脏,阳经隶属于腑。

按照阴阳的三分法,一阴分为三阴,即太阴、厥阴、少阴;一阳分为三阳,即阳明、少阳、太阳。胸中三脏,肺为太阴,心包为厥阴,心为少阴。其经脉皆行于上肢,故肺经称为手太阴肺经,心包经称为手厥阴心包经,心经称为手少阴心经;与此三脏相表里的大肠、三焦和小肠,则分属阳明、少阳和太阳,其经脉分别称为手阳明大肠经、手少阳三焦经和手太阳小肠经。腹中三脏,脾为太阴、肝为厥阴,肾为少阴,其经脉皆行于下肢,故分别为足太阴脾经、足厥阴肝经和足少阴肾经;与此三脏相表里的胃、胆和膀胱,则分属阳明、少阳和太阳,其经脉分别称为足阳明胃经、足少阳胆经和足太阳膀胱经。十二经脉名称分类表见表 2-1。

表 2-1 十二经脉名称分类表

	阴经（属脏）	阳经（属腑）	循行部位 （阴经行内侧、阳经行外侧）	
手	太阴肺经	阳明大肠经	上肢	前缘
	厥阴心包经	少阳三焦经		中线
	少阴心经	太阳小肠经		后缘
足	太阴脾经*	阳明胃经	下肢	前缘
	厥阴肝经*	少阳胆经		中线
	少阴肾经	太阳膀胱经		后缘

　*在小腿下半部和足背部,肝经在前缘,脾经在中线,在内踝尖上八寸处交叉后,脾经在前缘,肝经在中线。

这里提一下关于三阴三阳在历史上的争议。历代医家及学者对三阴的论述比较统一,但是,对于三阳中何者阳气最盛这个问题有两种说法。大家在对"两阳和明"的解释有分歧。比如张介宾在《类经·经络类》里说:"阳明者言阳盛之极也,两阳和明,阳之盛也。"这里的观点是阳气最盛的为阳明,其次为太阳,再次者为少阳。而王好古在《此事难知》里说:"阳明居太阳少阳之中,二阳和明故曰阳明。"认为阳气最盛为太阳,其次为阳明,再次为少阳。此外,《内经》还有一阴、二阴、三阴,一阳、二阳、三阳的提法。也就说,厥阴为一阴,少阴为二阴,太阴为三阴;少阳为一阳,阳明为二阳,太阳为三阳。张仲景的《伤寒论》之六经辨证里面论述邪气入侵的先后顺序是太阳、阳明、少阳,太阴、少阴、厥阴。以上观点可以作为参考,我们暂以教科书的论述为准。

二、十二经脉的走向交接规律

1. 十二经脉的走向规律

十二经脉的走向,《灵枢·逆顺肥瘦》说:"手之三阴,从脏走手;手之三阳,从手走头;足之三阳,从头走足;足之三阴,从足走腹。"说明手三阴经,起于胸中走向手指端,与手三阳经交会;手三阳经起于手指端走向头面部,与足三阳经交会;足三阳经,起于头面部走向足趾端,与足三阴经交会;足三阴经起于足趾端走向腹部和胸部,在胸中与手三阴经交会。手三阳经从手走头,足三阳经从头走足,手足六阳经均行经头面部,故称"头为诸阳之会"。

2. 十二经脉的交接规律

十二经脉按照一定的循行走向,相互联系,有三种交接方式。

(1)相表里的阴经与阳经在四肢末端交接 相表里的阴经与阳经共 6 对,在四肢末端交接。其中相表里的手三阴经与手三阳经交接在上肢末端(手指),相表里的足三阳经和足三阴经交接在下肢末端（足趾）。如手太阴肺经和手阳明大肠经在食指端交接，手少阴心经和手太阳小肠经在小指端交接，手厥阴心包经和手少阳三焦经在无名指交接，足阳明胃经和足太阴脾经在足大趾交接，足太阳膀胱经和足少阴肾经在足小趾交接，足少阳胆经和足厥阴肝经在足大趾爪甲后交接。

（2）同名手足阳经在头面部交接　同名的手、足阳经有 3 对，在头面部交接。如手阳明大肠经与足阳明胃经交接于鼻翼旁，手太阳小肠经与足太阳膀胱经交接于目内眦，手少阳三焦经与足少阳胆经交接于目外眦。

"手足阳明经交接于鼻翼旁"，临床上前额头痛、眉棱骨头痛及鼻两侧的鼻渊头痛都在阳明经循行路线上，属阳明头痛范围，拟方时可以用白芷作为引经药。为什么治疗少阳头痛可以取手少阳三焦经上的外关穴，而且有些可能起到针入即痛止的效果。少阳头痛也叫偏头痛，其疼痛部位就在目外眦和耳朵周围，"手少阳三焦经和足少阳胆经交接于目外眦"，根据"循经取穴"原则，这个部位的偏头痛我们可以取手少阳三焦经上的穴位外关穴来治疗，也可以用足少阳胆经上的穴位足临泣来治疗，这两种方法都可以取得不错的治疗效果。注意，太阳穴疼痛也是少阳头痛范围，不要错误地认为太阳穴痛是太阳头痛。足少阳胆经上有很多穴位能够治疗眼疾，比如光明穴（这个名字的含义就和眼睛相关），就是因为足少阳胆经经过目外眦并与手少阳三焦经交接于目外眦，且根据"表里经病证可以互取"的原则，肝开窍于目，肝经与胆经相表里。

（3）足手阴经在胸中交接　足、手阴经又称"异名经"，也有 3 对，交接部位在胸中。如足太阴脾经与手少阴心经交接于心中；足少阴肾经与手厥阴心包经交接于胸中；足厥阴肝经与手太阴肺经交接于肺中。

用经络交接规律可以解释我们以前一些没有搞清楚的问题。比如根据"足太阴脾经与手少阴心经交接于心中"，可以形象地理解"归脾汤"，归脾汤治疗心脾两虚所引起的失眠健忘、多梦，以及脾不统血、脾虚、血虚等证。从五行学说来看，心属火、脾属土，火能生土，有相生关系；从经络交接来看，足太阴脾经与手少阴心经交接于心中。正是因为脾与心之间存在这些关系，所以归脾汤才能够治疗心脾两虚所引起的各种疾病。同理，"足少阴肾经与手厥阴心包经交接于胸中"，心和肾各自的经络交接于胸中，所以对于五行学说中水火既济的问题在经络上也能找到理论依据同理，在经络关系上足厥阴肝经与手太阴肺经交接于肺中，五行学说中肝属木，肺属金，木火刑金致肝火犯肺可引起咳血、咳嗽等证也可从这方面理解。

三、十二经脉的分布规律

十二经脉在体内的分布虽有迂回曲折，交错出入，但基本上是纵行的，在人体不同部位的分布规律如下。

1. 头面部的分布

诸阳经在头面部的分布特点：阳明经主要行于面部，其中足阳明经行于额部（所以额头这个部位的头痛称为阳明头痛。根据循经取穴原则，阳明头痛可以取足阳明胃经上的内庭穴来治疗，止痛很快的）；少阳经主要行于侧头部（这个部位的头痛称少阳头痛，循经取手少阳经上的外关穴或足少阳上的足临泣等穴来治疗，可以取得很好的疗效）；手太阳经主要行于面颊部，足太阳经行于头顶和头后部（这个部位的头痛称为太阳头痛，临床中，根据循经取穴原则，用昆仑穴上一针止痛的例子很多，当然，循足太阳膀胱经取其他穴如天柱穴、阿是穴、束骨穴等治疗效果也不错。另外，手太阳小肠经上有一个后溪穴，它对于治疗颈椎病、落枕、头后部疼痛也有很好的作用）。

诸阴经不起止于头面部，但部分阴经或其分支到达头面部，如手少阴心经的分支、足厥阴肝经上达目系（这为肝开窍于目提供了经络理论依据），足厥阴肝经与督脉会于头顶部（所以这个部位的头痛称厥阴头痛或巅顶头痛，可用吴茱萸汤治疗，方中吴茱萸入肝经，正好与"足厥阴肝经与督脉会于头顶部"这个经络分布理论相吻合），足少阴肾经的分支上抵舌根，足太阴脾经连舌本、散舌下等。

2. 四肢的分布

十二经脉在四肢的分布特点：阴经行于内侧面，阳经行于外侧面。上肢内侧为太阴在前，厥阴在中，少阴在后；上肢外侧为阳明在前，少阳在中，太阳在后；下肢内侧，内踝尖上八寸以下为厥阴在前，太阴在中，少阴在后；内踝尖上八寸以上则为太阴在前，厥阴在中，少阴在后；下肢外侧为阳明在前，少阳在中，太阳在后。

十二经在四肢的分布比较简单，重点要记住的是"内踝尖上八寸以下和以上，肝经和脾经的顺序有所更替"，这个地方考试考得比较多的。

3. 躯干部的分布

十二经脉在躯干部的分布特点：手三阴经均从胸部行于腋下，手三阳经行于肩部和肩胛部。足三阳经是阳明经行于前（胸腹面），太阳经行于后（背面），少阳经行于侧面。足三阴经均行于腹胸面，自内向外依次为足少阴肾经、足阳明胃经、足太阴脾经和足厥阴肝经（自内向外的顺序是考试重点）。

十二经脉左右对称地分布于人体两侧，每侧十二条，除特殊情况外（如手阳明大肠经在头面部走向对侧），一般不走向对侧。

这里我们针对上段提到的"特殊情况"，就是括弧中的内容做个说明。临床上治疗面瘫的时候，近端取穴是以胃经的地仓透颊车为主，远端取穴一个重要的穴位就是大肠经的合谷穴，而且是取患部对侧的合谷穴，那是为什么呢？这就跟经络的循行、走向和分布有关，上面括弧中说"手阳明大肠经在头面部走向了对侧"。左右两侧的手阳明大肠经分别由下至上循行至人中穴会合，后交叉上行，分别于左右迎香穴交接于足阳明胃经，足阳明胃经起始于迎香穴，其中一支经过地仓穴、颊车穴，这就出现了大肠经远端的合谷穴左司右面、右司左面的情况。当然，这里还运用到了"同名经同气相求"这一原则，大肠经与胃经同属阳明经，它们经气相通。所以说，我们在平时的针灸诊疗活动中，有一些问题理解不了的，要回头从基础知识中寻求答案。

四、十二经脉的表里关系

手足三阴与三阳经，通过与脏腑的属络组成六对表里相合关系。如《素问·气血形志》说："手太阳与少阴为表里，少阳与厥阴为表里，阳明与太阴为表里，是为手之阴阳也"；"足太阳与少阴为表里，少阳与厥阴为表里，阳明与太阴为表里，是为足阴阳也"，见表 2-2。

表 2-2　十二经脉表里关系表

手阳阳大肠经	手少阳三焦经	手太阳小肠经	足阳阳胃经	足少阳胆经	足太阳膀胱经
手太阴肺经	手厥阴心包经	手少阴心经	足太阴脾经	足厥肝经	足少阴肾经

十二经脉中相为表里的两条经脉，在体表于四肢末端交接，并循行于四肢内外相对应的位置上，在内侧分别络属于相为表里的脏腑，如足太阳属膀胱络肾、足少阴属肾络膀胱、手阳明属大肠络肺、手太

阴属肺络大肠等。十二经脉的表里关系不仅由于相为表里的两条经脉的衔接及经别、别络的沟通而加强联系，也由于相互络属于同一脏腑，因而使相为表里的一脏一腑在生理功能上相互协调和配合，在病理上也相互影响。比如说肺经受邪，影响大肠腑气不通而便秘（以清燥救肺汤治之）；心火亢盛循经下移小肠而至尿急、尿黄、尿赤等（以导赤散治之）。在治疗上，相为表里的两条经脉腧穴也可以交互取用，比如取肺经上的穴位可以治疗大肠经的疾病，反之，取大肠经上的穴位可以用来治疗肺经上的疾病。

五、十二经脉的流注次序

十二经脉是气血运行的主要通道，气血在十二经脉内流动不息，循环灌注，构成了十二经脉的气血流注。其流注次序从手太阴肺经开始，依次流至足厥阴肝经，再流注至手太阴肺经，构成一个阴阳相贯，如环无端的循行系统。其具体流注次序如图 2-2 所示。

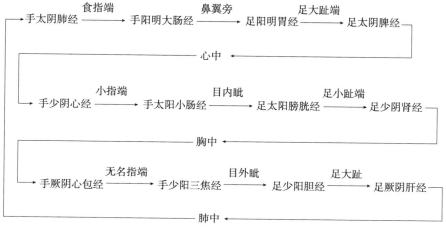

图 2-2　十二经脉注次序

十二经脉是气血运行的主要通道，营在脉中卫在脉外，我们这里讲到了营卫之气，营气在脉中运行的顺序就是十二经脉的顺序。按《灵枢·营气》所说，营气之所行，除循十二经脉流注外，还与督脉、任脉相通。"营气之道，内（通纳）谷为宝。谷入于胃，乃传之肺，流溢于中，布散于外。精专者行于经隧，常营无已，终而复始，是谓天地之纪。故气从太阴出注手阳明，上行至注足阳明，下行至跗上，注大指间，与太阴合；上行抵脾，从脾注心中；循手少阴出腋中臂，注小指合手太阳；上行乘腋，出（一作项）内，注目内眦，上巅，下项，合足太阳；循脊，下尻，下行注小指之端；循足心，注足少阴；上行注肾，从肾注心外，散于胸中；循心主脉；出腋，下臂，入（一作出）两筋之间，入掌中，出中指之端，还注小指次指之端，合手少阳；上行注膻中，散于三焦，从三焦注胆，出胁，注足少阳；下行至跗上，复从跗注大指间，合足厥阴；上行至肝，从肝上注肺（膈上），上循喉咙，入颃颡之窍，究于畜门（一作关）。其支别者，上额循颠，下项中，循脊，入骶（音氏），是督脉也；络阴器，上过毛中，入脐中，上循腹里，入缺盆，下注肺中，复出太阴。此营气之所行也，逆顺之常也。"这一段话是《灵枢·营气》的原文，说明了营气在十二经脉当中循行的情况。十二经脉气血循行顺序，如上图再加上督脉和任脉，就是《内经》所说的营气流注次序。营气流注次序在十二经脉流注次序是和上图一样的，唯独在肺中这里，营气经过了两个地方，一是肺中，另一个是流注到督脉、任脉，经过督脉、任脉再回到手太阴肺经。营气从足厥阴肝经到手太阴肺经，经过了肺中，也经过了督脉和任脉。

六、十二经脉的循行部位

表 2-3 十二经脉循行部位表

名称	起点	四肢部位分布	络属脏腑	止点	联系脏腑
手太阴肺经	中焦	上肢内侧前缘	属肺络大肠	手食指端	胃、肾
手阳明大肠经	手食指端	上肢外侧前缘	络肺属大肠	对侧鼻翼旁	胃
足阳明胃经	鼻翼旁	下肢外侧前缘	属胃络脾	足大趾端	
足太阴脾经	足大趾	下肢内侧前缘	属脾络胃	心中	心、肺
手少阴心经	心中	上肢内侧后缘	属心络小肠	手小指端	肺、脾、肝、肾
手太阳小肠经	手小指端	上肢外侧后缘	络心属小肠	目内眦	胃
足太阳膀胱经	目内眦	下肢外侧后缘	络肾属膀胱	足小趾端	心、脑
足少阴肾经	足小趾	下肢内侧后缘	属肾络膀胱	胸中	肺、肝、心
手厥阴心包经	胸中	上肢内侧中线	属心包络三焦	手无名指端	
手少阳三焦经	手名指	上肢外侧中线	络心包属三焦	目外眦	
足少阳胆经	目外眦	下肢外侧中线	络肝属胆	足大趾端	心
足厥阴肝经	足大趾	下肢内侧中线	属肝络胆	肺中	肺、胃、肾、脑

1. 手太阴肺经

起于中焦，下络大肠，还循胃口（下口幽门，上口贲门），通过膈肌，属肺，从肺系（与肺相连的气管、支气管及喉咙等）横行至胸部外上方（中府穴）出腋下，沿上肢内侧前缘下行，过肘窝，入寸口，上鱼际，直出拇指桡侧端（少商穴），少商穴是手太阴肺经的最后一个穴位。

分支：从手腕的后方（列缺穴）分出，沿掌背侧走向食指桡侧端（商阳穴），商阳穴是手阳明大肠经的第一个穴位，交于手阳明大肠经。

这里有个地方要注意一下，手太阴肺经的分支从手腕后方（列缺穴）分出，所以列缺穴是手太阴肺经的络穴。所谓络穴，是络脉由经脉分出之处的腧穴，这个名称首载于《灵枢·经脉》篇。十二经在肘膝关节以下，各有一个络穴，加上躯干前的任脉络穴、躯干后的督脉络穴和躯干侧的脾之大络，合称十五络穴。《素问·平人气象论》里载有胃之大络，名"虚里"，所以也有十六络穴之说。因为络穴能够沟通表里两经，所以有"一络通两经"的说法。络穴不仅仅能够治疗本经疾病，也能治疗表里间的疾病。

比如手太阴肺经，这个络穴（列缺）可以治疗肺经疾病，如咳嗽、哮喘等，又能治手阳明大肠经疾病，比如牙痛、头项强痛等。《四总穴歌》里面说："头项寻列缺，面口合谷收。"就是因为列缺穴是手太阴肺经的络穴，它可以沟通肺与大肠表里两经。

十五络穴是肺经络穴（列缺）、大肠经络穴（偏历）、脾经络穴（公孙）、胃经络穴（丰隆）、心经络穴（通里）、小肠经络穴（支正）、肾经络穴（大钟）、膀胱经络穴（委阳）、心包经络穴（内关）、三焦经络穴（外关）、肝经络穴（蠡沟）、胆经络穴（光明）、任脉络穴（鸠尾）、督脉络穴（长强）、脾大络（大包）。

2. 手阳明大肠经

起于食指桡侧端（商阳穴），经过手背部行于上肢伸侧（外侧）前缘，上肩，至肩关节前缘，向后到第七颈椎棘突下（大椎穴），再向前下行入缺盆（锁骨上窝），进入胸腔络肺，向下通过膈肌，下行至大肠，属大肠。

分支：从锁骨上窝上行，经过颈部至面颊，入下齿中（注意是入下齿中，也就是说大肠经上的合谷穴能治牙齿痛，特别对下牙痛效果更好），回出挟口两旁，左右交叉于人中（水沟），至对侧鼻翼旁（迎香穴），交于足阳明胃经。

我们前面已经讲过，治疗面瘫的时候用对侧合谷，也就是取健侧（合谷）。这是因为"手阳明大肠经至对侧鼻翼旁，交于足阳明胃经"，而足阳明胃经（地仓、颊车）是在患侧。

3. 足阳明胃经

起于鼻翼旁（迎香穴）挟鼻上行，左右交会于鼻根部，旁行入目内眦，与足太阳经相交，向下沿鼻柱外侧，入上齿中（注意：这里有个"入上齿中"，所以说很多胃火牙痛表现为上牙痛，可取足阳明胃经上的内庭穴治疗。我们之前也讲过，内庭能治疗阳明有火的头痛，有立竿见影的效果）。出而挟口两旁，环绕口唇，在颏唇沟承浆穴处左右相交，退回沿下颌骨后下缘到大迎穴处，沿下颌角上行过耳前，经过上关穴（客主人），沿发际，到额前。这个"客主人"，在这里要解释一下，客主人就是上关穴，客是宾客的意思，由于上关穴为足少阳胆经的穴位，风气为主，肾气为客，此指穴内气血为肾水之性的寒湿水气。主人指穴内气血，本穴的物质为听会穴传来的弱小水气，在上行至本穴的过程中，外部的寒湿水气亦汇入其中，至本穴后，气血则变为肾水特性的寒湿水气，所以叫客主人。它有升清降浊的功效。上关穴又为手少阳、足阳明、足少阳之交会穴。在临床上可以用来治疗清气不升，浊气不降引起的耳鸣、耳聋；如果配太溪穴、听会穴、翳风穴，再配些补肾的穴位，就可以治疗肾虚耳鸣、耳聋；如果配合谷、颊车可以治疗下颌关节方面的各种疾病，如牙关紧闭等。

分支：从颌下缘（大迎穴）分出，下行到人迎穴，沿喉咙向下后行至大椎，折向前行，入缺盆，深入体腔，下行穿过膈肌，属胃，络脾。

直行者：从缺盆出体表，沿乳中线下行，挟脐两旁（旁开2寸）下行至腹股沟处的气街（气冲穴）。关于这个"直行者"，我们拓展一下。在中医妇科学里面说"乳房与胃相关"，比如我们在回乳断奶的时候常用麦芽，麦芽甘、平，入脾、胃经，生麦芽偏消食健胃，炒麦芽多用于回乳消胀。根据经络循行，足阳明胃经和足少阴肾经都经过乳头两侧，这是乳房属肾经和胃经的理论基础。而从阴阳学说的角度看，人体的胸腹外侧属阳，内侧属阴，所以有医家总结为"男子乳房属肾，女子乳房属胃"。而足厥阴肝经循行到期门之后，环绕上行，有一分支过乳头，入胸中，与手太阴肺经相交，所以男女乳头都络属于肝。

分支：从胃下口幽门穴分出，沿腹腔内下行至气街，与直行之脉会合，直行出腹股沟的气街（气冲穴），与直行之脉会合，而后沿大腿前侧下行，至膝膑，向下沿胫骨前缘行至足背，入足第二趾外侧端（厉兑穴）。

分支：从膝下三寸处（足三里）分出，下行入中趾外侧端。

这个足三里我们要讲一下，因为足三里是个特定穴，而且它身兼数职，它既是胃经五输穴（井、荥、输、经、合）的合穴，又是胃的下合穴。合穴均位于肘膝关节附近，喻指江河水流汇入湖海，经气由此深入，进而会合于脏腑的部位，即所谓的"所入为合"。足阳明胃经的合穴是足三里穴。下合穴又称六腑下合穴，是六腑之气下合于足三阳经的六个穴位，在《灵枢·本输》里面指出："六腑皆出于足之三阳，上合于手者也。"说明六腑之气都通向下肢，在足三阳经上各有一个合穴。而手足三阳经又有上下相合的关系，《灵枢》提出了"合至内腑"的理论，说明六腑病变应取其下合穴，"胃合于足三里，大肠合于巨虚上廉（上巨虚），小肠合于巨虚下廉（下巨虚），三焦合于委阳，膀胱合于委中，胆合于阳陵泉"。胃、胆、膀胱三腑的下合穴即是本经五输穴当中的合穴。而大肠、小肠、三焦三腑另有合穴。《灵枢·本输》说："大肠、小肠皆属于胃。"三焦是"太阳之别"，"入络膀胱"。《针灸甲乙经》也指出："委阳为三焦下腑俞也……此足太阳之别络也。"膀胱主藏津液，三焦主水液代谢，二者关系密切，因此，大肠、小肠下合于胃经，三焦下合于膀胱经。

六腑的下合穴是胃下合穴足三里、大肠下合穴上巨虚、小肠下合穴下巨虚、三焦下合穴委阳、膀胱下合穴委中、胆下合穴阳陵泉。《素问·客论》里面说："治腑者治其合。"说明下合穴是治疗六腑病证的主要腧穴。比如足三里能治疗胃脘痛，下巨虚能治泄泻，上巨虚能治肠痈、痢疾，阳陵泉治疗胆结石痛，委阳、委中、治三焦气化引起的癃闭、遗尿等。

分支：从足背（冲阳穴）分出，前行入足大趾内侧端（隐白穴）交于足太阴脾经。

4. 足太阴脾经

起于足大趾内侧端（隐白穴），沿内侧赤白肉际，上行过内踝前缘，沿小腿内侧正中线上行。至内踝尖上八寸处，交出足厥阴肝经之前，上行沿大腿内侧前缘，进入腹中，属脾，络胃。向上穿过膈肌，沿食道两旁，连舌本，散舌下。

分支：从胃别出，上行通过膈肌，注入心中，交于手少阴心经。

隐白穴是足太阴脾经的井穴，是治疗妇科月经过多或崩漏的要穴，且还能治疗腹胀、便血、尿血等证。很多血证都能用，如配地机、三阴交治疗月经过多、崩漏及多种出血证，效果甚好。它的功能有点类似方剂里的归脾汤治疗因脾虚脾不统血而致的崩漏。但是隐白又不同于归脾汤，隐白穴不仅仅能够治疗归脾汤所治的慢性渗血，还能治疗急性的或者实证型的渗血、出血。它还能治疗癫狂、多梦，因为它"交于手少阴心经"。

另外，要注意的是"至内踝尖上八寸以上"，肝经和脾经位置已交换了。

5. 手少阴心经

起于心中，走出后属心系（心与其他脏腑相连的脉络），向下穿过膈肌，络小肠。

分支：从心系分出，挟食道上行，连于目系（目与脑相连的脉络）。

直行者：从心系出来，退回上行经过肺，向下浅出腋下（极泉穴）沿上肢内侧后缘，过肘中，经掌后锐骨端，进入掌中，沿小指桡侧，出小指桡侧端（少冲穴）交于手太阳小肠经。

手少阴心经的极泉穴可以用来治疗冠心病、心绞痛、心包炎等胸痹、胸闷、真心痛病。但临床上多取内关穴治疗，而少用极泉，因为刺极泉有伤及腋动脉的风险，有些不好把握。这个穴位也不能灸，只能针 0.3 ～ 0.5 寸。

6. 手太阳小肠经

起于小指尺侧端（少商穴），沿手背尺侧上腕部，循上肢外侧后缘，过肘部，到肩关节后面，绕行肩胛部，交肩上后过大椎穴，再前行入缺盆，深入体腔，络心，沿食道下行，穿过膈肌，到达胃部，下行，属小肠。

分支：从缺盆出来，沿颈部上行到面颊，至目外眦后，退行进入耳中（听宫穴）。

分支：从面颊部分出，向上行于目眶下，至目内眦（睛明穴），交于足太阳膀胱经。

这里重点讲少泽穴，因为少泽穴是治疗乳痈、乳汁过少的要穴，因为女子乳房属胃，而"手太阳小肠经沿食道下行，穿过膈肌，到达胃部，下行，属小肠"，经过了胃。它治疗乳汁过少，类似"穿山甲王不留，妇人喝了乳长流"中穿山甲、王不留行的功效。少泽穴配乳根穴、膻中穴治疗乳痈就相当于蒲公英、败酱草、桔梗、白花蛇舌草等药的功效。

另外，小肠经上还有一个非常重要的穴后溪穴。因为后溪通督脉，所以后溪可以治疗如颈椎病、落枕、急性腰扭伤，属督脉病变的病证，只要是急性的，自觉症状越重效果越好，有时候只需要一秒钟就能缓解。比如用后溪来治疗急性腰扭伤正中间痛，属督脉病变的，一针扎上去，嘱其活动腰部，大多数患者疼痛可马上缓解。治疗落枕也是，扎上针之后，嘱其活动颈部，症状也可以马上缓解。

7. 足太阳膀胱经

起于目内眦（睛明穴）向上到达额部，左右交会于头顶部（百会穴）。百会为诸阳之会。

分支：从头顶部分出，到耳上角处的头侧部。

直行者：从头顶部分出，向后行至枕骨处，进入颅腔，络脑，回出后下行到项部天柱穴（天柱穴是治疗颈椎的必选穴位），下行交于大椎穴，再分左右沿肩胛内侧，脊柱两旁（脊柱正中线旁开 1.5 寸），下行，到达腰部（肾俞穴），进入脊柱两旁的肌肉，深入体腔，络肾，属膀胱。

分支：从腰部分出，沿脊柱两旁下行，穿过臀部，从大腿后侧外缘下行至腘窝中（委中穴）。

分支：从项部（天柱穴）分出下行，经肩胛内侧，从附分穴挟脊（脊柱正中线旁开 3 寸）下行而至髀枢（髋关节、当环跳穴处），经大腿后侧至腘窝中，与前一支脉会合，然后下行穿过腓肠肌，出走于足外踝后，沿足背外侧缘至小趾外侧端（至阴穴），交于足少阴肾经。

足太阳膀胱经的穴位特别多，每一个背俞穴的特定穴都在足太阳膀胱经上，如肺俞、心俞、肝俞、脾俞、肾俞、胆俞、胃俞、大肠俞、小肠俞等。治疗太阳头痛的经络理论就是以足太阳膀胱经的经络循行部位特点为依据，如治疗太阳头痛的特效穴（昆仑、束骨）都在脚上，上病取下，一针见效。

8. 足少阴肾经

起于足小指下，斜行于足心（涌泉穴），出行于舟骨粗隆之下，沿内踝后，分出进入足跟部，向上沿小腿内侧后缘至腘窝内侧，上股内侧后缘入脊内（长强穴），穿过脊柱至腰部，属肾，络膀胱。

直行者：从肾上行，穿过肝和膈肌，进入肺，沿喉咙到舌根两旁。

分支：从肺中分出，络心，注入胸中，交于手厥阴心包经。

因肾经"入肺沿喉咙"，故取肾经上的穴位可以治疗咽喉部位的疾病，我深有体会。去年冬季，我和王家祥老师一起去北京讲课，由于南北方温差特别大，我就感冒了。可能是受寒之后，寒气积于喉咙，声音嘶哑，完全说不出话来。王家祥老师（他的特长是手法）就给我循足少阴肾经点穴拨筋，当时重点按摩了在脚上的太溪、复溜等穴位，只用了手法治疗就立竿见影。几分钟后，我就能说出话来。这就验证了足少阴肾经"直行者：从肾上行，穿过肝和膈肌，进入肺，沿喉咙，到舌根两旁"对我们临床的指导意义。所以说，若不懂经络走向，如何知道在足少阴肾经上点穴就能当场解决声音嘶哑的问题呢？

9. 手厥阴心包经

起于胸中，出属心包络，向下穿过膈肌，依次络于上、中、下三焦。

分支：从胸中分出，沿胸浅出胁部，当腋下三寸处（天池穴）向上至腋窝下，沿上肢内侧中线入肘，过腕部，入掌中（劳宫穴），沿中指桡侧，出中指桡侧端（中冲穴）。

分支：从掌中分出，沿无名指出尺侧端（关冲穴）交于手少阳三焦经。

手厥阴心包经的重点是内关穴，内关为络穴，八脉交会穴，通阴维脉，别名叫阴维穴。它能治疗心悸、胸痛、胸闷、胃痛、呕吐、呃逆、失眠、多梦、癫狂等。关于内关穴治疗胸痛和呃逆，临床中我用了很多，常立竿见影。有一次，有个患者说他呃逆了很久，我顺手就把他的手拿过来，强刺激按了一下内关穴，他说："我这个怎么治疗啊，医生？"话还没说完他就不呃逆了。我说："我已经给你治好了。"他反应过来说："对呀！我怎么现在不呃逆了？"我说："我刚才按了你的内关穴，强刺激，好像是在给你拿脉，其实我是顺手重按了一下你的内关穴，这就是治疗。"当然，我们用内关治疗失眠、多梦的时候，配大陵、神门、四神聪、百会、神庭、三阴交效果会更好。

手厥阴心包经还有一个比较常用的是劳宫穴，它泄热作用比较强，刺激劳宫治疗口臭有特效。另外，我们通过合谷透劳宫、后溪透劳宫来治疗与合谷劳宫、后溪劳宫相关的一些疾病有很好的疗效。比如用合谷透劳宫，来治疗中风偏瘫的后遗症，用后溪透劳宫治疗颈椎病，急性腰扭伤等。

10. 手少阳三焦经

起于无名指尺侧端（关冲穴），向上沿无名指尺侧至手腕背面，上行前臂外侧尺、桡骨之间，过肘尖，沿上肢外侧向上至肩部，向前行入缺盆，布于膻中、散络心包，穿过膈肌，依次属上、中、下三焦。

分支：从膻中分出，上行出缺盆，至肩部，左右交会于大椎，分开上行至项部，沿耳后（翳风穴），直上出耳上角，然后屈曲向下经面颊部至目眶下。

分支：从耳后分出，进入耳中，出走耳前，经上关穴前，在面颊部与前一支相交，至目外眦（瞳子髎穴）交于足少阳胆经。

外关穴是络穴、八脉交会穴、通阳维脉，跟内关穴一样都是络穴，"内关通阴维，外关通阳维"，外关是治疗偏头痛的特效穴。当然，支沟也能治疗偏头痛，脚上取足少阳胆经的足临泣也可以治疗偏头痛。外关配支沟、天井、肩井、臂臑能治疗瘰疬，也就是说它还有软坚散结、通络的作用。外关和支沟都可以治疗耳鸣耳聋。支沟穴是五腧穴的经穴，它能治疗便秘，和外关一样，能治疗偏头痛、胸胁痛。胸胁部可以理解为"不前不后，在中间，半表半里之少阳"，而少阳经上穴位的特点也是"半表半里，不前不后，刚好中间，此为少阳"。

11. 足少阳胆经

起于目外眦（瞳子髎穴），上至额角（颔厌穴）再向下到耳后（完骨穴），再折向上行，经额部至眉上（阳白穴），又向后折行至风池穴，沿颈下行至肩上，左右交会于大椎穴，分开前行入缺盆。

分支：从耳后完骨穴分出，经翳风穴进入耳中，出走于耳前，过听宫穴至目外眦后方。

分支：从目外眦分出，下行至下颌部的大迎穴处，同手少阳经分布于面颊部的支脉相合，复行至目眶下，再向下经过下颌角部，下行至颈部，经颈前人迎穴旁，与前脉会合于缺盆。然后下行进入胸腔，穿过膈肌，络肝，属胆，沿胁里浅出气街，绕毛际，横向至髋关节（环跳穴）处。

直行者：从缺盆下行至腋，沿侧胸，过季胁，下行至髋关节处与前脉会合，再向下沿大腿外侧，膝关节外缘，行至腓骨前面，直下至腓骨下端（绝骨穴，也就是悬钟穴），浅出外踝之前，沿足背下行，出于足第四指外侧端（窍阴穴）。

分支：从足背（临泣穴）分出，前行出足大趾外侧端，折回穿过爪甲，分布于足大趾爪甲后丛毛处，交于足厥阴肝经。

人体的头部和足部都有临泣穴、窍阴穴，在头上的是头临泣、头窍阴，在脚上的是足临泣、足窍阴。

阳陵泉穴是足少阳胆经的合穴、胆下合穴、八会穴、筋会。因为阳陵泉为筋会，所以凡是与筋相关的疾病都可以刺阳陵泉来治疗，它还可以治疗口苦、胁痛、呕吐、吞酸等。临床治疗中以太冲配阳陵泉有点类似于龙胆泻肝汤、小柴胡汤、柴胡疏肝散等。

八会穴的髓会悬钟穴，也叫绝骨穴，因为它是髓会，所以我们用它来治疗与髓相关的病证，比如治颈椎病的时候可以取悬钟，治疗半身不遂也取悬钟。

12. 足厥阴肝经

起于足大趾爪甲后丛毛处，向上沿足背至内踝前一寸处（中封穴），向上沿胫骨内缘，在内踝上八寸处交出足太阴脾经之后，上行过膝内侧，沿大腿内侧中线进入阴毛中，绕阴器，至小腹，挟胃两旁，属肝，络胆，向上穿过膈肌，分布于胁肋部，沿喉咙的后边，向上进入鼻咽部，上行连接目系，出于额，上行与督脉会于头顶部。

分支：从目系分出，下行颊里，环绕口唇的里边。

分支：从肝分出，穿过膈肌，向上注入肺，交于手太阴肺经。

关于"沿大腿内侧中线，进入阴毛中，绕阴器，至小腹"中的"绕阴器"特别重要，在临床上，常根据足厥阴肝经循行来治疗阴部疾病，比如肝寒疝气用暖肝煎、天台乌药散、橘核丸等。换而言之，小腹部、阴部的疾病大多与足厥阴肝经相关，如足厥阴肝经的第一个穴位大敦穴，也是它的五腧穴的井穴，可以用来治疝气、睾丸肿痛、前阴病、前阴痛（前阴指生殖器，后阴指肛门）、少腹疼痛、遗尿、癃闭、月经不调、阴挺（子宫脱垂），重点是治疗前阴病。当然，肝经受寒所引起的疝气，只灸大敦就可以治疗。如果是肝经有寒引起的痛经，灸大敦也能缓解症状。如果是由实证引起的癃闭、淋证，则在大敦点刺放血效果非常好。治疗由于虚证引起的子宫脱垂，仍然是灸大敦来施治。

足厥阴肝经另外一个非常重要的穴位，是五输穴之肝经的原穴太冲，它是息肝风的要穴，治疗肝阳上亢引起的头昏、头胀、目赤等证（类似于西医的高血压）我们用太冲；肝气不舒引起的胁痛用太冲；黄疸、胁痛、腹胀、呃逆用太冲；治疗前阴病、小腹部的病，比如遗尿、疝气、前阴痛、月经不调、癃闭，仍然可以用太冲；对于肝火上炎引起的目赤肿痛、咽干、喉咙痛还可以用太冲。另外在儿科上，太冲能治小儿惊风。

肝经上另外两个比较重要的穴位是章门穴、期门穴。章门为脾的募穴，八会穴之脏会，足厥阴肝经、足少阳胆经的交会穴，它能治疗腹痛、腹胀、肠鸣、呕吐、胁痛、痞块、黄疸。期门穴，肝的募穴，为足厥阴肝经、足太阴脾经、阴维脉的交会穴。它能治疗胁下聚积、气喘、呃逆、胸胁胀痛、呕吐、腹胀、腹泻，也就是说它也能治疗肝硬化。有一些民间方法，就是用药物敷贴在期门或章门来治疗肝硬化、肝癌，当然，不是每一个都能治愈，至少有成功的例子，可能是证型不一样，操作方法不一样等。

第三节　奇经八脉

奇经八脉是督脉、任脉、冲脉、带脉、阴跷脉、阳跷脉、阴维脉、阳维脉的总称。奇经是与正经相对而言，由于其分布不如十二经脉那样有规律，与五脏六腑没有直接的属络关系，相互之间也没有表里关系，有异于十二正经，故曰"奇经"，又因其数有八故曰"奇经八脉"。奇经八脉的内容最早散见于《内经》，而奇经八脉这一名称，则首见于《难经》。奇经八脉与五脏六腑没有什么直接的关系，除了督脉有络肾、贯心的说法，与心、肾有一定的联系，但不是属于直接络属（直接属络）关系。

一、奇经八脉的主要生理功能

由于奇经八脉纵横交错于十二经脉之间，根据它们的分布特点，它具有以下三个方面的生理功能：第一，密切十二经脉的联系；第二，调节十二经脉的气血；第三，与某些脏腑关系密切。我们分别对这三个方面进行阐述。

（一）密切十二经脉的联系

奇经八脉在循行分布的过程中，不但与十二经脉交叉相接，加强十二经脉之间的联系，补充十二经脉在循行分布上的不足，而且对十二经脉的联系还起到分类组合及统领作用。如督脉与手足六阳经交会于大椎而称"阳脉之海"，统率诸阳经；任脉与足三阴经交会于脐

下关元穴，足三阴经又接手三阴经，所以任脉因联系手足六阴经而称
"阴脉之海"，统领诸阴经。一个是阳脉之海，一个是阴脉之海。阳脉
之海和阴脉之海在考试中经常考到，但是特别简单，你只要记住阳脉
之海是督脉、阴脉之海是任脉就可以了。另外，任脉与足三阴经交会
于脐下关元穴，所以说关元穴外号叫"四阴交"。三阴交穴是足三阴
经的交会。冲脉通行上下前后、顺贯三阴三阳，有"十二经脉之海"
之称（这个考试时也会考到）。阳脉之海是督脉，阴脉之海是任脉，
十二经脉之海是冲脉，因为它通行上下前后，顺贯三阴三阳。带脉约
束纵行诸经，沟通腰腹部的经脉，所以他称为带脉。阳维脉维络诸阳
经，联系所有阳经与督脉，阴维脉维络诸阴经，联络所有阴经与任脉
相会，这就是阴维脉阳维脉。阳跷脉、阴跷脉左右成对，有分主一身
左右阴阳之说。

（二）调节十二经脉气血

奇经八脉具有蓄溢和调节十二经气血的作用。当十二经脉气血满
溢时，则流入奇经八脉蓄以备用，当十二经脉气血不足时，奇经中所
蓄的气血则溢出给予补充，以保持十二经脉气血的相对恒定状态，有
利于维持机体生理功能。可见，奇经八脉对十二经气血的蓄溢和调节
是双向性的，既能蓄入也能溢出，故古人将奇经八脉对十二经脉的气
血调节比作湖泽与沟渠的蓄溢关系。

（三）与某些脏腑关系密切

奇经八脉虽然与脏腑没有直接的属络关系，但在循经分布过程中
与脑、髓、女子胞等奇恒之腑以及肾脏等有着密切的关系。比如，督
脉"入颅络脑"，"行脊中"，"络肾"；任、督、冲三脉同起于胞中，
相互交通等。任、督、冲三脉皆起胞中，同出会阴而异行，我们称为
"一源三歧"（考试时候可能会考到一源三歧）。"一源"是指三经都来

源起自于胞中，"同出会阴而异行"就是三经都是经会阴而出但各有各的循行路线，所以称为"一源三歧"。另外，清代著名医家、温病四大家之首叶天士在《临证指南医案》里面说："八脉利于肝肾。"他认为奇经八脉都与肝肾有关。当然，他这也是一家之言，仅供参考。

二、奇经八脉的循行部位和基本功能

（一）督脉

1. 循行部位

督脉起于胞中，下出会阴，沿脊柱里面上行，至项后风府穴处进入颅内，络脑，并由项沿头部正中线，经头顶、额部、鼻部、上唇，到上唇系带处。

分支：从脊柱里面分出，络肾。

分支：从小腹内分出，直上贯脐中央，上贯心到喉部，向上到下颌部，环绕口唇，再向上到两眼下部的中央。

有必要说明一下，教材上说的督脉循行部位主要是采用了《难经》结合《内经》的说法，《针灸甲乙经》《奇经八脉考》，以及其他的一些古籍上的论述同我们教材上的略有差异。督脉的循行有几条分支，那么它存在一些交会穴与其他经的交会，我们在这里把与其他经的交会做一个小的总结。督脉与任脉的交会穴在会阴穴，与足太阳膀胱经交会于会阳穴、风门穴。手太阳小肠经的后溪穴可以通督脉，这个我已经讲了多次了，后溪能够治疗颈椎病、落枕、属督脉病变的腰疼等。

2. 基本功能

"督"有总督、督管、统率之意，督脉的生理功能主要为调节阳经气血；反映脑、髓和肾的功能。

（1）调节阳经的气血，为阳脉之海。督脉循行于背部正中，其脉多次与手足三阳经、阳维脉相交会，如督脉与手足三阳经会于大椎；与足太阳经会于百会、脑户；与阳维脉会于风府、哑门。所以督脉对全身阳经气血起调节作用，为"阳脉之海"。

（2）反映脑、髓和肾的功能。督脉有分支"络肾"，"上贯心"与肾、心有密切的关系；行于脊里与脑、髓有密切联系。《素问·骨空论》说："督脉为病，脊强反折。"《难经·二十九难》说："督之为病，脊强而厥。""脊强"和"厥"是脊髓和神的病变，皆归督脉。肾为先天之本，主生殖，所以历代医家多认为精冷不孕等生殖系统疾患与督脉相关，常以补督脉法治之。这里的精冷不孕应该是包含两个方面，一个是宫寒不孕，一个是精冷不育。男性叫不育，女性叫不孕，无论是宫寒不孕，还是精冷不育，总归为肾阳亏损，肾阳虚。为什么医家认为宫寒不孕、精冷不育与督脉有关呢？因为督脉为阳脉之海，补督脉很多时候我们认为跟补肾阳有异曲同工之妙。另外，命门穴就在督脉上，命门学说又有两肾之间为命门的说法。所以说督脉与肾是有很大关联的。另外，督脉在整个背部循行，在脊柱之上循行，脊柱属骨，而骨又属肾管，"肾主骨，腰为肾之府，开窍于耳及二阴，其华在发"，这是《内经》上说的。对于宫寒不孕、精冷不育，我们可以取命门穴加灸进行治疗，甚至用这一个穴位都可以起到效果。灸命门可以说是一种补督脉的治法，也可以说是一种补肾阳的治法。当然，如果我们再配一下其他的穴位，那效果更好。我们配上膀胱经双侧的肾俞加灸、任脉上的四阴交（四阴交就是关元），效果更好，我们这里举这个例子是为了强调补督脉、温补督脉、温补命门穴其实就是温补肾阳来治疗精冷不育和宫寒不孕。以此类推，不仅仅是对于精冷不育和宫寒不孕，对于肾阳虚引起的腰痛、尿频、手脚冰凉等，我们都可以通过补督脉、灸命门的方法达到治疗的效果。

（二）任脉

1. 循行部位

任脉起于胞中，下出会阴，沿阴阜，经腹部和胸部正中线上行，至咽喉，上行至下颌部，环绕口唇，沿面颊，分行至目眶下。

分支：由胞中别出，与冲脉相并，行与脊柱前。

有必要说明一下的是，本书所讲的任脉的循行并没有包含历代所有医家的观点，也就是说，任脉的循行部位跟督脉的一样是有争议的，我们只是采用了大部分人认为的观点。

2. 基本功能

在讲基本功能之前，我们还是把任脉的一些交会穴提一提，任脉与足阳明胃经交会于承泣穴，手太阴肺经的络穴列缺通任脉。任脉的基本功能是"任"，有担任、妊养之意。任脉的主要生理功能：第一，调节阴经气血，为"阴脉之海"；第二，任主胞胎。

（1）调节阴经气血，为阴脉之海。任脉能沟通阴经，调节阴经气血。任脉循行于腹面正中线，其脉多次与足三阴经及阴维脉交会。如任脉与足三阴会于中极、关元；与足厥阴会于曲骨；与足太阴会于下脘；与手太阴会与上脘；与阴维脉交会于廉泉、天突等。

任脉能调节阴经气血，故称"阴脉之海"。由于任脉在全身阴脉当中十分重要，所以治疗虚劳证属于阴虚，或者是久病，多用滋阴、填精、潜阳之品，以达到静摄任阴的目的，往往可取得非常好的效果。为了更好地加以佐证，举叶天士《临证指南医案·崩漏篇》的一个医案，叫"奇脉阴虚风阳动·崩漏"，病情大概是"某女，经漏三年，诊色脉俱夺，面浮跗肿，肌乏华色，纳谷日减，便坚不爽"。叶天士开的方是"龟甲、鹿角霜、真阿胶、柏子霜、生牡蛎、锁阳（另煎）、人参汤"。他是这么解释的："鹿性阳，入督脉。"鹿角霜也好，鹿茸也好，它们能补肾阳，我刚才也说过了，其实入督脉的药大部分都能补肾阳。"龟体阴，走任脉。"就是龟甲，这个龟甲是潜阳类药，滋阴潜阳，静摄任阴。"阿胶得济水沉伏，味咸色黑，息肝风，养肾水；牡蛎去湿消肿，咸固下。"仲景云："病人腰以下肿者牡蛎泽泻汤，锁阳固下焦之阳气，乃治八脉之大意。"所以说，我们学习奇经八脉，不仅仅为以后学习针灸学服务，在临床当中如果把经络理论融入用药上，能将辨证用药水平提升一个高度。如果从藏象学说、脏腑辨证角度去理解，龟板、鳖甲能潜阳，鹿茸、鹿角胶能补肾阳；若从奇经八脉理论理解，我们说它一个入督脉，一个走任脉。鹿性阳，走督脉，龟体阴，走任脉，那么这个方子就调补任脉、督脉的药都有了。通过这个方子，我们可以看到奇经八脉与脏腑的关系、奇经八脉与生理的关系、奇经八脉与药物学的关系。

（2）任主胞胎：任脉起于胞中，与女子月经来潮及妊养生殖功能有关。正如《太平圣惠方》所说："夫任者，妊也，此是人之生养之本。"这句话来自于《难经集注·二十八难》，而这句话最早是杨玄超所说，《难经集注》只是把一些医家之言集在一起了，他的来源和根据是《素问》，《素问·上古天真论》里说："女子二七而天癸至，任脉通，太冲脉盛，月事以时下，故有子……七七任脉虚，太冲脉衰少，天癸竭，地道不通故形坏而无子也。"这段文字说明，任冲二脉皆起于胞中，上循脊里，为经络之海，只有当冲任二脉之气血旺盛而通调时，气血方能下注胞中或泄出为月经或养胚胎为妊娠，如果冲任二脉虚衰而不通畅，气血不下注胞宫则精绝而无子。而冲任之所以通顺必须是天癸促进的，天癸之所以产生，全赖肾中精气之旺盛，所以说肾中精气是月经与生育能力之根本，肾气盛则天癸至，天癸促使冲任二脉气血旺盛与畅通，二脉之血下注胞宫，女子才有月经并具备怀孕之功能，所以《医宗金鉴·妇科心法要诀》里说："女子不孕之故，由伤其任、冲也……若为三因之邪伤其冲任之脉，则有月经不调、赤白带下、经漏、经崩等病生焉。"所以中医治疗月经病、不孕症，大多以调理冲任二脉为要务。

任脉、督脉，是奇经八脉里面有穴位记载的经脉，所以任脉和督脉再加十二经，合称十四经。

（三）冲脉

1. 循行部位

冲脉起于胞中，下出会阴，从气街（在中医中有三处代指，一是"气街理论"之气街，是指经气纵横汇通的共同道路；二是气冲穴的别名；三是指气冲穴的体表部位，腹股沟动脉搏动处）部起与足少阴经相并，挟脐上行，散布于胸中，再向上行，经喉，环绕口唇，到目眶下。

分支 1：从少腹输出于肾下，浅出气街，沿大腿内侧进入腘窝，再沿胫骨内缘，下到足底。

分支 2：从内踝后分出，向前斜入足背，进入大趾。

分支 3：从胞中分出，向后与督脉相通，上行于脊柱内。

关于冲脉的循行部位，我们是总结了《素问·骨空论》《灵枢·五音五味》《灵枢·逆顺肥瘦》《灵枢·动输》以及《难经·二十八难》《十四经发挥》《针经》等著作的描述，概括而成。关于其基本功能的论述也是来源于刚才提到的这些古籍。

2. 基本功能

"冲"有要冲、要道的意思。《说文》："冲，通道也。"《集韵》："冲，要也。"意思是说本经为十二经气血通行之要冲。冲脉的主要生理功能，我们把它概括为以下两大方面：第一，调节十二经气血；第二，与女子月经及孕育功能有关。

（1）调节十二经气血。冲脉，循行上至头，下至足，后行于背，前布于胸腹，可谓贯穿全身，分布广泛。为一生气血之要冲，故能"通受十二经之气血"。且上行者，行于脊内渗诸阳；下行者，行于下肢渗诸阴，能容纳和调节十二经脉及五脏六腑之气血，故有"十二经脉之海"和"五脏六腑之海"之称。当然，这个"十二经脉之海"和"五脏六腑之海"考试经常考到。"十二经脉之海"来源于《灵枢·动输》，"五脏六腑之海"来自《灵枢·逆顺肥瘦》。

（2）与女子月经及孕育功能有关。女子月经来潮，皆以血为基础，冲脉起于胞中，又称为"血海"（这个也会考到），来源于《灵枢·海论》。因此，女子月经来潮及妊娠与冲脉盛衰密切相关。冲、任脉气血旺盛下注于胞中，或泄出为月经，或妊娠时以养胎，若冲、任脉气血不足和通行不利，则会发生月经不调或者不孕。比如《医宗金鉴·妇科心法要诀》里说："女子不孕之故，由伤其任、冲也……若为三因之邪伤其冲任之脉，则有月经不调、赤白带下、经漏、经崩等病生焉。"因此临床上治疗月经病、不孕症，大多以调理冲任二脉为要。

（四）带脉

1. 循行部位

带脉起于季肋，斜向下行到带脉穴，绕身一周，"束带而前垂"，环行于腰腹部。并于带脉穴处再向前下方，沿髂骨上缘斜行到少腹。

2. 基本功能

"带"，腰带、束带之意，引申为约束。《广雅》说："带，束也。"那么带脉的主要生理功能为约束纵行诸经和主司妇女带下两个方面。

（1）约束纵行诸经。十二正经与奇经中的其余七脉均为上下纵行，唯有带脉环腰一周，有总束诸脉的作用。如《太平圣惠方·辨奇经八脉法》说："夫带者，言束也，言总束诸脉，使得条柔也。"说明带脉约束纵行诸经，以调节脉气，使之通畅。

（2）主司妇女带下。因带脉亏虚，不能约束经脉，多见妇女带下量多，甚至腰酸无力。故《傅青主女科》说："夫带下俱是湿证，而以带名者，因带脉不能约束而有此病。"这是从奇经八脉角度讲带下。在脏腑辨证中，带下多为脾虚。脾虚，湿气过重，湿气下注可以形成带下，还有一些带下是湿热的，湿热下注形成带下，多见黄带，肝火引起带下是红带，表现不尽相同，但我们从奇经八脉这个角度来讲，是因带脉不能约束而产生此病。

我们有必要说明一下带脉的循行部位。《内经》没有具体的描述带脉的循行部位，只在《灵枢·经别》中阐述足少阴经的循行路线时，间接地提到了带脉在背部的位置，是在十四椎。中医对背部椎体计数是从第一胸椎算起的，十四椎就是第二腰椎。原文是这样说的："足少阴之正至腘中，别走太阳而合，上至肾，当十四椎出属带脉。"而在《难经·二十八难》说："带脉者起于季肋，回身一周。"后世论带脉者均从之，只是把循行部位描述得更具体一些而已。比如滑寿在《十四经发挥》说："带脉者起于季肋，回身一周……其脉气所发，在季肋下一寸八分，正名带脉，以其回身一周如带也，又与足少阳会于维道，此带脉所发，凡四穴。"李时珍在《奇经八脉考》里说："带脉者，起于季肋足厥阴之章门穴，同足少阳循带脉穴……围身一周，如束带然。又与足少阳会于五枢下三寸、维道……"说白了《内经》只是提出了带脉的名字，以及说了"当十四椎出属带脉"这一句话，《难经·二十八难》也仅仅是说"起于季肋，回身一周"，后世医家加以发挥、补充，才有了我们今天教材上带脉的循行部位。

（五）阴跷脉和阳跷脉

1. 循行部位

阴跷脉起于内踝下足少阴肾经的照海穴，沿内踝后直上小腿、大腿内侧，经前阴，沿腹、胸进入缺盆，出行于人迎穴之前，经鼻旁，到目内眦，与手足太阳经、阳跷脉会合。

阳跷脉起于外踝下足太阳膀胱经的申脉穴，没外踝后上行，经小腿、大腿外侧，再向上经腹、胸侧面与肩部，由颈外侧上挟口角，到达目内眦，与手足太阳经、阴跷脉会合，再上行进入发际，向下到达耳后，与足少阳胆经会合于项后。

请大家注意，阴跷脉起于内踝下足少阴肾经的照海穴，阳跷脉起于外踝下足太阳膀胱经的申脉穴。大家注意照海穴和申脉穴这对穴，一个是肾经，一个膀胱经，补照海、泻申脉可以治疗失眠，反之补申脉、泻照海可以治疗嗜睡，这里就不多说了，讲具体经络穴位再重点讲。大家把看过循行部位之后发现它到哪里呢？到目内眦。阳跷脉呢？也到达目内眦。它们的循行部位跟它们的基本功能是密切相关的。

2. 基本功能

跷，有轻捷矫健之意，跷脉的主要生理功能为：第一，主司下肢运动，因为它的循行起于小腿；第二，司眼睑开合。它为什么可以司眼睑的开合？因为他们都到达了目内眦。

（1）主司下肢运动。《太平圣惠方·辨奇经八脉法》说："夫跷脉者，捷疾也，言此脉是人行走之机要，动作之所由也，故曰跷脉也。"跷脉，起于足踝下，从下肢内、外侧分别上行头面，具有交通一身阴阳之气和调节肢体肌肉运动的功能，主要使下肢运动灵活跷捷。

（2）司眼睑开合。阴阳跷脉交会于目内眦。《灵枢·寒热病》曰："阴跷、阳跷，阴阳相交……交于目锐眦，阳气盛则瞋目，阴气盛则瞑目。"这说明什么问题？说明治疗失眠、不寐可以从阴、阳跷脉入手。所以跷脉有病则目不合。反之，如果目不合，就可以从跷脉上入手治疗。

我们这本书是按照李濒湖（时珍）《奇经八脉考》的阴跷脉和阳跷脉循行部位描述的。在《内经》里面，关于阴跷脉和阳跷脉的记载不是很详细，特别是阳跷脉，甚至没怎么写，经后世医家不断地补充，到《奇经八脉考》时趋于完善，后世医家基本遵循《奇经八脉考》关于阴跷脉和阳跷脉循行部位的说法，大家可以作为了解。奇经八脉，特别是任督二脉以后的一些脉，很多在《内经》或《难经》上的记载不够详细，都是后世医家推敲、补充上去的。

（六）阴维脉和阳维脉

1. 循行部位

阴维脉和阴维脉起于小腿内侧足三阴经交会之处，沿下肢内侧上行至腹部与足太阴脾经同行，到胁部与足厥阴肝经相合，然后上行至咽喉，与任脉相会。

阳维脉起于外踝下，与足少阳胆经并行，沿下肢外侧向上，经躯干部后外侧，从腋后上肩，经颈部、耳后，前行到额部，分布于头侧及项后，与督脉会合。

2. 基本功能

这个"维"是维系、维络之意。维脉的主要生理功能是维系全身经脉。《难经集注·二十八难》说："阳维者，维络诸阳，起于诸阳会也；阴维者，维络诸阴，起于诸阴交也。"由于阴维脉在循行过程中与足三阴经相交会，并最后合于任脉；阳维脉在循行过程中与手足三阳经相交，最后合于督脉。因此阴维脉有维系联络全身阴经的作用，阳维脉有维系联络全身阳经的作用。

关于阴维脉和阳维脉的循行部位，我们主要参考了李时珍的《奇经八脉考》以及《圣济总录》，综合总结之。《素问·刺要论》里只是提到了维脉，《难经·二十八难》虽然也提到了阴维脉和阳维脉，只是说了它起于哪里，并没有说他的具体循行部位。在《圣济总录》里面明确说了他的循行部位，在李时珍的《奇经八脉考》里描述的更加详细，所以我们这本书中基本以《奇经八脉考》的描述为主，综合《圣济总录》的内容。

第四节 经别、别络、经筋、皮部、经别

一、经别

（一）六合

每一对相表里的经别组成一"合"。这样十二经别按手足三阴、三阳分成六对，称为"六合"。那么，接下来我们分别讲一下六合是哪六合。

经别，即别行的正经。十二经别，是从十二经别分出，深入躯体深部，循行于胸腹及头部的重要支脉。多分布于肘膝、脏腑、躯干颈项及头部。其循行分布特点可以用四个字概括：离、合、出、入。

那么我们就讲一下什么叫"离合出入"。

十二经别循行，多从四肢肘膝关节以上的部位别出，称为"离"；走入体腔脏腑深部，呈向心性循行，称为"入"；然后浅出体表，而上头面，称为"出"；阴经的经别合于相表里的阳经经别，然后一并注入六条阳经，称为"合"。

一"合"，足太阳与足少阴经别。

足太阳经别：从足太阳经脉的腘窝部分出，其中一条支脉在骶骨下五寸处别行进入肛门，上行归属膀胱，散布联络肾脏，沿脊柱两旁的肌肉到心脏后散布于心脏内；直行的一条支脉，从脊柱两旁的肌肉处继续上行，浅出项部，脉气仍注入足太阳膀胱经。

足少阴经别：从足少阴经脉的腘窝部分出，与足太阳的经别相合并行，上至肾，在十四椎（第二腰椎）处分出，归属带脉；直行的一条继续上行，系舌根，再浅出项部，脉气注入足太阳经的经别。

二合，足少阳与足厥阴经别。

足少阳经别：从足少阳经脉在大腿外侧循行部位分出，绕过大腿前侧，进入毛际，同足厥阴的经别会合，上行进入季胁之间，沿胸腔里，归属于胆，散布而上达肝脏，通过心脏，挟食道上行，浅出下颌、口旁，散布在面部，系目系，当目外眦部，脉气仍注入足少阳经。

足厥阴经别：从足厥阴经脉的足背上分出，上行至毛际与足少阳经经别合并并行。

三合，足阳明与足太阴经别。

足阳明经别：从足阳明经脉的大腿前面分出，进入腹腔里面，归属于胃，散布到脾脏，向上通过心脏，沿食道浅出口腔，上达鼻根及目眶下，返回联系目系，脉气仍注入足阳明本经。

足太阴经别：从足太阴经脉的骨内侧，分出后到大腿的前面，同足阳明的经别相合并行，向上，结于咽喉，贯通舌中。

四合，手太阳与手少阴经别。

手太阳经别：从手太阳经脉的肩关节部分出，向下入腋窝，行于心脏，联系小肠。

手少阴经别：从手少阴经脉的腋下两筋之间分出后，进入胸腔，归属于心脏，向上走到喉咙，浅出面部，在目内眦与手太阳经相合。

五合，手少阳与手厥阴经别。

手少阳经别：从手少阳经脉的头顶部分出，向下进入锁骨上窝，经过上、中、下三焦，散布于胸腑中。

手厥阴经别：从手厥阴经脉的腋下三寸处分出，进入胸腔，分别归属于上、中、下三焦，向上沿着喉咙，浅出于耳后，于乳突下同手少阳经会合。

六合，手阳明与手太阴经别。

手阳明经别：从手阳明经脉的肩髃穴分出，进入项后柱骨，向下者走向大肠，归属于肺；向上者，沿喉咙，浅出于锁骨上窝，脉气仍归属于手阳明本经。

手太阴经别：从手太阴经脉的渊腋处分出，行于手少阴经别之前，进入胸腔，走入肺脏，散布于大肠，向上浅出锁骨上窝，沿喉咙，合于手阳明经别。

（二）生理功能

十二经别的六合关系使体内一脏一腑的配合，以及阴阳表里两经在内心部分的联系更加密切。从十二经脉的走向，我们不难得出，阳经的经别在进入胸腑之后，都同其经脉所属络的脏腑发生联系，足三阳经别还都经过心而上循头部，手三阴的经别从腋部进入内脏后，都经过喉咙上达头面部。因为十二经别脉气分布范围较广，到达某些十二经脉所没有到达的部位，所以在生理、病理及治疗等方面都有一定的作用。它的主要生理功能大致有以下五个方面。

1. 加强十二经脉表里两经在体内的联系

十二经脉的阳经与阴经表里相合，经别加强了这种联系。主要表现于十二经别进入体腔后，表里两经的经别是相并而行的。浅出体表时，阴经经别又合入阳经经别，一起注入体表的阳经，加强了十二经脉在肢体表里之间的关系。十二经别进入胸腹腔后，大多数经别都循行于该经脉所属络的脏腑，尤其是阳经经别联系本经有关的脏与腑。比如，足少阳经别"属胆，散之肝"，足阳明经别"属胃，散之脾"等。使体内一脏一腑的配合以及阴阳表里两经在内行部分的联系更加密切。

2. 加强体表与体内、四肢与躯干的向心性联系

十二经别一般都是从十二经脉的四肢部分分出，进入体内后又都呈向心性运行，扩大经络的联系及加强由内向外的信息传递。

3. 加强了十二经脉和头面部的联系

十二经脉主要是六条阳经分布于头面部，而十二经别中不仅六条阳经的经别循行于头面部，六条阴经的经别亦上达头部。如足三阴经经别在合入阳经后上达头部；手三阴经经别均经喉咙，上头面。其中手太阴经别沿喉咙合入手阳明经别；手厥阴经别浅出耳后，与手少阳经合于完骨之下；手少阴经别浅出面部后与手太阳经别合于目内眦。因此加强了十二经脉与头面部的联系。

4. 扩大十二经脉的主治范围

十二经别使十二经脉的分布和联系更加广泛，从而扩大十二经脉的主治范围。比如，足太阳膀胱经并不到达肛门，但是，足太阳膀胱经的经别"别入于肛"，加强了足太阳经脉与肛门的联系，所以足太阳膀胱经的某些穴位，如承山、承筋等，可以治肛门疾病。又如足阳明胃经没有分布到心，而手少阴心经也没有到胃，但是，足阳明的经别"属于胃，散络于脾"，又"上通于心"，沟通了心与胃之间的联系。

5. 加强足三阴、足三阳经脉与心的联系

足三阴、足三阳的经别上行经过腹、胸，除加强表里联系外，又与心脏相联系。因此，对于分析脏腑与心的生理、病理联系有重要的意义。此外，为"心为五脏六腑之大主"理论提供了一定的经络学支持。

二、别络

别络，是络脉的主体，是从络脉分出的支脉，多行于人体的浅表部位。别络有十五条，即十二经脉各有一条，加上任脉、督脉的别络和脾之大络。另外，若再加胃之大络，也称十六别络。

别络是络脉中较为重要的部分，对全身无数细小的络脉起着主导作用。从别络分出的细小络脉称为"孙络"，分部在皮肤表面的络脉称为"浮络"。

十二经脉的别络在肘膝关节以下分出后，均走向相表里的经脉，与其络相通。如此则阴经的别络络于阳经，阳经的别络络于阴经，别络循行于四肢，或上行头面，进入躯干，虽然与内脏有某些联络，但均没有固定的属络关系。

关于十五别络的循行部位，首载于《灵枢·经脉》篇，而后世医家基本遵循《灵枢·经脉》的描述，本科教材也是这样的。

（一）循行

根据《灵枢·经脉》对于十五别络循行部位描述的原文，我们简要概括一下他们的循行部位。

手太阴之别，名曰列缺，起于腕上分间，并太阴之经，直入掌中散入鱼际……后取之去腕寸半，别走阳明也。手厥阴心包之别，名曰内关，去腕两寸，出于两经之间，循行于上，系于心包络、心系。

手少阴之别，名曰通里，去腕一寸半，别而上行……取之掌（腕）后一寸半，别走太阳也。

手太阳之别，名曰支正，上腕五寸，内注少阴，其别者，上走肘，络肩髃。

手阳明之别，名曰偏历，去腕三寸，别入太阴，其别者，上循臂，乘肩髃，上曲颊，偏齿，其别者入耳，合于宗脉。

手少阳之别，名曰外关，去腕两寸，外绕臂，注胸中，合心主。

足太阳之别，名曰飞扬，去踝七寸，别走少阴。

足少阳之别，名曰光明，去踝五寸，别走厥阴，下络足跗。

足阳明之别，名曰丰隆，去踝八寸，别走太阴，其别者，循胫骨外廉，上络头项，合诸经之气，下络喉嗌。

足太阴之别，名曰公孙，去本节之后一寸，别走阳明，其别者，入络肠胃。

足少阴之别，名曰大钟，当踝后绕跟，别走太阳，其别者，并经上走于心包下，外贯腰脊。

足厥阴之别，名曰蠡沟，去内踝五寸，别走少阳，其别者，循胫上睾，结于茎。

任脉之别，名曰尾翳，下鸠尾，散于腹。

督脉之别，名曰长强，挟膂上项，散头上，下当肩胛左右，别走太阳。

脾之大络，名曰大包，入渊腋下三寸，布胸胁。

别络及其循行部位的内容涉及了十五络穴。十五别络都有一个穴位，称为络穴，因为有十五个，所以叫十五络穴。

我们把这十五络穴总结一下：肺经络穴为列缺，大肠经络穴为偏历，胃经络穴为丰隆，脾经络穴为公孙，心经络穴为通里，小肠经络穴为支正，膀胱经络穴为飞扬，肾经络穴为大钟，心包经络穴为内关，三焦经络穴为外关，胆经络穴为光明，肝经络穴为蠡沟，脾之大络为大包，任脉络穴为鸠尾，督脉络穴为长强。

循行部位总结：四肢部阴经的络脉，走向相为表里的阳经；阳经的络脉，走向与相表里的阴经，加强了十二经中表里两经的联系，沟通了表里两经的经气，补充了十二经脉循行的不足。躯干部共有三条络脉，分部于身前、身后和身侧，也就是说，任脉的络脉散布于腹部；督脉的络脉循行于背部，散于头上，并别走足太阳经；而脾之大络，散布于胸胁部。如此就加强了人体前、后及侧面的联系。

（二）生理功能

别络的生理功能主要有三个方面：加强十二经脉表里两经在体表的联系；加强人体前、后、侧面的联系，统率其他络脉；渗灌气血以濡养全身。

1. 加强十二经脉表里两经在体表的联系

阴经的别络走向阳经，阳经的别络走向阴经。因而别络就有加强十二经脉表里两经在体表联系的作用。别络和经别都有加强表里两经联系的作用，但有一些区别，在以下四个方面。

（1）别络从四肢肘膝关节以下分出，大多分部于体表，虽然也有进入胸腹腔和内脏，但都没有固定的属络关系。而经别都从四肢肘膝关节以上分出，循行多深入到体腔内部，而后浅出体表。

（2）别络着重沟通体表的阳经和阴经，经别既能密切表里经在体内的沟通联系，又能加强其脏腑属络关系。

（3）别络和经别联系表里经的方式不相同。经别是借阴经经别会合于阳经经别，阴经归并于阳经的方式进行联系，突出了阳经的统率作用；别络则是阴经与阳经相互交通而联络。

（4）经别没有所属穴位，也没有所主病证；而别络有络穴，并有所主病证，在针刺选穴上，有特殊的意义。

2. 加强人体前、后、侧面的联系，统率其他络脉

十二经脉的别络，其脉气汇集于十二经的"络穴"；督脉的别络散布于背部，其脉气还散于头，别走太阳；任脉的别络散布于腹部；脾之大络散布于胸胁部。故别络可加强十二经脉及任、督二脉与躯体组织联系，尤其加强人体前、后、侧面的联系，并统率其他络脉以渗灌气血。

3. 渗灌气血以濡养全身

孙络、浮络等小络脉从别络等大的络脉分出后，呈网状扩散，密

布全身。循行于经脉中的气血通过别络的渗灌作用注入孙络、浮络，逐渐扩散到全身而起濡养作用。

（三）络穴

十二经脉各有一条络脉分出，分出的地方各有一个腧穴，称为"络穴"，再加上任脉、督脉和脾之大络的络穴，合起来络穴共有十五个。十二经脉的络穴分部于四肢肘膝关节以下，任脉的络穴（鸠尾）位于上腹部，督脉络穴（长强）位于尾底部，脾之大络（大包）位于胸胁部。

络穴的治疗作用主要表现在以下几个方面：

①络穴主治其络脉虚实的病证，比如手少阴心经的别络实，则胸中支满，虚则不能言语，都可以取其络穴（通里）进行治疗。

②络穴可沟通表里两经，因此不仅能够治疗本经疾病，也能治疗相表里经络的病证。比如手太阴肺经的络穴（列缺）既能治疗肺经的咳嗽、喘息，又能治疗相表里的手阳明大肠经的齿痛、头项强痛等（头项寻列缺）。

③凡有急性病证，特别是急性热证，刺络穴出血都可以收到良好的效果。如我临床中的一个病例，某年冬季，我给一个阳虚患者开了一剂药膏（俗语言"冬季进补，来年打虎"），让他一餐吃一小勺，结果他擅自加大剂量，每餐吃了三勺，吃了一段时间之后觉得整个头部发胀发热，好像有高血压一样，非常痛苦。这种情况下，他找到我，我只给他用了一个穴位，就是督脉上的络穴（长强），一针下去，放了一两滴血，很快就轻松了。这是因为补阳的药都易上火，他吃多了，所以出现流鼻血等火邪上攻的症状。督脉为阳脉之海，在督脉的络穴（长强）放一两滴血，很快就解决了。

④络穴在临床上既可以单独使用，也可与其相表里经的原穴相配，我们称为"原络配穴法"，因为我们今天讲的内容是络脉，原穴

就不讲太详细了，原络配穴我们以后在针灸学当中将会详细讲到。

总而言之，络穴是十五络脉从本经脉别出的一个穴位，十二经脉的络穴有沟通表里经脉和治疗表里经表病及里、里病及表，或者表里两经同病的见证；任脉、督脉及脾之大络的别络有通调躯干前、后、侧部营卫气血和治疗胸、腹、背腰及胁肋部病证的作用。

三、经筋

经筋是十二经脉之气结、聚、散、络于筋肉、关节的体系，又称"十二经筋"，受十二经脉气血的濡养和调节。

经筋多附于骨和关节，具有约束骨骼，主司关节运动的功能。如《素问·痿论》说："宗筋主束骨而利机关也。"除附于骨骼外，还满布于肢体和四肢的浅部，对脏腑与周身各部分组织能起到一定的保护作用。

由于十二经筋在中医基础理论里面不是重点，所以教材只用了一百来字概括了十二经筋，其实是远远不够的。我们就将经筋展开来讲一下。我们看一下《黄帝内经太素》这本书里关于十二经筋的论述。当然，最早提出十二经筋的是《灵枢·经筋》，我们待会儿会重点讲解。《黄帝内经太素》说："十二经筋与十二经脉俱禀三阴、三阳行于手足，故分为十二，但十二经脉主于血气，内营五脏六腑，外营头身四肢。十二经筋内行胸腹郭中，不入五脏六腑。脉有经脉、络脉；筋有大筋、小筋、膜筋。十二经筋起处与十二经脉流注并起于四末，然所起处有同有别，其有起维筋、缓筋等，皆是大筋别名。"关于十二经筋的循行部位，一直以来都是参照《灵枢·经筋》，因为《灵枢·经筋》详细论述了经筋的循行部位、证候，所以后世医家皆宗之。根据《灵枢·经筋》所述，经筋的分布一般都在浅部，从四肢末端走向头身，多结聚于关节和骨骼附近，有的进入胸腹腔，但不属络脏腑。我们现在将《灵枢·经筋》篇翻译过来，跟大家详细论述一下。

（一）足太阳膀胱经的经筋

足太阳膀胱经的筋，也就是足太阳膀胱经筋，起于足小趾，上行，并结聚于足外踝，再斜行向上结聚于膝关节部，循行于足跗下，沿足外踝的外侧，结聚于足跟，又迎足跟上行而结聚于膝腘（膝关节的腘）内。另行一条支筋，结聚于腿肚的外侧，上行进入腘窝的内侧缘，与前一支并行，上结于臀部，再上行经过脊柱两旁，至头颈部。由此分出的支筋，另行入内并结聚于舌根，其直行的支筋由项上行而结聚于枕骨，再至头顶，然后下至目上，结聚于鼻的两旁，由鼻分出的支经，像网络一样围绕而上，至眼泡，然后向下聚于颧骨处。又一支经由腋后外侧上行而结聚于肩髃穴；另一条支经由腋窝向上出于缺盆处，结聚于耳后完骨处；还有一条支筋由缺盆部另出斜行向上，趋于颧骨处。这段话详细说明了足太阳膀胱经的经筋。

由本经经筋所引起的病证有哪些表现呢？如足小踇趾及足跟疼痛，膝腘部挛急，脊柱反张，项筋发紧致肩不能完全抬举，腋部牵扯缺盆部辗转疼痛，肩部不能左右摆动。那么我们发挥一下，在临床中见到足跟痛，包括西医所认为的足跟骨质增生、颈椎病、肩周炎等，我们都可以归属于足太阳膀胱经的经筋病变。我们如何治疗呢？可以运用火针速刺疾出的方法，就是快进快出，针刺的次数以病情好转为度，以痛处作为针刺的穴位，就是以痛为腧，阿是点，《内经》将这种病称为仲春痹。

（二）足少阳胆经的经筋

接下来我们看一下足少阳胆经的经筋。足少阳胆经的经筋起于足无名趾端，上行而结聚于足外踝，并沿胫骨外侧向上结聚于膝部外缘。其支经另起于外辅骨，上行至髀部时分为两支，其行进于前面的结聚于伏兔之上，行在后面的结聚于尻部，直行经上行至肋下空软处。再至腋部的前缘，达胸旁乳部结聚于缺盆。又一支行经向上出于腋部，经过缺盆，行于足太阳经筋的前面，沿着耳后上抵额面，在头顶上相交，再下行到下颌部，然后又上结聚于颧部。另有一支支筋，结于眼的外角，为眼的外围。足少阳胆经的经筋有这么多支筋，它们的循行部位也即是如此，当然有些地方有些绕口。关于经筋图，大家可以查一查，把它标出来。

对一些疼痛的治疗，以针灸、手法、推拿为主的，十二经筋必须得掌握。这方面，王家祥师伯有非常高的造诣。足少阳胆经病变所发生的病证有以下表现：足无名指抽搐，牵引至膝外侧，膝关节僵直，膝窝里的筋拘急并牵引到前后的髀部和尻部，又向上牵至肋下的空软部，肋部疼痛，再向上牵引缺盆部、胸旁乳部、颈部等处，使所有连接的筋都感到拘急。如果左侧到右侧维络的筋拘急时，右眼就无法睁开，这是因为本筋上循而过头的右面与蹻脉并行。另外，左侧的筋与右侧的筋相连接，左侧的筋受伤，右脚就不能活动，这种现象称为"维筋相交"。治疗时应采用火针速刺疾出的方法，针刺的次数以病情好转为度，以痛处作为针刺的穴位，这种病我们称为孟春痹。

（三）足阳明胃经的经筋

好，我们接下来看一下足阳明胃经的经筋。足阳明胃经的经筋起于足中趾，结聚于足背，迎足背向外围斜行。上行于辅骨，结聚于膝外侧，再直上而结聚于髀枢，然后循胁部连属于脊柱；其直行的一条支筋向上于胫骨，结集于膝部；由此又分出的支筋在外辅骨处相结聚，并与足少阳经的经筋相合。其直行的筋上行于伏兔结于髀，在阴器相汇合，再向上散布于腹部，至缺盆部结聚，然后上行颈部挟口而行，至颧部汇合后又向下结聚于鼻部，上与足太阳经的经筋相合。足太阳经的经筋是上眼泡的纲网维，足阳明经的经筋是下眼泡的纲网维。它的支筋由颊部结聚于耳前。

本筋所发生的病变有哪些表现呢？足的中趾及胫部抽筋，足部震颤动，强硬不适，伏兔部转筋，髀前部肿，阴囊肿大，腹筋拘急并向上牵引缺盆及颊部，使口角突然歪斜。说白了面神经炎、面神经痉挛都可以在足阳明胃经的经筋上找到原因，找到治疗的部位。腹筋拘急，我们可以从足阳明经筋入手治疗，甚至阴囊肿大、伏兔部转筋等都可以从此入手。因受寒而引起筋的拘急就会令眼睛闭合，因受热而导致筋弛缓的，眼睛就无法张开。颊部的筋受寒就会使口张不开，面颊部的经筋受热就会使经筋弛缓舒张无力伸缩，以致口眼㖞斜。《内经》上说，治疗时可以用马油膏涂擦拘急的面部，用白酒调和桂末，涂抹弛缓的面颊，用桑钩钩住口角，再将桑木炭火放在地坑中，地坑深度要与患者坐的高度相等，然后用马脂温熨拘急的面颊，同时喝点儿酒，吃些烤肉之类的美味，不会喝酒的人呢也要喝一点儿，并在患处频频按摩。至于治疗患筋病的患者，采用火针快进快出的方法。这种病我们称为季春痹。

（四）足太阴脾经的经筋

我们看一下足太阴脾经的经筋。足太阴脾经的经筋，起于足大趾内侧的尖端，上行而结聚于内踝。其直行的一条支筋向上结聚于膝内的辅骨。在沿大腿内缘与髀部交接后，聚会于阴器又上行于腹部，在脐部相结聚。然后沿着腹里结聚于胁内，散布于胸中。其内部的支筋附着于脊柱。这个就简单一点。

本经筋所发生的病变有哪些表现呢？足大趾疼痛，牵引至内踝痛，或抽筋痛，膝内辅骨疼，大腿内侧及髀部痛，阴器像扭转一样拘紧疼痛，并向上牵引脐部和两胁作痛，甚至引起胸和两旁的脊内痛。治疗本病应采取火针，用速刺疾出法，这种病证叫作仲秋痹。

（五）足少阴肾经的经筋

我们看一下足少阴肾经的经筋。起于足小趾的下方，与足太阴脾经的经筋合并后，迎内踝骨的下方斜行，结聚于足跟，又与足太阳膀胱经的经筋相合，向上结聚于内辅骨下方，并在此与足太阴经筋合并，向上沿大腿内侧结聚于阴器，再沿脊内夹脊柱骨上行至项部，结聚于枕骨，与足太阳膀胱经的经筋相合。

本经筋所发生的病证主要为足下转筋，且本经筋所经过之处都疼痛，表现为抽筋。病在足少阴经筋，以痛证、拘急、筋症为主要症状。以背为阳，以腹为阴的话，患阳病则项背强拘急，腰向后反折，而身体不能前俯；患阴病则腹部拘急，身体就不能后仰。治疗本病时，应采用火针快进快出的方法，针刺的次数以见效为度。并可在胸腹内用熨法、导引、汤药来治疗。如转筋发生的次数过多，而病情危重的，那就是不治之症。这种病我们称为孟秋痹。我们可以看出足少阴肾经的经筋病，如果为阳病的话用针刺，如果为阴病的话，针刺不一定有好的效果，可以用导引、汤药、熨法等非针刺方法。

（六）足厥阴肝经的经筋

好，我们看一下足厥阴肝经的经筋。起于足大趾上，上行结聚于内踝之前，再上行于胫骨与膝内辅骨的前方，然后由大腿内侧结聚于阴器，与其他经筋相联络。

本经筋所发生的病证为足大趾疼痛，牵引内踝前疼痛，内辅骨痛，大腿内侧痛，并且抽搐，前阴功能障碍，如伤于房事就会导致阳痿、早泄，伤于寒邪，则阴器缩入；伤于热则阴器挺长不收。说白了，伤于房事，就是房劳过度，性生活过多，会导致阳痿。伤于寒邪，则阴器缩入，甚至还会引起寒疝疝气。这个时候我们可以灸足厥阴肝经的大敦治疗。如果用药的话可以用暖肝煎、天台乌药散、橘核丸等，也可以用针灸治疗，《灵枢》运用的就是针刺。治疗本病应该行使厥阴之气，如属抽筋疼痛之类的病证就可以用火针，快进快出，这种病我们称为季秋痹。注意抽筋疼痛之类的用火针，但是非疼痛性的，比如说阳痿，寒邪入里导致的阴器缩入就不用火针了，用汤药或者是灸法。

（七）手太阳小肠经的经筋

我们看一下手太阳小肠经经筋。起于手小拇指上方，结聚于腕背，沿前臂内侧上行，结于肘内高骨（肱骨内上踝）后方，如用手指弹拨此处的筋，小指就会有酸麻的感觉，再上行入内结于腋下，其分支筋向后走腋后侧缘，向上绕过肩胛，沿颈旁出于足太阳经筋之前，结于耳后乳突完骨处，由此处分出的支筋入耳中；其直行的筋，于耳上出，向下结于下颌，上行连属眼外角。

本经筋所发生的病证表现为手小拇指疼痛，牵引肘内侧高骨疼痛，沿臂的内侧至腋下后侧疼痛，肩胛周围及颈部疼痛，并引起耳中鸣痛，牵引额部也痛，眼睛无法睁开，要过许久才能看到东西，若颈筋拘急过胜就会导致筋痿、颈肿。颈部受寒热之气而发病的，用火针快进快出，针刺的次数以见效为度，以痛处作为针刺的穴位。如果针刺后，肿仍不消除，再用锐利的针刺激继续治疗。这种病称为仲夏痹。这种病还是用火针，治疗经筋疾病的，疼痛或者拘急、挛拘啊，都是以火针快进快出，方法简单，就是以痛为输。

（八）手少阳三焦经的经筋

我们现在看一下手少阳三焦经经筋。起于手的无名指之端，结于手腕部，向上沿前臂结于肘部，向上绕臑部的外侧，进至肩部然后至颈部，与手太阳小肠经筋相合。其支筋由曲颊部深入，系于舌根；另一支筋上走曲牙处，沿耳前，连属于眼外角，向上经过额部而结于额角。

本经之筋所发生的病证有在经筋所过之处出现疼痛、抽搐、转筋、舌卷。治疗时，用火针快进快出的方法，针刺的次数以见效为度，以痛为腧，这种病称为季夏痹。

（九）手阳明大肠经的经筋

我们看一下手阳明大肠经的经筋。起于食指之端，结于腕部，沿臂上行，结于肘部外侧，又上行经过臑部而结于肩髃；由此分出的支筋绕过肩胛，挟脊柱两侧而行。其直行之筋，从肩髃上行至颈部。出手太阳小肠经的经筋前方，再上行至左额角，络于头部，下行到右颔。另一条支筋，上行颊部，而结于颧骨部。

本经之筋所发生的病证有本经筋所经过部位出现疼痛、抽筋，肩不能举，脖子不能左右顾盼。治疗时，应采取火针以快进快出的方法，针刺的次数以见效为度，以痛为腧，这种病称为孟夏痹。这里出现的疼痛、肩不能举齐，可以考虑是颈椎病、落枕、肩周炎的临床表现。

（十）手太阴肺经的经筋

手太阴肺经之筋，起于手大指的上端，沿指上行，结于鱼际之后，又从寸口外侧沿臂上行，结于肘中，上行臑部内侧，入于腋下，上出缺盆，结于肩髃前方，再上结于缺盆，下行于胸里，分散贯穿贲门下面，与手厥阴经的经筋相合，下行直抵季肋。

本经之筋所发生的病证有在它循行经过的部位出现抽搐、疼痛，严重时发展成息贲症（息贲症是五脏积病之一，因肺气积于胁下，喘息上喷而得名。症状为恶寒、发热、右胁痛、背痛、呃逆等）胁下拘急、吐血。治疗时应采取火针快进快出的方法，针刺的次数以见效为度，以痛为腧，这种病称为仲冬痹。

（十一）手厥阴心包络经的经筋

手厥阴心包络经之筋，起于中指之端，与手太阴肺经之筋并行，结于肘内侧，上行臂内侧，结于腋下，下行分散前后而夹胁肋。从胁下分出的支筋，入于腋下，散布于胸中，结于贲门。

本经之筋所发生的病证有在其经过的部位出现抽筋，胸痛，成为息贲症。治疗时应采取火针快进快出的方法，针刺的次数以见效为度，以痛为腧，这种病称为孟冬痹。

（十二）手少阴心经的经筋

手少阴心经之筋，起于手小指的内侧，结聚于高骨，上行结于肘部内侧，再上行入于腋下，与手太阴肺经之筋交叉，伏行于乳里，结于胸中，沿着贲门，向下与脐部相连。

本经之筋所发的病证为胸内拘急，心下有积块，坚积而成伏梁（伏梁是五脏积病之一，起于心经气血凝滞，久治不愈，以致脐旁和脐上凸起如手臂之物如梁，伏而不动，即称伏梁）。本筋是肘部屈伸的纲维，经过的部位有抽筋、疼痛的症状。治疗时应采取火针快进快出的方法，针刺的次数以见效为度，以痛为腧，如果已成伏梁病而吐脓血的，是不可治的死症。这种病称为季冬痹。

凡是经筋所发生的病，属寒的筋会拘急，属热的筋会弛缓不收，阴痿不举。背部的筋拘急就会使身体向后反张，胸部的筋拘急就会使人前俯而不能伸直。火针是因治寒而致筋急之病的，若因热而筋弛缓，就不能用火针法了。如果足阳明胃经和手太阳小肠经的筋拘急，就会出现口眼㖞斜、眼角拘急、视物模糊的症状，治疗时，可用以上所说的火针法。到这里，《灵枢·经筋》我们就翻译完了。

关于十二经筋，我们再总结一下。十二经筋均起于四肢末端，结聚于关节、骨骼部，走向躯干、头面。十二经筋行于体表，不入内脏，有刚筋、柔筋之分。刚筋指阳筋，手足阳经的经筋为阳筋；柔筋指阴筋。后世医家对经筋病都有所发展。经筋在疼痛科尤为重要，王家祥师伯经过近二十年的总结，拜了很多师父，得出的自己的一套循经拨点理论。这也是对经筋病的一种贡献。大家可以了解一下，如果是搞疼痛的一定要掌握，如果想深入了解也可以去请教王家祥师伯或买他的书看，他的书里记载了很多有关循经拨点的图和治疗方案。好，这节课，我们就讲到这里。

四、皮部

皮部，是十二经脉之气在体表皮肤一定部位的反映区，故称"十二皮部"。如《素问·皮部论》所说："欲知皮部以经脉为纪者，诸经皆然。""凡十二经络脉者，皮之部也。"由此可知，皮部受十二经脉及其络脉气血的濡养滋润而维持正常生理功能。皮部位于人体最浅表部位，与外界直接接触，对由外界变化产生的对机体的影响具有调节作用，并依赖布散于体表的卫气，发挥其抵御外邪的作用。

观察不同部位皮肤的色泽和形态变化有助于诊断某些脏腑、经络的病变。在皮肤一定部位施行贴敷、艾灸、热熨、梅花针等疗法，可治疗内在脏腑的病变。这是皮部理论在诊断和治疗方面的应用。接下来我们通过翻译《素问·皮部》来详加说明。

黄帝问：我听说人的皮肤有十二经分属部位，脉络的分布纵横有序，筋有结聚连络，骨有长短大小，其所发生的疾病各不相同，而辨别其皮部的左右、上下、阴阳所在就可以知道疾病的开始和预后，我想听听其中的道理。

岐伯回答说：皮肤的分属部位是以经脉循行部位为纲纪的，各经都是如此。

阳明经的阳，名叫"害蜚"，手、足阳明经脉的诊法是一样的，它上下分属部位所浮现的络脉，都是属于阳明的络。络脉之色多青的，则病痛；多黑的则病痹；色黄赤的属热；色白的属寒；若五色兼见，则寒热错杂；若脉络的邪气盛，就会向内传入经。因为络脉在外属阳，经脉在内属阴，凡外邪侵入，一般是由络传经，由表传里的。

少阳经的阳，名叫"枢持"，手、足少阳经的诊法是一样的，它上下分属部位所浮现的络脉，都是属于少阳的络。络脉的邪气盛，就会向内传于经，所以邪在阳分者内传入经，邪在阴分者外出或涌入于内，各经的内外出入都是如此。

太阳经的阳，名叫"关枢"，手、足太阳经的诊法是一样的，它上下分属部位所浮现的络脉，都是属于太阳的络。在络脉的邪气盛，就会向内传入经。

少阴经的阴，名叫"枢儒"，手、足少阴经的诊法是一样的，它上下分属部位所浮现的络脉，都是属于少阴的络。络脉的邪气盛，就会向内传入经，邪气传入经，是先从属阳的络脉注入，然后从属阴的经脉出而向内注入骨部。

厥阴经的阴，名叫"害肩"，手、足厥阴经的诊法是一样的，它上下分属部位所浮现的络，都是属于厥阴的络。络脉的邪气盛，就会向内传入于经脉。

太阴经的阴，名叫"关蛰"，手，足太阴经的诊法是一样的，诊察它上下分属部位所浮现的络脉，都是属太阴的络。络脉的邪气盛，就会向内传入于本经。

那么以上所述的这十二经之络脉的各个分部，也就是分属于皮肤的各个分部。因此，百病的发生必先从皮毛开始，病邪中于皮毛，则腠理开，腠理开则病邪侵入络脉；留而不去，就向内传入于经脉；若再留而不去，就传入于腑，聚积于肠胃。病邪开始侵犯皮毛时，使人恶寒而毫毛直立，腠理开泄；病邪侵入络脉，则络脉盛满，其色变异常；病邪侵入经脉，是由于经气虚而病邪陷入；病邪留连于筋骨之间，若寒邪盛时则筋挛急、骨节疼痛，热邪盛时则筋弛缓，筋软无力，皮肉败坏，毛发枯槁。

黄帝说：您说的皮之十二部，发生的病都是怎样呢？

岐伯说：皮肤是络脉分属的部位。邪气侵入于皮肤则腠理开泄，腠理开泄则病邪侵入络脉；络脉的邪气盛，则内注于经脉；经脉的邪气满盛则入舍于腑脏。所以说，皮肤有十二经脉分属的部位，若见到病变而不予治疗，邪气将内传腑脏而生大病。

黄帝说：哦，是这样的。

以上就是《素问·皮部》关于皮部的叙述。

另外，《灵枢·官针》里面也记载了刺皮肤的治疗方法。比如"病在皮肤无常处者，取以镵针于病所，肤白勿取"。镵针的镵字很难写，镵针是古代九针的一种。"毛刺者，刺浮痹皮肤也。""半刺者，浅内而疾发针，如无针伤肉，如拔毛状，以取皮气。"当然我们今天讲的是十二皮部。《素问·皮部》里，除讲了十二皮部与十二经脉的联系外，还提到整个皮部都属于肺卫，由于肺主皮毛司呼吸。今天在经络这一节讲皮部，我们与十二经筋、十二经脉相联系的皮部，在"针灸治疗学"部分我们还会讲有关皮部的一些针灸治疗方法。

第五节　经络的生理功能和应用

一、经络的生理功能

经络是人体的重要组成部分，是脏腑与组织器官联系的桥梁和枢纽，是气血灌注脏腑、组织、形体官窍的通道。以十二经脉为主体的经络系统，具有沟通联系、感应传导及运输、调节等基本生理功能。

（一）沟通联系作用

人的全身内外、上下、前后、左右相互联系，脏腑、形体官窍各种功能协调统一，主要是依赖经络的沟通联系来实现，那么这种沟通联系作用主要表现在以下几个方面。

1. 脏腑与体表的联系

内在脏腑与外周体表之间的联系主要是通过经络的沟通作用来实现。尤其是十二经络内属脏腑、外连体表，每条经脉对内与脏腑发生的特定属络关系，对外连接筋肉、关节和皮肤。《灵枢·海论》说："夫十二经脉者，内属于腑脏，外络于肢节。"并纵贯上下、内外。对于这个外络于肢节的"肢"，是指四肢，这个"节"，是指骨节。当然了，这个"节"又可以指穴位。比如，《灵枢·九针十二原》中提到，"节之交三百六十五会，所谓节者，神气之所游行出入也，非皮肉筋骨也"，也就是说节，不是皮肉筋骨，而是神气之所游行出入的所在，也就是穴位。《灵枢·调经论》里面说："夫十二经脉者，皆络三百六十五节，节有病必被经脉。"张介宾在《类经·疾病类》注释说："所谓节者，神气入舍也，以腧穴为源，故有三百六十五节，惫极矣！"手三阴经由胸走手，手三阳经由手走头，循行于上肢内外侧。足三阳经由头走足，足三阴经由足走腹胸，循行下肢内外侧。那么，这种联系有特定性和广泛性两方面，还有体表的循经部位和体内的不同脏腑之间的内外统一关系。

2. 脏腑与官窍的联系

通过经络的起、止、上、下、循行、出入、夹贯、属络、交、连、支、布、散等，把人体的五脏六腑、四肢百骸、五官九窍等组织器官有机的结合起来，构成一个统一的整体。比如《灵枢·邪气脏腑病形》说："十二经脉，三百六十五络，其血气皆上于面而走空窍。"以及手阳明"夹口"，足阳明"夹口环唇"，足厥阴"环唇内"，手阳明"夹鼻孔"，足阳明"起于鼻"，手太阳"抵鼻"，足少阳"绕毛际"，足厥阴"入毛中"，"过阴器"，冲任督三脉均"下出会阴"等，内在脏腑通过经络与官窍相互沟通而成为一个整体，五官成为五脏系统之苗窍，反映脏腑经络组织的生理功能和病理变化。《中医基础理论》里有一个表，五行对应哪五脏，对应哪腑、哪窍，自然界如何对应，经络如何对应，要求每人会背。我们所说的这些脏腑与官窍联系，在经络上可以得到完整的解释。经络作为五脏与五窍之间的联系，在《内经》上就有说明。

3. 脏腑之间的联系

脏与脏、脏与腑、腑与腑经过经络的沟通而密切联系。在十二经脉中，每一条经脉都分属络脏与腑，如手太阴肺经属肺络大肠，手阳明经属大肠络肺，同时通过经别和别络加强联系。这是脏腑相合理论的主要结构基础。某些经脉，除属络特定脏腑外，还联系多个脏腑。比如，足少阳肾经不但属肾络膀胱，并且贯肝，入肺，络心，注胸中，接心包。关于脏腑之间的联系，可以通过经络理论来解释。脏与腑的表里关系，如肺与大肠相表里，从经络理论来看，因为手太阴经属肺络大肠；又如足少阳肾经属肾络膀胱，那么肾与膀胱相表里。足少阳肾经能贯肝，所以有"肝肾同源"之说。我们说肺为气之上源，肾为气之下源，这个功能是藏象学说的说法，从经络理论上也是可以佐证的，因为足少阴肾经能贯肝入肺。足少阴肾经能络心，注胸中接心包，那么"心肾相交、水火既济"的说法在经络上也得到了佐证和证明。另外，足厥阴肝经除了属肝络胆以外，还夹胃注肺中，临床上说肝气横逆犯胃，肝气横逆犯胃要有个通道呀，我们是不是可以通过经络得到解释。肝气横逆犯胃我们可以用柴胡疏肝散化裁治疗。因为足厥阴肝经属肝络胆夹胃，又能注肺中，那么肝火犯肺的咳嗽，我们也叫木火刑金，在经络上也能找到解释了。也有多条经脉同入一脏的情况，比如手太阴经属肺，手阳明经络肺，足厥阴经注肺，足少阴经入肺，手少阴经过肺等。此外，还有经别补正经之不足，比如足阳明、足少阳及足太阳经的经别都通过心。这样，通过经络脏腑之间就构成了多种联系。

4. 经脉之间的联系

经络系统各部分之间的联系也是多层次的，十二经脉有规律的首尾衔接，流注，阴阳相贯，如环无端，并有许多交叉和交会。比如，手足六条阳经与督脉汇于大椎，手少阴经与足厥阴经皆连目系。手、足少阳经与手太阳经在目外眦和耳中交会，足少阳胆经和手少阳经支脉在面部相合等。十二经脉中，六阴经和六阳经之间阴阳表里相合，在内侧属于脏而络于腑，或者属于腑而络于脏，在外必在上、下肢端互相交接沟通，又有十二经别从内、外加强表里经之间的联系，使得表里经脉在不同层次上都能充分融洽交流，为脏腑表里相合理论提供了支持。十二经脉和奇经八脉之间也纵横交错和相互联系，如足厥阴肝经在头顶与督脉和足太阳膀胱经交会于百会穴，足少阳胆经与阳跷脉会于颈后，手足太阳经与足阳明经及阴阳跷脉会合于目内眦，足三阴经与阴维脉、冲脉均会于任脉，冲脉从气衔起与足少阴经相并上行，冲脉与任脉并于胸中后通于督脉，任、督二脉又通会于十二经等。奇经八脉本身也有联系，如阴维、冲脉会于任脉，冲脉与任脉并于胸中，又向后与督脉相通，阳维脉与督脉会于风府穴，冲、任、督三脉同起于胞中，"一源而三歧"等。此外，还有无数络脉从经脉分出后，网络沟通脏腑、器官、组织和经脉，使经络系统成为一种具有完整结构的网络状的调节系统。那么经脉之间的联系，如环无端，阴阳相贯，那么在每几条经相交的地方都有交会穴，这些交会穴可以治疗交会两经和多经的疾病，如最简单的就是三阴交，是肝、脾、肾三条经的交会穴，所以能治疗肝脾肾三经上的疾病，或者肝脾肾三脏上的疾病，为什么三阴交的治疗范围特别广泛，就是因为他属于三经的交会穴。再如关元穴，是肝脾肾及任脉的交会穴，所以关元穴既能治任脉上的疾病，又能治肝脾肾三脏的疾病，所以关元穴应用的特别广泛。

（二）运输渗贯作用

我们接下来看一下第二方面——运输渗贯作用。

经络运输渗灌作用体现为经脉具有运输气血的作用，以及络脉具有布散和渗灌经脉气血到脏腑、形体官窍的作用。各脏腑、形体官窍及经络自身得到气血的充分濡养，才能发挥各自的生理功能；气血之所以能通达全身，发挥营养脏腑、组织、器官的作用必须依赖经络的传注，即经气是经络运输渗灌气血的动力。我们经常说要"得气"，这个气其实是经气。故《灵枢·本脏》说："经脉者，所以行血气而营阴阳，濡筋骨，利关节也。"《灵枢·脉度》说："阴脉荣其脏，阳脉荣其腑，如环无端，莫知其纪，终而复始。其流溢之气，内溉脏腑，外濡腠理。"正是由于经脉的运输渗灌作用，才能使气血内溉脏腑，外濡腠理，溉和濡是一个意思，就是气血能养脏腑、养腠理，而脏腑、腠理在气血的循环灌注濡养下，生理功能才得以正常发挥，则机体强健，自能抵御外邪的侵袭。

（三）感应传导作用

我们来看一下第三个方面——感应传导作用。

经络系统具有感应和传导各种信息的作用。《内经》称为"气至"，即"得气"，又为"针感""经络感传""经络现象"，表现为局部酸、麻、胀、重、寒、热等特殊感觉，有时还会出现沿一定线路传导现象。经络的感应传导作用，是通过运行于经络之中的经气实现的。经气是信息的载体，通过经气对信息的感受和传导，各种治疗、刺激及信息可以随经气到达病所，也叫气至病所，起到调整疾病虚实的作用，故《灵枢·九针十二原》强调"刺之要，气至而有效"。如果针灸扎上去，没有得气的感觉，这针就白扎了，所以说，我们除了要学好理论知识，正确选穴外，还要锻炼研究刺法、灸法。针灸专业课里面有一门《刺法灸法学》，专门研究刺和灸的手法。有的穴位选对了，手法不到位，还是达不到效果。这种针灸师、中医师在临床当中还特别的多，把针扎上去，不管得不得气，就不管了，这样效果会大打折扣，甚至没有效果。

经络系统通过经气的感应传导，进行生命信息的传递，沟通各部分之间的联系。经络循行分布于人体各脏腑、形体官窍，通上达下，出表入里，犹如人体各组成部分之间的信息传导网，是人体内信号的传送通道，不但能感受信息，而且能按信息的性质、特点、量度进行传导，分别将信息传导至有关脏腑、形体官窍，反映和调节其功能状态。这种信息传导既可以发生在各脏腑、形体官窍之间，交换、协调人体生命活动的每个进程，又可以发生于体表与内脏之间。

（四）调节作用

接下来我们看一下第四个方面——调节作用。

经络系统通过其沟通联系、运输渗贯气血作用及其经气的感应和传导作用，对各脏腑、形体官窍的功能活动进行调节，使人体复杂的生理功能相互协调，维持阴阳动态平衡，并能抵御外邪的侵袭。在患病时，机体阴阳平衡遭到破坏，通过经穴配伍和针刺手法可激发经气，扶正祛邪，调畅气血，调节阴阳，使机体转归于"阴平阳秘"的状态，达到治疗疾病的目的，故《灵枢·根结》说："用针之要，在于知调阴与阳。"《灵枢·经脉》也说："经脉者，所以决生死，除百病，调虚实。"如针刺足阳明胃经的足三里穴可调节胃的功能。当胃的功能低下时，可增强胃气；当邪滞胃中，可泻其有余。这种调节其实是一种双向调节，这种双向调节在《灵枢·刺节针邪》中是这么说："泻其有余，补其不足，阴阳平复。"

二、经络学说的应用

经络学说不仅可以说明人体的生理功能，而且在阐释疾病病理变化、指导疾病诊断与治疗方面也具有极为重要的价值。那么我们通过三个方面来进行阐述说明。第一，阐释病理变化；第二，指导疾病的诊断；第三，指导疾病的治疗。

（一）阐释病理变化

我们分三个方面来进行说明：外邪由表传里的途径；体内病变反映于外的途径；脏腑病变相互传变的途径。

1. 外邪由表传里的途径

我们先看第一个，外邪由表传里的途径。由于经络内属脏腑，外布肌表，因此当体表受到病邪侵袭时，可通过经络由表及里，由浅入深，逐次向里传变而波及脏腑。《素问·缪刺论》说："夫邪之客于形也，必先舍于皮毛；留而不去，入舍于孙脉；留而不去，入舍于络脉；留而不去，入舍于经脉，内连五脏，散于胃肠。"指出经络是外邪从皮毛腠理内传脏腑的途径。如外邪侵袭肌表，初见发热恶寒、头身疼痛等症状；因肺合皮毛，表邪不解，久之则内传于肺，出现咳嗽、胸闷、胸痛等症状；又由于肺经和大肠经相互络属，又可伴有腹痛、腹泻或大便燥结等大肠病变。

2. 体内病变反映于外的途径

由于内在脏腑与外在形体官窍之间，通过经络紧密相连，故脏腑病变可通过经络的传导反映于外。如《灵枢·九针十二原》说："五脏有疾也，应出十二原，而原各有所出。明知其原，睹其应，而知五脏之害矣。"临床上可用经络学说阐释五脏六腑病变所出现的体表特定部位或相应官窍的症状和体征，并可用"以表知里"的思维方法诊察疾病。如足厥阴肝经绕阴器，抵小腹，布胁肋，上连目系，故肝气郁结可见两胁及少腹痛，肝火上炎，易见两目红赤，肝经湿多见阴部湿疹瘙痒等。肝气郁结见两胁及少腹痛的，我们主要用柴胡疏肝散，穴位主要用太冲、期门。肝实火上炎见两目红赤，用龙胆泻肝汤，穴位当然取太冲，也可以在足厥阴肝经上或者太阳穴放血。肝胆湿热下注，我们仍然用龙胆泻肝汤，取穴还是取太冲、阳陵泉，阳陵泉是胆经上的穴位，从经脉上讲肝胆互为表里。足阳明胃经入上齿中，手阳明大肠经入下齿中，故胃肠积热者见齿龈肿痛者，上牙疼痛的我们首选足阳明胃内经的庭穴来泄热，以下齿为主的话，我们用手阳明大肠经的合谷穴。足少阳胆经入耳中，故胆火上扰，可以致耳暴鸣或者暴聋，我们可以取手上的外关、支沟。为什么取外关、支沟？因为手少阳三焦经和足少阳胆经属于同名经，他们属于半表半里的关系，耳朵周围刚好是半表半里的部位。当然我们也可以取足少阳胆经上的穴位。手少阴心经之别络上达舌，故心火上炎可见舌尖碎痛，或者口舌生疮。注意是别络上达于舌，本经不上达于舌。如果口舌生疮，小便短赤，我们可以用导赤散，心火也好，小肠有火也好，都用导赤散把火导下去。足少阴肾经别入跟中，故肾经亏虚，可见足跟部绵绵作痛，就是西医上的足跟部骨刺（骨质增生），临床上很常见，有时双脚的骨根部都有骨质增生了，痛。从中医上讲，属于肾经亏虚。如果此处的痛是一种绵绵作痛的话，我们可以用补肾填精的方法治疗；如果是刺痛，或者痛而拒按，那么就属于实证，我们仍然要通过辨证论治治疗。

3. 脏腑病变相互传变的途径

脏腑病变的相互传变亦可用经络来解释。由于脏腑之间有经络相联系，所以一脏腑的病变可以通过经络传到另一脏腑，比如，足厥阴肝经属肝夹胃，又注肺中，故肝病可以影响胃，肝火也可以犯肺。如果肝气犯胃，我们用柴胡疏肝散；肝火犯胃，我们用左金丸；如果肝火犯肺，我们用木火刑金汤。足少阴肾经入肺络心，所以肾水泛滥，可以凌心射肺。足太阴脾经注心中，脾失健运则心血不充，所以出现心脾两虚、心脾两虚，代表方剂是归脾丸，归脾丸能够治疗心脾同病，脾不统血的失眠多梦等。手少阴心经和手太阳小肠经相互属络，故心热可移于小肠而致小便黄赤甚则尿血，用导赤散治疗。足厥阴肝经和足少阳胆经相互属络，故肝气郁结或上逆可致胆汁排泄障碍，逆于上则口苦，甚至于溢于肌肤而成为黄疸，可以针刺肝经的太冲配胆经的阳陵泉治疗。

（二）指导疾病的诊断

指导疾病的诊断我们也分成两个方面论述，第一，循经诊断；第二，分经诊断。

经络循行起止有一定的部位，并属络相应脏腑，内脏疾病可通过经络反映于相应的形体部位。根据经脉的循行部位和所属络的生理病理特点来分析各种临床表现，可推断疾病发生在何经、何脏、何腑，并且可根据症状的性质和先后次序，来判断病情的轻重及发展趋势。

1. 循经诊断

循经诊断，即根据疾病表现的症状和体征，结合经脉循行分布部位及其属络脏腑进行诊断。比如两胁疼痛，多为肝胆疾病；缺盆中痛，常为肺病表现；在胸前虚里处疼痛，痛连左手臂及小指，则应考虑真心痛等心脏疾病。有些脏腑经络循行部位并没有像上述的那样有明显的征象，需要医生切、按、触摸，甚至借助多种仪器才能检测出疾病的反应。在临床实践中发现患者在经络循行道路上，或者经气聚集的某些穴位有明显的压痛或条索、结节，或者局部皮肤的色泽、形态、温度等发生变化，根据这些病理反应可以辅助病证的诊断，比如中府穴压痛、肺腧穴出现索状物和条索状的结节可以显示肺上的疾病；阑尾穴明显压痛，多为肠痈；脾俞穴有异常变化，多为脾胃病变；横骨压痛，多反映月经不调或者遗精。有的压痛还与疾病的证型有关，比如，阳明经头痛在阳白穴有压痛，太阳经头痛在天柱穴有压痛，高血压性头痛在期门穴有压痛；在期门穴有压痛多为肝火上炎，在京门穴压痛多为肾阴亏虚。此外还有大量研究资料表明，足太阳膀胱经的背俞穴的阳性反应均与相应脏腑病变成对应关系。

2. 分经诊断

分经诊断是根据病变所在部位，详细区分疾病所属经脉的诊断方法。比如头痛，痛在前额者多与阳明经有关，痛在两侧多与少阳经有关，痛在后头及项颈部多与太阳经有关，痛在巅顶主要是和足厥阴肝经有关；再比如牙痛，上牙痛定在足阳明胃经，下牙痛定在手阳明大肠经。

此外，伤寒论的六经辨证也是在经络学说的基础上发展起来的辨证体系。经络学说在疾病诊断过程中还有多方面的应用，除了我们刚才说的循经诊断和分经诊断以外，还有络脉诊断、观察小儿的指纹等，均以经络学说为其理论基础。《灵枢·经脉》说："凡此十五络者，实则必见，虚者必下。"说明通过经络诊断，有助于判断疾病的寒热虚实性质。

（三）指导疾病的治疗

经络学说被广泛应用于指导临床各科疾病的治疗，是针灸、推拿以及药物疗法的理论基础。在此我们也分两大方面阐述，一是指导针灸、推拿的治疗；二是指导药物的治疗。

1. 指导针灸、推拿的治疗

我们先看第一个，指导针灸、推拿的治疗。经络能通行气血，沟通上下内外，联络脏腑形体官窍，感应传导信息，协调阴阳，同时又是病邪入侵和疾病传变的通道；腧穴是经络气血传输交会之处，又是病邪侵入脏腑经络的门户，所以利用经络的这些特性，用针灸、推拿等多种方法刺激特定的腧穴，达到调整经络气血和脏腑功能、扶正祛邪，恢复体内阴阳相对平衡的目的。由于经络在人体呈密集网状结构，因而针灸、推拿的治疗也呈现整体性调节的特点。也即是刺激腧穴可在不同水平上，同时对机体多个器官、系统的生理功能和病理变化产生影响。比如，针灸在产生镇痛效应时，还对有关系统的功能实施调节，使手术干扰减少，血压、脉搏维持稳定，术后切口疼痛程度轻，合并症少，恢复加快。由此可见，针灸的调节作用不是直接针对致病因子或病变组织，主要是通过调节体内失衡的经络气血和脏腑功能实现的，是一种既可纠正异常功能状态，又不易干扰生理功能的治疗方式。

针灸处方中的配穴原则，也是以经络学说为指导的。经络是按一定部位循行分布的，所以取穴的基本原则是"循经经过，主治所及"，常用的有循经取穴和十二经络表里配穴、俞募配穴、阴阳配穴，又由于经络循行有交叉纵横的现象，所以又有变通的取穴原则，但都以经络的循行为依据。目前广泛应用于临床的电针、耳针、头针、穴位注射、穴位结扎、穴位埋线等治疗方法，也是在经络学说基础上发展起来的，这些疗法的应用和发展又进一步充实和发展了经络学说。

2. 指导药物的治疗

我们看第二个方面，指导药物的治疗。

中药口服和外用治疗也是以经络为通道，以气血为载体，通过经络的传输，到达病所而发挥治疗作用的。药物的四气五味理论与经络学说关系十分密切，四气五味理论是对药物的性味进行的归纳，不同的脏腑、经络病变，对药物的性味有特殊的要求和选择，这就产生了药物归经理论。有了归经理论，就能把药物的特殊功效更加细致地反映出来，从而更准确的指导临床用药。比如，同样是泄火药，可将其再细分，黄连泻心火，黄芩泻肺火、大肠火，柴胡泻肝胆火、三焦火，白芍泻脾火，知母泻肾火，木通泻小肠火，石膏泻胃火。归经理论的产生又进一步促使引经药的出现，金·张完素根据经络学说创立了引经理论。引经，即某些药物能引导其他药物选择性的治疗某经、某脏之病，比如《汤液本草》说，太阳则羌活，少阳则细辛，阳明则白芷，厥阴则川芎、茱萸，少阳则柴胡。归经理论反映了临床用药的一些特殊规律，使药物的运用更加灵活多变。关于中药的归经，在《医门推敲（壹）》里面已经非常详细地列举了，还以歌诀的形式把十二经，包括任督二脉的引经药都归纳出来了，如果要复习的话，可以拿出来看一下。

方剂是根据君臣佐使的组方原则，针对证候的性质而配成的中药处方，经络学说是指导方剂组成的重要理论之一。比如交泰丸由黄连和肉桂组成，仅从药物功效分析，黄连苦寒，主要是泻火解毒，清热燥湿，肉桂性味辛甘大热，主要是温肾壮阳，温中祛寒，但由于黄连入心、脾、胃经，能清心以泻上亢之火，肉桂入肾、肝、脾经配之能温肾以增肾阴上济，如此引火归元则肾阴升而心火降，所以黄连、肉桂合用能使水火升降交济以治疗心肾不交的失眠等症。再比如，肺、脾、肾三脏发生病变都能产生水肿，处方时应根据水肿的病因、病机分别选用归脾经的白术、归肾经的猪苓、归肺经的通草。由此可见，由经络学说指导的归经理论正确指导了对同一病证而病因、病机不同的用药方法。

临床上不论是药物配伍的变化，还是药量的加减，都必须按照病情需要化裁，但又应以经络理论为指导，才能变化得当，执简驭繁的治疗复杂病证。执简驭繁地治疗复杂病证对医生的要求比较高，经络理论要懂，四气五味要明白，中药的归经学说也要学好，中药的药性也要如数家珍，这样临证时候才能够灵活的辨证、化裁。往往医生与医生的差距就体现在这里了，甚至一味药的选择，或者剂量变化就能区分两个医生水平的高低。

中医基础理论的经络部分就讲完了，关于经络的研究进展、经络的发现、经络的研究趋向、经络的实验研究、经脉的理论研究、络病理论的研究，大家可以作为了解，下课后自己看一下。下一节课我们开始讲"体质"，希望大家提前预习。

第三章 体 质

　　人是形与神的统一体。不同的个体在形质、功能、心理上又存在各自的特殊性，这种个体在生理上的特性称为体质。体质影响着人对自然、社会环境的适应能力和对疾病的抵抗能力，以及发病过程中对某些致病因素的易感性，和病理过程中疾病发展的倾向性等，进而还影响着某些疾病的证候类型和个体对治疗措施的反应性，从而使人体的生、长、壮、老、已等生命过程带有明显的个体特异性。这种差异性可以有先天禀赋和后天诸多因素所决定。因此，重视体质问题的研究，不但有助于从整体上把握个体的生命特征，而且有助于分析疾病的发生、发展和演变规律，对诊断、治疗、预防疾病及养生康复均有重要意义。

第一节 体质学说概述

体质学说是以中医理论为指导，研究正常人体体质的概念、形成、类型、特征、差异规律及其对疾病发生、发展、演变过程的影响，并以此指导对疾病进行诊断和预防的学说。

中医体质学说认为体质不仅表现为生理状态下人体各功能对外界刺激的反应和适应上的某些特异性，而且是机体发病的内在因素，它不但决定着对某些致病因素的易感性，而且决定着某些疾病的证候类型，因此重视对体质问题的研究，有助于分析疾病的发生、发展和演变规律，对于临床有非常重要的指导意义。

一、体质的概念

（一）体质的基本概念

体质是指人体生命过程中，在先天禀赋和后天获得的基础上所形成的形态结构、生理功能和心理状态方面相对稳定的固有特质。换言之，体质是人群中的个体禀受先天，受后天影响，在其生长、发育和衰老过程中所形成的与自然、社会环境相适应的相对稳定的个性特征。正因为有体质原因，导致不同的人对不同疾病的耐受性、抵抗力、疾病的发展规律和时间都有差异。

（二）体质的构成

人体正常的生命活动是形与神的协调统一，这是生命存在和健康的基本特征。健康，就是人体在形态结构、生理功能和精神心理方面的完好状态，正如张介宾在《类经·藏象类》说："形神俱备，乃为全体。"神由形而生，依附于形存在，形是神活动的物质基础和所舍之处；反过来，神是形的功能表现和主宰，神作用于形，对人体生命具有主导作用，能协调人体脏腑的生理功能。因此，形壮则神旺，形衰则神衰。体质概念包括了形、神两方面的内容，一定的形态结构必然产生出相应的生理功能和心理特征，而良好的生理功能和心理特征是正常形态结构的反应，二者相互依存，相互影响，在体质的固有特征中综合体现出来。可见，体质由形态结构、生理功能和心理状态三方面的差异性构成。

所谓先天禀赋，西医所认为是遗传问题。后天获得，我们说"脾胃乃后天之本、气血生化之源"，是在饮食上所说的后天。后天还有心理，由于从小生活的环境不一样，所受的影响不一样，对体质也产生了影响。那么心理状态呢？也与两方面相关，西医叫遗传基因，中医叫先天禀赋，如果先天心理状态很强大，他的心理耐受能力比较强，可能他就不容易得与神智相关的疾病，如神经官能症、失心疯、癫狂、神经病、抑郁症等。心理耐受能力比较差的人就相对容易得神经官能症、抑郁症这类疾病。那么生理承受方面呢，有的人体质强，比如流感来了有的人感冒了，有的人不感冒，这就是体质差异。

1. 形态结构的差异性

人体形态结构上的差异性是个体体质特征的重要组成部分，包括外部形态结构和内部形态结构，内部形态结构有脏腑、经络、气血津液等。根据中医学"司外揣内"的认识方法，内部形态结构与外观形象之间是有机的整体，外部形态结构是体质的外在表现，内部形态结构是体质的内在基础。体表形态最为直观，故备受古今中外体质研究者的重视。因此，形态结构在内部完好、协调的基础上，主要通过身体外形体现出来，故人的体质特征首先表现为体表形态、体格、体型等方面的差异。

体表形态是个体外观形态的特征，包括体格、体型、体重、性征、体姿、面色、毛发、舌象、脉象等。体格是指反映人体生长发育水平、营养状况和锻炼程度的状态。一般通过观察和测量身体各部分的大小、形状、均匀程度，如体重、胸围、肩宽、骨盆宽度和皮肤与皮下软组织情况来判断，是反映体质的标志之一。体型是指身体各部位的大小、比例，是衡量体格的重要指标。中医观察体型，主要观察形体之肥瘦长短、皮肉之厚薄坚松、肤色之黑白苍嫩的差异等，尤以肥瘦最具有代表性，如《灵枢·逆顺肥瘦》及《灵枢·卫气失常》即以体型将人分为肥人与瘦人，肥胖体质又以其形态特征等划分为膏型、脂型和肉型。金元四大家朱丹溪《格致余论》则进一步将体型与发病相联系，提出了"肥人湿多，瘦人火多"的著名观点。肥人多痰是指肥人大部分脾虚，脾虚生痰湿；瘦人多火是瘦人多阴虚，阴虚则火旺。当然，这个也不是绝对的，瘦人也有痰湿的，肥人也有火多的，所以用了一个"多"。

2. 生理功能的差异性

形态结构是产生生理功能的基础，个体不同的形态结构特点决定着机体的生理功能及对反应的差异，而机体生理功能的个体特征，又会影响其形态结构。

人体的生理功能是其内部形态结构完整性的反映，也是脏腑经络及精气血津液功能协调的体现。因此，人体生理功能的差异，反映了脏腑功能的盛衰偏颇，比如心率、心律、面色、唇色、脉象、舌象、呼吸状况、语音的高低、食欲、口味、体温、对寒热的喜恶、二便情况、生殖功能、女子月经情况、形体的动态及活动能力、睡眠、视力、听力、触觉、耐痛的程度、皮肤肌肉的弹性、须发的多少和光泽等，均反映了脏腑经络及精气血津液的生理功能，是了解体质状况的重要内容。

其实，生理功能的差异中的脉象、舌象是中医诊断学的重要内容。语声的高低也是诊断学用里来确定实证、虚证依据之一。通过对寒热的喜恶确定寒证、热证。大小便、女子月经等都是中医诊断学的重点内容，因为这些情况不仅可以确定他的体质，更加能确定它在疾病状态之下的阴阳、八纲、脏腑等。但是这个耐痛的程度却因人而异，比如有的人惧怕针灸，有的人喜欢针灸，我曾经见到过耐痛程度特别低的患者，针刚刚破皮，哪怕你破皮的速度特别快，他也觉得很痛，这是心理上的原因，就算不真刺，只要知道你要刺他，他的疼痛感觉就来了。这跟晕针不一样，晕针可能与饮食（空腹）、劳累、紧张、害怕、久病体虚、体位、刺激强度等各种因素有关。临床工作中曾经遇到这样一个患者，我给他针灸，其实也没有用太强的刺激，针刚刺下去他就开始全身的抽搐（适当处理后，患者恢复正常）。这种耐痛程度非常低的患者甚至不能打针，不能打点滴针。

3. 心理特征的差异性

心理是客观事物在大脑中的反映，是感觉、知觉、情感、记忆、思维、性格、能力等的总称，属于中医学"神"的范畴。形与神是统一的整体，体质是特定的形态结构、生理功能与相关心理状况的综合体，形态、功能、心理之间具有内在的相关性。不同脏腑的功能活动，总是表现为某种特定的情感、情绪与认知活动，如《素问·阴阳应象大论》说："人有五脏化五气，以生喜怒悲忧恐。"由于人体脏腑精气功能各有强弱，故个体所表现的情志活动也有差异，如有的人善怒，有的人善悲，有的人胆怯等。人的心理特征不仅与形态、功能有关，而且与不同个体的生活经历以及所处的社会文化环境有密切的联系。所以即便形态结构和生理功能相似，也可以表现为不同的心理特征，如《灵枢·阴阳二十五人》所述，每一种形构功能的人有五种不同的心理倾向，木、火、土、金、水五种形构特征共有二十五种心理类型。因此，形态结构与生理功能使个体容易表现出某种心理特征，而心理特征又影响形态结构与生理功能，并表现出相应的行为特征。可见，在体质构成因素中，形态、功能、心理之间有密切的关系，心理因素是体质概念中不可缺少的内容。

比如我们在临床中遇到很多，女人善怒容易得乳腺增生、月经不调，甚至脏燥症、抑郁症等；男人善怒一般不得乳腺增生，容易得高血压，因为怒伤肝，肝阳上亢之后可能会出现血压高。不管男人，还是女人，只要善怒都有可能出现偏头痛，也就是中医所说的少阳头痛，西医治不好，中医可以根治，治疗少阳头痛可以针灸支沟、外关、足临泣这些少阳经上的穴位，方药从肝胆入手。

（三）体质状况的评价

体质特征，通过体质的构成要素来体现。因此，当评价个体的体质状况时，应从其形态结构、生理功能及心理特征三方面综合考虑。

1. 体质的评价指标

（1）身体的形态结构状况包括体表的形态、体格、体型，内部结构和功能的完整性、协调性。

（2）身体的功能水平包括机体的新陈代谢和各器官、系统的功能，特别是心血管、呼吸系统的功能。

（3）身体的素质及运动能力水平包括速度、力量、耐心、灵敏性、协调性，以及走、跳、跑、投、攀越等基本活动能力。

（4）心理的发育水平包括智力、情感、行为、感知觉、个性、性格、意志等方面。

（5）适应能力包括对自然环境、社会环境和各种精神心理环境的适应能力，及对病因、疾病损害的抵抗、调控能力、修复能力。

当然体质的评价指标里面提到"新陈代谢""心血管""呼吸系统",这是比较西医化的说法了。

2. 理想体质的标志

理想体质是人体在充分发挥遗传潜力基础上,经过后天的积极培育,使机体的形态结构、生理功能、心理状态,以及对环境的适应能力等得到全面发展,处于相对良好的状态,即形神统一的状态。

这里也提到了一个西医概念,就是"遗传潜力",我们可以说是"先天禀赋",这样更符合中医特征。

理想体质的标志主要包括以下几个方面:

①身体发育良好,体格健壮,身体匀称,体重适当。

②面色红润,双目有神,须发润泽,肌肉皮肤有弹性。

③声音洪亮有力,牙齿清洁坚固,双耳聪明,脉象和缓均匀,睡眠良好,二便正常。

④动作灵活,有较强的运动和劳动等身体活动能力。

⑤精力充沛,情绪乐观,感觉灵敏,意志坚强。

⑥处事态度积极、镇定、有主见,富有理性和创造性。

⑦应变能力强,能适应各种环境,有较强的抗干扰、抗不良刺激和抗病能力。

学过中医诊断学的人就应该发现,理想体质的特征实际上就是《中医诊断学》里面对"有神""无神""少神"的判断标准,这些特征都是有神的表现。

(四)体质的特点

先后天因素的共同作用使体质具有以下特点:先天遗传性,也就是先天禀赋;差异多样性;形神一体性;群类趋同性;相对稳定性;动态可变性;连续可测性;后天可调性。

1. 先天遗传性（先天禀赋）

人之始生，《灵枢·天年》里面说："以母为基，以父为楯。"父母之精是生命个体形成的基础，人类的外表形态、脏腑功能、精神状态等个体特点均形成于胎儿期，取决于个体的遗传背景。遗传因素维持着个体体质特征的相对稳定，是决定体质形态形成和发展的基础。所以有一些遗传性的疾病，比如，有父母患有某种疾病，其后代也易出现这些疾病，中医称之为先天禀赋，西医的说法就是基因信息传到了下一代。比如强直性脊柱炎，我见过几代人都患的；还有糖尿病。体质，按西医说法是疾病的显性基因和隐性基因，有一些疾病在后代中产生还是不产生，就看基因是显性还是隐性，如果父母同时具有某种疾病的隐性基因，那么，他们的后代中就有可能患有这种祖上少见或者没见过的疾病的可能。而有一些疾病，祖祖辈辈都得，这就是显性基因导致的。不管显性基因的遗传，还是隐性基因的遗传，在中医上都称为先天禀赋。

2. 差异多样性

体质特征因人而异，有明显的个体差异性，且千变万化，呈现多样性特征。它通过人体的形态、功能和心理活动表现出来，因此个体多样性现象是体质学说的核心问题。

地球上有这么多的树叶，但是你永远找不到两片树叶是一模一样的，这就是个体差异。但是同种树叶的形态结构大致相同。再比如，两个人同时生病，是同一种证型，我们用了相同的方药，可能一个人好得快，一个人好得慢，甚至其中一个人效果不理想。说明世界上的万事万物都不是绝对的，存在个体差异性。

3. 形神一体性

"形神合一"是中医体质概念的基本特征之一，复杂多样的体质差异全面地反映着人体的形态结构（形）以及由脏腑活动所产生的各种精神活动（神）的基本特征，是特定的生理特性与心理特性的综合体，是对个体身心特征的概况。

4. 群类趋同性

同一种族或居住在同一地域的人，因为生存环境和生活习惯相似，遗传背景具有同一性和一致性，从而使人群的体质具有类似的特点，形成了地域人群的体质特征，称之为群类趋同性。

举个例子，在湖北京山县有一个山村，全村人几乎都得肾结石，为什么呢？一方水土养育一方人，他们同生活样的环境中，具有群类趋同性，所以他们容易患肾结石。

5. 相对稳定性

个体禀承于父母的遗传信息，使其在生命过程中遵循某种既定的内在规律，呈现出与亲代类似的特征，这些特征一旦形成，不会轻易改变，在生命过程的某个阶段，体质状态具有相对稳定性。另外，长期稳定的环境也是导致体质相对稳定的重要因素。

这里提到了两个"相对稳定"，一个是从父母遗传先天禀赋，另外一个是长期稳定的环境。一个先天因素，一个是后天因素，可以决定相对稳定性的体质特点。比如长时间从事体力劳动的农民，具有稳定的生活环境，长期在地里干体力活，皮肤就会变得黝黑、粗糙，肌肉结实，这是环境赋予他们的。

6. 动态可变性

先天禀赋决定着个体体质的相对稳定性和特异性。后天各种环境因素、营养状况、饮食习惯、精神因素、年龄、疾病及其治疗等又使得体质具有可变性。体质的可变性有两个基本规律，一是机体随着年龄变化呈现特有的体质特点；二是外来因素不断变化导致体质状态的变化。这两种变化往往同时存在，相互影响。

比如，我们在临床当中见到很多妇女，她们的母亲在什么年龄段绝经，她本人也会这个年龄附近绝经，这就是由先天禀赋所决定，随年龄变化呈现的特点。

7. 连续可测性

体质的连续性体现在不同个体体质存在和演变时间的不间断，体质特征伴随生命的全过程，具有循着某种类型体质发展规律缓慢演化的趋势，这就使得体质具有可预测性，为治未病提供了可能。

比如，某人的体质先天就有点偏肥胖，他母亲也是肥胖体质，也就是说他有先天脾虚的禀赋，是痰湿体质。他母亲由于肥胖，患有脂肪肝、高血脂等，他遗传了这种肥胖体质，也可能得脂肪肝或者高血脂，为了预防，我们通过健脾化痰湿治未病。通过这种可测性，我们把可能的疾病扼杀在摇篮里。

8. 后天可调性

体质既是相对稳定的，又是动态可变和连续可测的，这就为改善体质偏颇、防病治病提供了可能。一方面可以针对各种体质类型及早采取措施，纠正和改善体质偏颇，以减少个体对疾病的易感性，预防疾病的发生。另一方面可针对各种不同体质类型将辨证与辨体相结合，以人为本，充分发挥个体诊疗的优势，提高疗效。

中医说"望而知之而谓之神"，通过望诊基本上可以辨别他的体质，再通过望闻问切来辨证，辨体和辨证相结合，这样就为我们的处方、处药、针灸等提供更可靠的资料，确保疗效。

二、体质学说的形成和发展

关于体质，历史上有几种不同的称谓。《内经》中常用"形""质"等表体质之义。其后，唐·孙思邈《千金要方》里面以"禀质"言之，宋·陈自明《妇人良方》称为"气质"，当然这个词后来世变成了"个人魅力"的意思，不一定很漂亮，但很有内涵。南宋《小儿卫生总微论方》称为"赋禀"，明·张介宾以"禀赋""气质"而论的同时，较早运用"体质"一词，如《景岳全书·杂证谟·饮食门》说："矧体质贵贱尤有不同，凡藜藿壮夫，及新暴之病，自宜消伐。""矧体质贵贱尤有不同"，这个"矧"现在很少用，是况且的意思。明清也有医家称为"气体""形质"等，清·徐大椿则将"气体""体质"合用，自清·叶桂、华岫云始称"体质"，自此，人们渐趋接受"体质"一词，用来表述不同个体的生理特殊性。另外，身体的特质也可叫体质。

重视人的体质及其差异性是中医学的一大特色。中医体质理论源于《内经》，早在《内经》中就明确指出了人在生命的过程中可以显示出刚柔、强弱、高低、阴阳、肥瘦等显著的个体差异，奠定了中医体质学的基础。其后，历代医家又进一步丰富和发展了《内经》关于发生体质学、生态体质学、年龄体质学、性别体质学、病理体质学及治疗体质学理论，使中医体质理论在临床实践中得到了新的发展。

尽管历代医家从不同角度对体质进行了详尽、细致的研究，并且有效地将体质理论运用于临床实践。但是，这些论述比较分散，没有形成一个完整系、统的理论体系。从20世纪70年代开始，随着对中医理论研究的逐步深入，中医体质学说也随之受到重视。学者们不但从文献整理方面对历代医家有关体质的论述作了系统挖掘整理，而且从理论、临床、实验等多方面对体质的形成及基本原理，体质差异的规律及类型、分类方法，体质的构成、特征、分布，体质与病证等内容进行了深入的探讨与研究，涉及西医的体质人类学、遗传学、免疫学、医学心理学、流行病学等多学科，取得了可喜的成果。不仅使体质理论真正纳入中医学的研究中来，成为中医学理论体系的一个重要组成部分，而且也促进了中医临床学的发展。

第二节 体质的生理学基础

体质是对个体身心特性的概括，是个体在遗传基础上，在内外环境影响下，在生长发育过程中形成的个性特征。它通过人体形态结构、生理功能和心理状态的差异表现出来。人体以五脏为中心，请大家注意，这个题目呀，考研究生的时候考到过，题目是"中医将人体的什么视为中心"，选项有五脏、六腑、阴阳，有辨证论治，甚至偷换概念都有，但是答案是五脏。人体以五脏为中心，通过经络系统，把六腑、五官、九窍、四肢百骸等全身组织器官联结成一个有机的整体，以精气血津液为物质基础，完成统一的功能活动。因此，体质实际上是通过组织器官表现出来的脏腑精气、阴阳之偏颇和功能活动之差异，是人体生理活动综合状况的反映。体质禀受于先天，长养于后天，因而体质的形成、发展和变化受到机体内外多种因素的共同影响。

我们刚才说"个体的在遗传基础上，在内外环境影响下，在生长发育过程中……"，请注意这句话中的几个定语，"在遗传基础上"指的是中医所说的先天禀赋，"在内外环境影响下"，内指脏腑、内生五邪；外指外感六淫（风寒暑湿燥火）。另外，还有情志因素、社会环境、家庭因素的影响等，在生长发育的过程中，每一个环节都对体质产生影响，这其中，对体质影响比较大的应该是先天禀赋、后天环境、脾胃（后天之本）。

一、体质与脏腑经络及精气血津液的关系

人体脏腑、经络、形体官窍通过经络联络，以五脏为中心构成五大生理系统；精气血津液为重要物质，五脏系统的功能活动调节着体内外环境的协调平衡。故脏腑经络及精气血津液是体质形成的生理学基础。

（一）体质与脏腑经络的关系

脏腑经络的盛衰偏颇决定着体质的差异。脏腑是构成人体，维持正常生命活动的中心，人体的各项生理活动均离不开脏腑，所以，个体体质差异必然以脏腑为中心，反映出构成身体诸要素的某些或全部素质特征。脏腑的形态和功能特点是构成并决定体质差异的最根本因素。所以，《中医诊断学》里脏腑辨证是最大的章节，脏腑辨证是学院派辨证的主流。当然，我们并不否认"六经辨证""卫气营血辨证""三焦辨证""八纲辨证"等，我们要联合起来看。但是脏腑的形态和功能特点决定了体质的差异。而且脏腑辨证作为目前为止与六经辨证，当然有人把用六经辨证的归为经方派，用脏腑辨证的归为时方派，去区分，无论是经方派还是时方派，无论是六经辨证还是脏腑辨证，能治好病是我们唯一的目标，所以说无论你从哪一种辨证，只要能治好病就行。我们这里是强调脏腑的重要性，并没有否定六经辨证的优势，另外三焦辨证和卫气营血辨证在这个温病里面也非常有特点，具有非常重要的指导意义。在个体先天遗传与后天环境因素相互作用下，不同个体常表现出某一藏象系统的相对优势或劣势。《景岳全书·传忠录》"藏象别论"中明确阐述了五脏功能的强弱及其与体质的关系，指出"若其同中之不同者，则脏气各有强弱，禀赋各有阴阳。脏有强弱则神志有辨也，颜色有辨也，声音有辨也，性情有辨

也，筋骨有辨也，饮食有辨也，劳逸有辨也，精血有辨也，勇怯有辨也，刚柔有辨也……此故人人之有不同也。"可见，脏腑形态和功能活动的差异是产生不同体质的重要基础。

每个人的脏腑功能强弱与体质有关，又影响到性格特点、为人处世等，而性格特点、为人处世等又反作用于体质，所以每个人的体质又略有不同，对我们临床有重要参考价值及指导意义。中医正是在这样的基础上出现了辨证论治，比如感冒，中医就会根据外邪的特点，如风寒、风热，以及体质的阴阳虚实综合考虑，辨为体虚感冒、阴虚感冒、阳虚感冒、气虚感冒等，然后处方，可谓"千人千方"。但是，在某些疾病的治疗上，体质的参考价值会稍微弱一点，比如疠气，西医中的禽流感、非典型肺炎、瘟疫，由于它们是外感疠气，具有高度传染性，不同体质的人在发病初期的临床表现几乎相同，因此在治疗瘟疫时，会用同一处方熬制同一种药给所有人喝，那为什么这时候体质的差异不那么重要呢？关键在外感"疠气"，这就是后来温病四大家创造卫气营血辨证和三焦辨证的理论基础和临床实践。

经络内属脏腑，外络肢节，是人体气血运行的道路。体质不仅取决于内脏功能活动的强弱，还有赖于各脏腑功能活动的协调，经络正是联系沟通以协调脏腑功能的结构基础。脏居于内，形见于外。体质主要通过外部形态特征表现出来，不同的个体，脏腑精气阴阳的盛衰及经络气血的多少不同，表现于外的形体也就有了差异性。

（二）体质与精气血津液的关系

精气血津液是决定体质特征的重要物质基础，其中精的盈亏优劣是体质差异的根本。由于人体脏腑在胚胎发育过程中，禀受于父母的先天之精已分藏于各脏腑，影响脏腑、形体官窍的发育，出生以后，后天水谷之精又不断输入脏腑之中，与已有的先天之精结合，充养形体，故肾脏和其他每一脏腑都藏有先天之精和后天之精。脏腑之精化生脏腑之气，脏腑之气升降出入运动，维持推动和调节机体的生理功能和心理活动。每一脏腑之精的先后天成分比例不同，各自发挥着各自的作用，使各个脏腑表现出特异的功能。每一个体又因先天禀赋和后天环境因素的综合作用而有精的盈亏优劣差异，使不同个体常表现出某一脏腑功能的相对优势或劣势趋向。因此，精的盈亏优劣是导致个体体质差异的根本因素。各脏腑精的不足可以分别形成脾虚质、肾虚质、肺虚质等体质类型，而老年体质的共性即为精的虚亏。

打个比方，有的人生下来就瘦，一直长不胖；有的人生下来就胖，一直都瘦不了。胖子先天脾虚，易生痰湿，有的人瘦，先天就阴虚有火。这就叫先天体质，我们想彻底违背先天体质，将其调节成另外一种体质的话是有难度的。比如遗传性"少年白"，肾其华在发，头发早白是由于先天肾精不足，不能濡养头发。再比如，在临床中遇到的早泄病，好多病例自有性生活就开始早泄，只能坚持两三分钟，一辈子都是如此，大部分原因是先天肾精亏虚，治疗难度比较大；另外一种是青年时期正常，后来才因各种原因导致早泄，这是后天因素导致的，这种情况通过治疗，疗效是不错的。"老年体质的共性为精的亏虚"，这个好理解，老年人没有不精亏的，只是时间和程度不同而已，如果肾精亏虚严重就早衰，特别这里强调的是肾精亏虚。所以，男性更加要保护肾，防止早衰。"女性以肝为本，男性以肾为本"。

气由先后天之精化生，并与吸入的清气相融合而成，具有推动、温煦、防御、固摄、中介等作用，是推动和调节各脏腑功能活动的动力来源。气的盛衰直接影响脏腑生理特性的偏颇和形态体质差异，从而形成了不同的体质类型，如气虚质、气郁质、阴虚质、阳虚质等。有些人生来就有气无力，一副没有底气（宗气）的样子，这就是气虚质。有的人生来就是气郁质，比如《红楼梦》里的林妹妹。还有阴虚质、阳虚质，阴虚质体质的人多瘦，容易多火，容易得消渴病（西医为糖尿病）、肺痨（西医为肺结核）。阳虚质有脾阳虚、肾阳虚，脾阳虚的人易胖，吃点冷的、油腻的食物，马上拉肚子。女性肾阳虚要多一点，往往表现为宫寒，甚至不孕，性冷淡，肾阳虚质的女人要么难以怀孕，要么生女孩居多，因为女属阴，男属阳，当然这也不是绝对，只是概率问题，如果男性是肾阳虚质，就易患阳痿等疾患，当然不管是男人女人，只要阳虚都有可能感寒患风湿病。

血和津液均来源于脾胃所化生的水谷之精。血流于脉中，内养脏腑，外养形体，化神载气，对体质强弱起重要作用；津液分布全身，无处不到，濡养脏腑，化生血液，也是影响体质的重要因素。血与津液的盈亏及其运行输布的个体差异是形成不同的体质类型原因之一，如血虚质、血瘀质、痰湿质、燥红质、黏滞质等。血虚质的女性会出现月经过少或者肤色苍白、面色无华，也会引起头昏，血不养心引起失眠等；血瘀质的女性会有月经有血块、痛经、皮肤易青紫或长肝血管瘤等。男性也会有血虚质和血瘀质，但是女性居多，因为女性以肝血为本。痰湿质的人大多脾虚，有可能会导致肥胖、脂肪瘤、囊肿等。

精气血津液均为人体生命活动的基本物质，同源于水谷之精，因而气血互生，津血互化，精血同源。机体某一方面的物质偏衰，还会出现气血两虚、气滞血瘀、血虚精亏、精亏血瘀等复杂的体质类型。所以精与血之多少，气与精之盈耗都影响着体质，成为构成并决定体质差异的物质基础。

总之，脏腑、经络的结构变化和功能盛衰，以及精气血津液的盈亏都是决定人体体质的重要因素。体质实际上就是脏腑经络、形体官窍固有素质的总体体现，是因脏腑经络、精气血津液的盛衰偏颇而形成的个体特征。研究体质，实质上就是从差异性方面研究藏象。

俗话说"江山易改，本性难移"，本性就是先天禀赋的性格特质，体质跟性格一样，是一个人最基础的脏腑经络在生理上的体现，所以改变一个人的体质，除了调节阴阳、脏腑、经络外，还需要平时锻炼，这是一个缓慢的过程，有些体质甚至不能改变，只能改善。

二、影响体质的因素

体质特征取决于脏腑经络及其精气血津液的强弱偏颇。因此，凡能影响脏腑经络、精气血津液的因素均可影响体质。接下来我们从以下八个方面分别论述影响体质的因素。

（一）先天禀赋

先天禀赋，是指子代出生以前在母体内所禀受的一切，包括父母生殖之精的质量、父母血缘关系所赋予的遗传性、父母生育的年龄，以及在母体内母亲是否注意养胎和妊娠期疾病所导致的影响。先天禀赋是体质形成的基础，是人体体质强弱的前提条件。父母生殖之精的盈亏盛衰和体质特征决定着子代禀赋的厚薄强弱，影响其体质，父母体质的阴阳偏颇和功能活动差异，可使子代也有同样的倾向性。子代出现同样的倾向性说明先天禀赋具有一定的遗传因素，这与家族遗传性疾病有很大关联。父母形质精血的强弱盛衰造成子代禀赋的不同，表现出体质的差异，诸如身体强弱、肥瘦、刚柔、高矮、肤色、性格、气质，乃至先天性生理缺陷和遗传性疾病。先天之精充盈，则禀赋足而周全，出生之后体质强壮而少偏颇；先天之精不足，禀赋虚弱或偏颇，可使小儿生长发育障碍，影响身体素质和心理素质的健康发展。在体质的形成过程中，先天因素起着关键作用，确定了体质的"基调"。但这只是为体质的发展提供了可能性，而体质还受后天各种因素的综合作用。就跟现在的教育一样，我们总是说不要让孩子输在起跑线上，先天禀赋就相当于起跑线，是决定和影响体质因素的最重要环节，但不是唯一环节。

（二）年龄因素

体质是一个随个体发育的不同阶段而不断演变的生命过程，人有生、长、壮、老、已，在这一过程中，人体的脏腑、经络及精气血津液的生理功能都发生相应的变化。《灵枢·天年》和《素问·上古天真论》都从不同角度论述了人体脏腑、精气盛衰与年龄的关系。在生长、发育、壮盛，以至衰老、死亡的过程中，脏腑精气由弱到强，又由盛至衰，一直影响人体的生理活动和心理变化，决定人体体质的演变。

小儿生机旺盛，故称其为"纯阳之体"，但其精气、阴阳均未充分成熟，故又称为"稚阴稚阳"。小儿的体质特点前人概括为脏腑娇嫩，形气未充，易虚易实，易寒易热。这段话对于中医儿科非常重要，贯穿始终。成年人一般精气血、津液充盛，脏腑功能强健，体质强壮。老年人由于脏腑功能生理性衰退，体质常表现出精气神渐衰、阴阳失调、脏腑功能减退、代谢减缓、气血郁滞等特点。

也就是说，小孩、成年和老年三者之间的差异是，小孩稚阴稚阳，脏腑娇嫩，形气未充，易虚易实，易寒易热，所以小孩产生的疾病受体质影响易虚实夹杂；成年人，特别壮年时期以实证居多，当然由于长期熬夜或房劳过度等，也可能产生一些虚证；老年人以虚证居多，特别是肝肾亏虚、脾胃功能减退等，先天之本和后天之本都虚弱。

（三）性别差别

由于男女在先天禀赋、身体形态、脏腑结构等方面的差别，相应的生理功能、心理特征也有区别，因而体质上存在着性别差异。男为阳，女为阴。男性多禀阳刚之气，脏腑功能较强，体魄健壮魁梧，能胜任繁重的体力和脑力劳动，性格多外向、粗犷、心胸开阔；女性多禀阴柔之气，脏腑功能较弱，体形小巧苗条，性格多内向、喜静、细腻、多愁善感。当然这只是相对而言，男人当中有偏女性的，我们称为阳中之阴；女人当中有"假小子"，我们称为"阴中之阳"。阴阳本为相对，阳有阳中之阴，阴有阴中之阳，所以，男人当中会有偏女性的，女人当中也会有"假小子"。男子以肾为先天，以精气为本；女子以肝为先天，以血为本，这句话很重要，不仅考试的时候经常考到，临床中也长期运用。男子以肾为先天，以精气为本，女子以肝为先天，以血为本，女子出现肝郁气滞比男性多一些也是这个原因，出现肝郁气滞，肝郁脾虚之后见经期乳房胀痛、月经不调、偏头痛等。男子以肾为先天，以精气为本，所以很多男性调理疾病的时候都会顾及补肾。肾虚有肾阴虚、肾阳虚，以肾阴虚为主可能会出现肾精亏损，腰膝酸软、盗汗、早泄等，以肾阳虚为主的可能会手脚冰凉、畏寒、阳痿等。男子多用气，故气常不足，女子多用血，故血常不足。这句话在临床中运用也很多，但是注意这个规律不具有绝对性，任何规律都不具有绝对性。"男子多用气，女子多用血"，是因为气属阳、血属阴，男属阳、女属阴，以阳用阳，所以男子多用气，以阴用阴，女子多用血。男子过度用气，则气可出现不足。气不足有中气不足、肾气不足等。中气不足用补中益气丸；肾气不足，用金匮肾气丸等。女子血常不足则血虚，血虚之后会出现视物模糊，肌肤麻木不仁，月经量少、色淡，面色苍白或萎黄等，用四物汤治疗，所以懂养生的女性常年喝四物汤，可以延年益寿，养血美容。"男子病多在气分，女子病多在血分"是从卫气营血方面论述。比如，白虎汤是治疗气分有热，烦渴引饮的，男子用的就多些。男子之病，多由伤津耗气，女子之病，多由伤血。伤精以伤肾精为主，耗气以耗肾气、耗宗气；女子之病多由伤血，这个伤血，很多情况因冲任不调，与月经有关。此外，女子由于经、带、胎、产、乳等特殊生理过程，还有月经期、妊娠期和产褥期体质的改变。正是因为女性有特殊的生理功能，所以出现一个特有名词叫"坐月子"，在这一时期，如果感受了外邪，可能就会落下病根，如风湿病、头痛、头昏、脱发、失眠健忘等。

（四）饮食因素

饮食结构和营养状况对体质有明显的影响。饮食物各有不同的成分和性味特点，而人之五脏六腑各有所好。脏腑之精气、阴阳需五味和合而生。长期的饮食习惯和固定的膳食品种可因体内某些成分的增减而影响体质。如饮食不足，影响精气血津液的化生，使体质虚弱。饮食偏嗜，使体内某种物质缺乏或过多，可引起人体脏气偏盛或偏衰，形成有偏颇趋向的体质，甚则成为导致某些疾病的原因。如嗜食肥甘厚味可助湿生痰，形成痰湿体质；嗜食辛辣则易化火伤阴，形成阴虚火旺体质；合理的膳食结构、科学的饮食习惯、适当的营养水平才能保持和促进身体的正常生长发育，使精气神旺盛，脏腑功能协调，痰湿不生，阴阳平秘，体质强壮。

饮食的性味是指四气五味，是对中药某些特点的概括，由于中医药的药食同源文化，在这里我们将其引申到饮食上，我们吃的任何一种食物都有四气五味。偏食影响体质并不是绝对的，比如有些人天生比较瘦，他吃再多肥甘厚味都不会长胖，有些人喝水都长肉，这时起决定作用的就不是饮食因素，而是先天禀赋。先天阴虚体质的，消谷善饥，吃再多东西也不长肉，先天脾虚的吃任何东西包括喝水，都转化成痰湿，怎么锻炼都胖。

（五）劳逸所伤

劳逸是影响体质的又一重要因素。适度的劳作和体育锻炼可使筋骨强壮，关节通利，气机通畅，气血调和，脏腑功能旺盛；适当的休息，有利于消除疲劳，恢复体力和脑力，维持人体正常的功能活动。劳逸结合有利于人体身心健康，保持良好的体质。但过度的劳作，则损伤筋骨，消耗气血，致脏腑精气不足，功能减弱，形成虚性体质。过度安逸，长期养尊处优，四体不勤则可使气血流行不畅，筋肉松弛，脾胃功能减退，而形成痰瘀型体质。

这里提到"长期养尊处优，四体不勤，出现气血运行不畅"，符合中医"久卧伤气"之说，气行缓慢，血流不畅，出现瘀滞，形成血瘀性体质。气行不畅，湿气、痰湿无以通利，形成痰湿型体质。最后，痰瘀交结形成痰瘀体质。这类患者，不仅应健脾化痰湿，还得活血化瘀，适当加一些补气行气的药物。对于过度的劳作损伤筋骨，消耗气血的情况，中医称为劳伤，劳伤在肘关节者西医学叫"网球肘"，就是过度损伤筋骨，西医学没有特别好的治疗方法，中医可以用针疏通经络，用灸濡养气血，使过度劳损的筋骨慢慢得到恢复。再比如，常年的弯腰劳作出现腰痛，西医学称为慢性腰肌劳损，伤属虚实夹杂，刚开始由于劳作可能导致气血运行不畅，形成瘀滞，久而久之，损伤筋骨形成虚证，这时不仅需要通络、活血化瘀，还需要养肝柔筋、补肾壮骨。

（六）情志因素

情志，泛指喜怒忧思悲恐惊等心理活动，是人体对外界刺激的正常反应，反映了机体对自然、社会环境变化的适应能力。情志活动的产生、维持有赖于内在脏腑功能活动，以脏腑精气、阴阳为物质基础。七情通过影响脏腑精气的盛衰变化影响人体的体质。所以精神情志，贵在和调。情志和调，则气血调畅，脏腑功能协调，体质强壮；反之，长期强烈的情志刺激，超过了人体的生理调节能力，可导致脏腑精气不足或紊乱，给体质造成不良影响，常见的气郁性体质多由此而起。比如急躁易怒者易患眩晕、中风等病证；忧愁日久、郁闷寡欢者易诱发癌症、抑郁症、神经官能症等。因此，保持良好的精神状态，对体质健康十分有益。我们用于调和情志因素的方剂还不少，比如柴胡疏肝散、逍遥丸、越鞠丸、甘麦大枣汤等，在临床当中都用过，准确辨证后用于治疗脏燥，西医的神经官能症、抑郁症等，都有良好的效果。

（七）地理因素

《素问·异法方宜论》详细论述了人受到不同水土性质、气候类型、生活条件、饮食习惯影响所形成的东、南、西、北、中五方人的体质差异及其特征。一般而言，北方人形体多壮实，腠理致密；东南之人多体形瘦弱，腠理偏疏松；滨海临湖之人，多湿多痰，居住环境的寒冷潮湿，易形成阴盛体质或湿盛体质。

这其实就是中医三因制宜论，因人、因时、因地制宜，比如我们湖北人，湖北为鱼米之乡，多湖泊，所以，在我们这边风湿患者比较多。

（八）疾病、针药及其他因素

疾病是促使体质改变的一个重要因素。一般来说，疾病改变体质多向不利方面变化，如大病、久病之后，体质常虚弱。此外，疾病损害也会造成体质改变，且体质类型还与疾病变化有一定的关系，比如肺痨（西医肺结核）易导致阴虚体质。可见，体质与疾病常互为因果。

药物具有不同的性味特点，针灸也具有相应的补泻效果，能够调整脏腑精气阴阳之盛衰及经络气血之偏颇，用之得当，将会收到补偏救弊的功效，使病理体质恢复正常；用之不当，或针药误施，将会加重体质损害，使体质由壮变衰，由强变弱。

总之，体质禀赋于先天，受制于后天。先、后天多种因素构成影响体质的内外环境，在诸多因素的共同作用下，形成个体不同的体质特征。为中医的辨证论治，同病异治，异病同治打下理论基础。

第三节 体质的分类

　　体质的差异是先天禀赋与后天多种因素共同作用的结果。人体的同一性是相对的，差异性则是绝对的。这种差异既有地域性差异而形成的群体差异，又有因禀赋、生活方式、行为习惯不同而形成的个体差异；既有不同个体间的差异，又有同一个体不同生命阶段的差异。为了把握个体的体质差异规律及体质特征，有效地指导临床实践，就必须对纷繁的体质现象进行广泛的比较分析，然后甄别分类。

一、体质的分类方法

　　体质的分类方法是认识和掌握体质差异性的重要手段。中医学体质的分类，是以整体观念为指导思想，以阴阳五行学说为思维，以藏象及精气血津液神为理论基础进行的。古今医家从不同角度对体质做了不同的分类。《内经》提出阴阳划分法、五行划分法、形态与功能特征分类法、心理特征分类法（包括刚柔分类法、勇怯分类法、形态苦乐分类法）等，张介宾等采用藏象阴阳分类法，叶天士以阴阳属性分类，章虚谷则以阴阳虚实分类。现代医家多从临床角度根据发病群体的体质变化、表现特征进行分类，但由于观察角度、分类方法不同，对体质划分的类型、命名方法也有所不同，有分成四种、五种、六种、七种、九种、十二种等。

　　体质的生理学基础是脏腑、经络及精气血津液的盛衰，实际上是脏腑、精气、阴阳及其功能的差异和经络、气血之偏颇导致的个体之间在生命活动表现形式上的某种倾向性和属性上偏阴偏阳的差异性。因此，着眼于整体身体功能的强弱，运用阴阳分类方法对体质进行分类是基本方法。

二、常用体质的分类及其特征

理想的体质应是阴阳平和之质。但是，机体的精气阴阳在正常生理状态下，总是处于动态变化中，使正常体质出现偏阴或偏阳的状态。人体正常体质大致可分为阴阳平和质、偏阳质和偏阴质。

（一）阴阳平和质

阴阳平和质是功能较为协调的体质类型。体质特征：身体强壮、胖瘦适度；面色与肤色虽有五色之偏，但都明润含蓄；食量适中，二便通调；舌红润，脉象缓匀；目光有神，性格开朗、随和；夜眠安和，精力充沛，反应灵活，思维敏捷，工作潜力大；自身调节和对外适应能力强。

具有这种体质的人，不易感受外邪，较少生病。即使患病，多为表证、实证，且易于治愈，康复亦快，有时则不药而愈。如果后天调养得宜，无暴力外伤、慢性疾患及不良生活习惯，其体质不易改变，易获长寿。

（二）偏阳质

偏阳质是指具有亢奋、偏热、多动等特点的体质类型。体质特征：形体适中或偏瘦，但比较结实；面色多略偏红或微苍黑，或呈油性皮肤；食量较大，消化吸收功能健旺，大便易干燥，小便易黄赤，平时畏热喜冷，或体温略偏高，动则易汗出，喜饮水；唇、舌偏红，苔薄易黄，脉多滑数；性格外向，喜动好强，易急躁，自制力较差；

精力旺盛，动作敏捷，反应灵敏，性欲较强。

具有这种体质特征的人对风、暑、热等阳邪的易感性较强，受邪发病后多表现为热证、实证，并易化燥伤阴。皮肤易生疖疮；内伤杂病多见火旺、阳亢或兼阴虚之证；容易发生眩晕、头痛、心悸、失眠及出血等病证。

偏阳质其实就是偏火质，有实火性和虚火性之分，比如实火性易见舌苔黄、脉滑数。属于虚火型的人会偏瘦。实火性的人不一定偏瘦，有可能形体适中，易感受阳邪，容易出现阳亢类病证，比如肝阳上亢，出现眩晕头痛，心阴虚可以出现心悸、失眠等。肝阳上亢可以用天麻钩藤饮、镇肝息风汤，心阴虚、心悸失眠用天王补心丹。

（三）偏阴质

偏阴质是指具有抑制、偏寒、多静等特点的体质类型。体质特征：形体适中或偏胖，但较弱，容易疲劳；面色偏白而欠华；食量较小，消化吸收功能一般；平时畏寒喜热，或体温偏低；唇舌偏白偏淡；脉多迟缓，性格内向，喜静少动，或胆小易惊；精力偏弱，动作迟缓，反应较慢，性欲偏弱。

具有这种体质特征的人，对寒、湿等阴邪的易感性较强，受邪发病后多表现为寒证、虚证；表证易传里或直中内脏；冬天易生冻疮；内伤杂病多见阴盛、阳虚之证；容易发生湿滞、水肿、痰饮、血瘀等病证。

应当指出，在体质分类上所说的阴虚、阳虚、阳亢以及痰饮、血瘀等名词，与辨证论治中所使用的证名是不同的概念。证是对疾病某一阶段或某一类型病变本质的概括，而体质反映的是一种在非疾病状态下就已存在的个体特异性。诚然，体质是疾病的基础，体质类型对许多疾病，特别是慢性病，具有一定的倾向性，这时，证的名称和体质名称可能一致。

《灵枢·通天》所论太少阴阳五态人（太阴之人、少阴之人、太阳之人、少阳之人、阴阳平和之人）的人格特征和行为特征，作为了解大家可以自己下去看原文。另外，中华中医药学会标准《中医体质分类与判定》将人体分为九种常见体质，并制定了判定标准。这九种常见体质的标准是一些前辈总结历代医家或古籍对体质的一些认识总结出来的，刚才我们讲了九种中的三种。九种常见体质有平和质、气虚质、阳虚质、阴虚质、痰湿质、湿热质、血瘀质、气郁质、特禀质。

第四节 体质学说的应用

体质学说，重在研究正常人体的生理特殊性，强调脏腑、经络的偏颇和精气血阴阳的盛衰对体质差异的决定性作用，揭示了个体的差异规律、特征及机理。疾病过程中所表现出的种种差异取决于个体的体质，体质的差异在很大程度上决定着疾病的发生发展变化、转归预后上的差异及个体对治疗措施的不同反应性。因此，体质与病因、发病、病机、辨证、治疗及养生预防均有密切关系，体质学说在临床诊疗中具有重要的应用价值。中医学强调"因人制宜"，就是体质学说在临床的应用，是个体化诊疗思想的反映。

一、说明个体的易感性

体质因素决定个体对某些病邪的易感性、耐受性。体质反映了机体生理范围内阴阳、寒热的盛衰偏颇，这种偏颇性决定了个体功能状态的不同，因而对外界刺激的反应性、亲和性、耐受性不同，也就是选择性不同，正所谓"同气相求"。一般而言，偏阳质者易感受风、暑、热之邪却耐寒，感受风邪易伤肺脏；感受暑热之邪易伤肺胃之津液及肝肾之阴气。偏阴质者亦易感受寒湿之邪却耐热，感受寒邪后易入里，伤及脾肾之阳气，所以我们常见脾肾阳虚同时出现；感受湿邪最易困遏脾阳，外湿引动内湿而为泄为肿等。脾阳被遏出现水肿、泄泻，以温脾阳为主，用附子理中丸、实脾饮等。小儿气血未充，稚阴稚阳之体，常易感受外邪或因饮食所伤而发病。所受外邪既易为风寒，又易为风热，而且易夹痰、夹风、夹食积，小儿夹风夜啼常用蝉蜕，小儿惊风用蝉蜕、地龙、钩藤等，如果热极生风比较重就要用牛黄、羚羊角能够息风的药，小儿食积用保和丸、肥儿散、小儿疳积颗粒等。

体质因素还决定着发病的倾向。脏腑组织有坚脆、刚柔之别，个体对某些病因的易感性不同，因而不同体质的人发病情况也各不相同。一般而言，小儿脏腑娇嫩，体质未壮，易患咳喘、腹泻、食积等疾病；年高之人，脏腑精气多虚，体质较弱，易患痰饮、咳喘、眩晕、心悸、消渴等病；肥人或痰湿内盛者，易中风、眩晕；瘦人或阴虚之体，易患肺痨、咳嗽诸疾；阳虚阴盛体质者，易患脾肾阳虚之证。脏气偏聚盈虚的情况使情志症状产生一定的选择性和倾向性。比如肝气郁，好发乳腺增生或者月经不调、抑郁症、神经官能症等；如果心气出现了这个问题，可能会出现失心疯、癫狂等情志方面的疾病。

此外，遗传性疾病、先天性疾病以及过敏性疾病的发生也与体质密切相关。不同的种族、家族长期的遗传因素和生活环境条件的不同形成了体质的差异，即对某些疾病的易感性、抗病能力和免疫反应的不同。有必要说明一下，中医对于先天性疾病的治疗难度大一些；遗传性疾病有些可以减轻或者避免，如遗传性的糖尿病，中医称消渴，我们后天通过改变饮食生活习惯、调理体质能够避免出现严重的糖尿病及其并发症；对于过敏性疾病我们也有办法，比如对花粉过敏产生的皮肤病、过敏性鼻炎、过敏性荨麻疹等，中医通过调节体质可以改善。西医认为过敏是终身的，中医认为通过扶正气，增强抵抗力和免疫力是有可能治疗的。

二、阐释发病原理

邪正交争是疾病发生的基本原理，正气虚是发病的内在根据，邪气是疾病形成的外在条件，而体质正是正气盛衰偏颇的反映。一般而言，体质强壮者，正气旺盛，抵抗力强，邪气难以侵袭致病；体质羸弱者，正气虚弱，抵抗力差，邪气易于乘虚侵袭而发病。发病过程中又因体质的差异，或即时而发，或伏而后发，或时而复发，且发病后的临床证候类型也因人而异。因此，人体能否感邪而发病，主要取决于个体的体质状况。比如流行性感冒流行，体质差一点的人可能感染，体质强的人可能感受了流行感冒病毒但没有发病。再如乙肝，有的人接触了乙肝病毒后很快被病毒感染，或发病，或终身带菌，但是有些人却产生了抗体。

不仅外感病的发病如此，内伤杂病的发病也与体质密切相关。《医宗金鉴·杂病心法要诀》说："凡此九气（怒、喜、悲、恐、寒、炅、惊、劳、思）丛生之病，壮者得之气行而愈；弱者得之气著为病也。"说明机体受到某些情志刺激，发病与否不仅与刺激的种类及其量、质有关，更与机体体质有关。个体体质的特殊状态或缺陷是内伤情志病发生的关键性因素。

疾病的发生，由正邪斗争的结果决定外，还受环境（包括气候、地理因素、生活工作环境和社会因素）、饮食、营养、遗传、年龄、性别、情志、劳逸等多方面因素的影响，这些因素均是通过影响人体体质状态使机体的调节能力和适应能力下降而导致疾病的发生。

三、解释病理变化

体质因素决定病机的从化。从化，即病情随体质而变化。由于体质的特殊性，不同的体质类型有其潜在的、相对稳定的倾向性，可称为"质势"。人体遭受致病因素作用时，即在体内产生相应的病理变化，而且不同的致病因素具有不同的病变特点，这种病理演变趋势称为"病势"。病势与质势相结合就会使病变性质发生变化。病势依附于质势，从体质而发生的转化，称之为"质化"，亦即从化。正如《医门棒喝·六气阴阳论》所说："邪之阴阳，随人身之阴阳而变也。"即六淫之邪，有阴阳的不同，其伤人也，又随人身阴阳强弱盛衰而为病。如同为风寒之邪，偏阳质者得之易从阳化热；偏阴质者得之易从阴化寒而为寒湿之证。质化（从化）的一般规律是：素体阴虚阳亢者，功能活动相对亢奋，受邪后多从热化；素体阳虚阴盛者，则功能活动相对不足，受邪后多从寒化；素体津亏血耗者，易致血从燥化；气虚湿盛者，受邪后多从湿化。也就是说不同的体质的人感受同样的邪气在体内的变化是有差异的。

体质因素决定疾病的传变。传变是疾病在机体脏腑、经络、组织中的转移和变化。疾病传变与否，虽与邪之盛衰、治疗得当与否有关，但主要还是取决于体质。体质主要从两个方面对疾病的传变产生影响。其一是通过影响正气的强弱决定发病，影响转变。体质强壮者，正气充足，抗邪能力强，一般不易感邪发病，即便发病，也多为正邪斗争激烈的实证，病势虽急，但不易传变，病程也较短暂；体质虚弱者，不但易于感邪，且易深入，病情多变，易发生重证或危证；若在正虚邪退的疾病后期，精气阴阳大量消耗，身体不易康复，若罹患某些慢性疾病，则病势较缓，病程缠绵，难以康复。其二是通过决定病邪的"从化"而影响传变。如素体阳盛阴虚者，感邪多从阳化热，疾病多从实热或虚热方面演变；素体阴盛阳虚者，则邪多从阴化寒，疾病多向实寒或者虚寒方面转化。

四、指导辨证

体质是辨证的基础，体质决定疾病的证候类型。首先，感受相同的致病因素或患同一种疾病，因个体体质差异可出现阴阳、表里、寒热、虚实等不同的证候类型，即同病异证。如同样感受寒邪，素体强壮，正气可以御邪于肌表者，表现为恶寒发热，头身疼痛，苔薄白，脉浮等风寒表证；而素体阳虚，正不胜邪者，发病则出现寒邪直中脾胃的畏寒肢冷，纳呆食减，腹痛泄泻，脉象缓弱等脾阳不足之证。另一方面，异病同证的产生也与体质密切相关。感受不同的病因或患不同的疾病，而体质在某些方面具有共同点时，常常可表现为相同或类似的证候。如阳热体质者，感受暑、热邪气势必出现热证，但若感受风寒邪气，亦可郁而化热，表现为热性证候。泄泻、水肿病，体质相同时，都可表现为脾肾阳虚之证。所以说，同病异证与异病同证，主要是以体质的差异为生理基础。

由于体质的特殊性决定着发病后临床证候类型的倾向性，证候的特征中包含着体质的特征，故临床辨证特别重视体质因素，将判别体质状况视为辨证的前提和重要依据。

体质在临床诊断中非常重要，有一句话叫"望而知之谓之神"，有一些"神医"不需要拿脉，不需要看舌象，只要望到面相和整体，就知道患者的主要病因及情况，他的重要参考就是这个人的体质。比如我前两天远远见到一位女性，偏胖，但是她有明显的喉结、胡须，第一感觉就是她是痰湿体质，由于长喉结、有胡子，我基本上可以判断她患有一个多囊卵巢综合征，症状嘛，要么是闭经，要么是不孕，果不其然，她进来之后第一件事就问："医生，请问这里有没有黄体酮？"我们通过简单的望诊就对这个患者的病情有了初步的判断，你说是条件反射也好，职业病也行，这就是医生的经验。后来得知这个女孩才 20 岁，没有结婚，已经 4 个月没来月经了。从中医看，是痰湿阻络胞宫，导致月经推迟、月经过少，甚至闭经，西医诊断为多囊卵巢综合征，会出现不孕的情况。我既没有拿脉，也没有看舌象，仅通过望诊就知道她的治疗方向是化痰湿，代表方剂就是苍附导痰丸，也可以用《医门推敲（壹）》里面的化痰送子汤。西医用黄体酮强行促进子宫内膜脱落，并不是中医意义的"月经"。所以说"判别体质状况是辨证的前提和重要依据"是非常正确的。

五、指导治疗

辨证论治是中医治疗的特色，而形成证候的内在因素是体质。体质特征在很大程度上决定着疾病的证候类型和个体对治疗的反应差异性，因而注重体质的诊察就成为辨证论治的重要环节。辨证论治，治病求本，实质上包含着从体质上求本治疗之义。由于体质受先天禀赋、年龄、性别、生活条件及情志所伤等多种因素的影响，故通常所说的"因人制宜"，其核心就是区别体质而治疗。

（一）区别体质特征而施治

体质有阴阳之别，强弱之分，偏寒偏热之异，所以在治疗中，常以患者的体质状态作为立法处方用药的重要依据。针对证的治疗实际上包含了对体质内在偏颇的调整，是针对根本的治疗，也是治病求本的反映。如面色白而体胖，属阳虚体质者，感受寒湿阴邪，易从阴化寒化湿，当用附子、肉桂、干姜等大热之品以温阳祛寒或通阳利湿；面色红而形瘦，属于阴虚体质者，内火易动，若同感受寒湿阴邪，反易从阳化热伤阴，治宜清润之品。因此，偏阳质者，多发实热证，慎用温热伤阴之剂；偏阴质者，多发实寒证，当慎用寒凉伤阳之药。针刺治疗也要根据患者体质施以补泻之法，体质强壮者，多发为实性病证，当用泻法；体质虚弱者，多发虚证，当用补法。正如《灵枢·根结》说："刺布衣者，深以留之，刺大人者，微以徐之。"

现在社会上有一些所谓的"老中医"，患者来了之后不让患者说话，拿完脉之后就开方，连问都不许患者问，整个诊疗过程没有任何交流。我认为这纯属故弄玄虚，他们其实就是通过望诊调理体质，拿脉无非是验证体质的虚实寒热而已。我们对患者负责的话，望、闻、问、切四诊合参，缺一不可。我们前面提到的多囊卵巢综合征患者，假如说她第一句话不是问有没有黄体酮，而是说，医生，我最近咳嗽的厉害，咳痰。这个时候就应以健脾、化痰、镇咳为主，而不是用苍附导痰丸，虽然说都是化痰，但是治上面的痰和治下面的痰方子还是有差异的。虽然说你开的药对她的体质是有好处的，但没有针对患者主诉，就是"忽悠"。

"同病异治"和"异病同治"是辨证论治的具体体现。由于体质的差异，同一疾病可以出现病情发展、病机变化的差异，表现出不同的证候，治疗上应根据不同的情况，采取不同的治法；而不同的病因或疾病，由于患者的体质在某些方面有共同点，证候也随体质而化，可出现大致相同的病机变化和证候，故可采用大致相同的方法进行治疗。同病异治和异病同治我们从体质上也能找到原因。

（二）根据体质特征注意针药宜忌

体质有寒热虚实之异，药物有性味偏颇，针灸也有补泻手法的不同，因此治疗时就要明辨体质对针药的宜忌，把握用药及针灸的"度"，中病即止，即可治愈疾病，又不损伤正气。

1. 注意药物性味

一般来说，体质偏阳宜甘寒、酸寒、咸寒、清润，忌辛热温散；体质偏阴者宜温补益火，忌苦寒泻火；素体气虚者宜补气培元，忌耗散克伐；阴阳平和者宜视病情权衡寒热补泻，忌妄攻蛮补；痰湿质者宜健脾胃芳香化湿，忌阴柔滋补；湿热质者宜清热利湿，忌滋补厚味；瘀血质者宜疏利气血，忌固涩收敛等。

比如崩漏，患若属瘀血质，崩漏可能是瘀血引起的，我们就不宜用收涩类的药，比如荆芥炭、棕榈炭、三七、茜草炭、地榆炭等来止血，会越止瘀血越多，要用活血化瘀的方法。有人会问，明明她是崩漏还用活血法吗？是的，他的病因是瘀血引起的，只有活血才能解决问题，代表方是将军斩关汤，或者《医门推敲（壹）》里的化瘀止崩汤，瘀血化掉，血自然就止住了。这就是中医的"通因通用"。

2. 注意用药剂量

不同的体质对药物的反应不同，如大黄泻下通便，有人服用 9 克足以泻下，有人甚至服用 18 克也不见大便转软。一般来说，体质强壮者，对药物耐受性强，剂量宜大，用药可峻猛；体质瘦弱者，对药物耐受性差，剂量宜小，药性宜平和。

当然我们这里强调用药的剂量，如果说同样是便秘阳明腑实证，我们用大黄有效，若是阳虚便秘呢，我们就用济川煎，气虚便秘我们就用黄芪汤。前提是在辨证准确的基础之上。

3 注意针灸宜忌

体质不同，针灸治疗后的疼痛反应和得气反应有别。一般体质强壮者，对于针石、火焫的耐受性强，体质弱者，耐受性差；肥胖体质者，多气血迟涩，对针灸反应迟钝，进针宜深，刺激量宜大，多用温针艾灸；瘦长体型者气血滑利，对针刺反应敏感，进针宜浅，刺激量相应宜小，少用温灸。当然这也不是绝对，瘦长体质的人得了风湿一样的可以用温灸，感受了外寒而出现呕吐，一样可以灸中脘。体质指导临床时仍然要灵活辨证。

（三）兼顾体质特征重视善后调理

疾病初愈或趋向恢复时，促其康复的善后调理十分重要。调理时需多方面的措施配合，包括药物、食饵、精神心理和生活习惯等。这些措施的具体选择应用，皆须顾及患者的体质特征。如体质偏阳者大病初愈，慎食狗肉、羊肉、桂圆这些温热辛辣之品；体质偏阴者大病初愈，慎食龟鳖、熟地等滋腻之物和五味子、诃子、乌梅等酸涩收敛之品。

（四）指导养生

善于养生者，要修身养性，形神共养，以增强体质，预防疾病，增进身心健康。调摄时要根据各自不同的体质特征选择相应的措施和方法。

中医养生方法贯穿衣食住行的各个方面，主要有顺时摄养、调摄精神、起居有常、劳逸适度、饮食调养及运动锻炼等，无论哪一方面的调摄，都应兼顾体质特征。比如在食疗方面，体质偏阳者，进食易凉而忌热；体质偏寒者，进食宜温而忌寒；形体肥胖多痰湿者，食宜清淡而忌肥甘；阴虚之体，饮食宜甘润生津之品，忌肥腻厚味、辛辣燥烈之品；阳虚之体宜多食温补之品。在精神调摄方面，要根据个体体质特征，采用各种心理调节方法，以保持心理平衡，维持和增进心理健康。如气郁质者，精神多抑郁不爽，精神多愁闷不乐，性格多孤僻内向，易多愁善感，气度狭小，故应注意情感上的疏导，消解其不良情绪；阳虚质者，精神多萎靡不振，神情偏冷漠，多自卑而缺勇气，应当帮助其树立生活的信心。

第四章 病 因

病因是导致疾病发生的原因，病因学说是研究各种病因的概念、形成、性质、致病特点及其所致病证临床表现的理论，是中医学理论体系的重要组成部分。

《医学源流论》说："凡人之所苦为之病，所以致之病者为之因。"即凡能导致疾病发生的原因，即称病因或者致病因素，也称病邪或者病源。病因的种类繁多，六气异常、疠气传染、七情内伤、饮食失宜、劳逸失度、持重努伤、跌仆金刃、外伤及虫兽所伤等，均可导致发病而成为病因。在疾病过程中，某些原因与结果相互作用的，在某一病理阶段中是结果的，在另一阶段则可成为致病因素，即病理产物成为病因，又称继发性病因。比如气滞可以导致血瘀，在妇科中血瘀又会导致痛经或者崩漏，那么痛经或者崩漏的病因就是瘀血，由此血瘀就叫继发性病因。此外，医药失当及先天因素等也可成为病因。

鉴于病因的多样性，为了说明各种病因的性质和致病特点，古人曾做过病因分类学方面的研究。如秦国名医医和提出"六气病源"说，谓"六气，曰阴、阳、风、雨、晦、明也……阴淫寒疾，阳淫热疾，风淫末疾，雨淫腹疾，晦淫惑疾，明淫心疾。"（《左传·昭公元年》）六气阴阳为纲，淫生六气统于阴阳，故"六气病源说"被称为病因理论的创始。《内经》更以阴阳为总纲，对病因进行分类，比如《素问·调经论》说："夫邪之生也，或生于阴，或生于阳。其生于阳者，得之风雨寒暑；其生于阴者，得之饮食居处，阴阳喜怒。"将病因与发病相结合，明确分为阴阳两大类，即来自自然界气候异常变化，多伤人外部肌表的病因，归属于阳邪；凡饮食不节，居处失宜，起居无常，房事失度，情志过激，多伤人内在脏腑精气的病因，归属阴邪。此外《内经》还提出了病因"三部"分类法，比如《灵枢·百病始生》说："夫百病之始生也，皆生于风雨寒暑，清湿喜怒。喜怒不节则伤脏，风雨则伤上，清湿则伤下。三部之气，所伤异类。"东汉张机将病因与发病途径结合，指出："千般疢难，不越三条：一者，经络受邪入脏腑，为内所因也；二者，四肢九窍，血脉相传，壅塞不通，为外皮肤所中也；三者，房室、金刃、虫兽所伤。以此详之，病由都尽。"这是《金匮要略·脏腑经络先后病脉证》里面的原文。晋·葛洪《肘后备急方·三因论》则认为疾病的发生"一为内疾，二为外发，三为它犯"。隋·巢元方《诸病源候论》首次提出具有传染性的"乖戾之气"。宋·陈言在《金匮要略》的基础上提出了"三因学说"，他在《三因极一病证方论》（简称《三因方》）中指出："六淫，天之常气，冒之则先自经络流入，内合于脏腑，为外所因；七情，人之常性，动之则先自脏腑郁发，外形于肢体，为内所因；其如饮食饥饱，叫呼伤气，尽神度量，疲极筋力，阴阳违逆，及至虎狼毒虫、金疮、踒折、疰忤附着、畏压缢溺，有悖常理，为不内外因。"说白了就是将病因分为内因、外因、不内外因，六淫邪气侵犯为外因，七情所伤为内因，饮食劳倦、跌仆金刃及虫兽所伤等为不内外因。"三因学说"进一步明确了不同病因的侵袭和传变途径。这种将致病因素与发病途径结合起来进行分类的方法，使中医病因理论更趋完善，对后世影响很大。现代对病因的分类基本沿用此法，分为外感病因、内伤病因、病理产物形成的病因，以及其他病因四大类。

另外，还有代表性的医家，比如明朝吴有性在《温疫论》中指出"夫瘟疫之为病非风、非寒、非暑、非湿，乃天地间别有一种疫气所感"，这种疫气称为"疠气"，有别于一般外感六淫之邪。吴有性还认为每一种疾病都有它特定的气，首次提出"一病一气"说，在中医病因学发展历史上是个创新。金元四大家的朱丹溪说过这样一句话"百病皆由痰作祟"，清代王清任在《医林改错》里的瘀血论，并创制少腹逐瘀汤、血府逐瘀汤、身痛逐瘀汤、通窍活血汤等活血化瘀方，并在《瘀血论》补充了体内病理产物可转化成致病因素的内容，从而逐步充实和完善了中医病因学理论。近代也有专门研究痰病学的。比如，湖北中医痰病学家朱曾柏，他是湖北中医药大学的创始人之一，现在已经过世了。他被称为"新中国最优秀的痰病学家"。

通过总结历史上各医家对病因的研究，根据病因的来源、形成、发病途径及致病特点的不同，大学本科规划教材将病因分为六淫、疠气、七情内伤、饮食失宜、劳逸失度、病理产物及其他病因七类，那么我们的讲解也分这七部分介绍。

中医学认为临床上没有无原因的证候，任何证候都是某种原因影响机体所产生的病理反应。那么，中医分析病因的方法主要有三种：一是通过发病的客观条件认识病因，比如感受自然界的风、雨、寒、暑外部之因，情志的变化，饮食损伤脾胃致病，房劳或者其他劳伤、金刃跌仆、虫伤等这都是可感知的病因。二是取类比像的方法来认识病因，比如自然界的风善行数变、清扬开泄，能动摇树木，因此将人体感受外邪后出现的头痛、恶风、汗出、此起彼落的游走性关节疼痛和瘙痒的症状与自然界的风气相类比，认为是感受风邪所致。又比如自然界的湿气类水属阴，重着、黏滞，故人身感受湿邪后出现头身困重或有浊物排出或下身浮肿等症状。再比如冬天比较冷，可以使物体收缩、水液等液态物质凝固，故人体感受外邪后形寒肢冷、皮肤毛孔收缩、筋脉拘急、气血流通不畅，出现头身骨节疼痛等症状。三是审证求因。审证求因被认为是认识病因的主要方法。由于不同的致病因素作用于人体可出现不同的症状和体征，因此在临床上根据疾病的临床表现运用中医病因学说中所说的各邪性质和致病特点来推求病因，这种方法称为"审证求因"。比如有跌仆病史的患者出现为体内某一部位刺痛，固定不移、昼轻夜重、拒按或可触摸到肿块、舌紫暗或有瘀斑或出血暗黑成块，通过审证求因可以判断为瘀血，进行活血化瘀治疗就可以了。所以这个审证求因也叫辨证求因。所以中医病因学不但研究各类疾病的形成、性质和致病特点，同时也探讨各种病因所致病的临床特征，这样才能更好地指导疾病的诊断和防治。以上是病因学的总论，我们接下来将通过七节把七类病因详细论述一下。

第一节 六 淫

一、六淫概述

我们今天讲六淫。六淫为外感病因之一。当自然界气候异常变化，或人体抗病能力下降时，风、寒、暑、湿、燥、火成为六淫邪气而伤害人体，导致外感病发生。

"六淫"一词最初见于《左传·昭公元年》医和所说。另外《素问·至真要大论》也提到了关于淫，比如风淫于内、热淫于内、湿淫于内、火淫于内、燥淫于内、寒淫于内。而六淫用于病因则首见于宋·陈无择的《三因极一辨证方论》卷二，原文如下："夫六淫者，寒、暑、燥、湿、风、热是也。""六淫，天之常气，冒之则先至经络流入，内合于脏腑，为外所因。"六淫的"淫"有太过和浸淫之义。六淫又可以理解为六气太过或令人致病的六种气。

六淫，即风、寒、暑、湿、燥、火（火也可以说是热）六种外感病邪的统称。正常情况下，风、寒、暑、湿、燥、火是自然界六种不气候，是万物生长化收藏和人类赖以生存的必要条件，称为"六气"。人类长期生活在六气交互更替的环境中，对其产生了一定的适应能力，一般不会致病。但自然界气候变化异常，超过了人体适应能力，或人体的正气不足，抗病能力下降，不能适应自然界气候变化时，六气就成为致病因素，称为"六淫"。由于六淫是致病的邪气，所以又称其为"六邪"。

自然界气候变化的异常与否是相对的。这种相对性表现在两个方面：第一是与该地区常年同期气候变化相比，或太过，或不及，或非其时而有其气，比如冬季应寒而暖等。或气候变化过于强烈急骤，比如严寒酷热，或暴冷暴热等，人体不能适应，就会导致疾病的发生。第二是气候变化作为致病条件，是与人体正气的强弱及适应能力相对而言的。若气候剧变，机体正气强盛者可自我调节而不病，而正气虚弱之人则可能感邪发病；或自然界气候虽然正常变化，但因个体的正气不足，体质较弱，适应能力低下，仍可感邪发病，此时六气对于患者而言已成为致病邪气，所致病证也属六淫致病范畴。张仲景在《金匮要略·脏腑经络先后病脉证》说："夫，人禀五常（五常就是五行），因风气而生长，风气虽然生万物，亦能害万物，如水能行舟，亦能覆舟，若五脏元真通畅，人即安和，客气邪风，中人多死。"这段话说明自然界的气候变化虽是人类生长发育的条件，但又是产生疾病的因素之一。"水能浮舟，亦能覆舟"，是唐朝谏臣魏征对李世民说过的一段著名的谏言，让其重视百姓在国家建设中的作用，但这段著名的谏言却出自《金匮要略》，张仲景用其比喻风气的作用，"浮舟"是说风气能生万物，"覆舟"说它能害万物。所以说自然界气候变化可以让人类生长发育，也能够让人类产生疾病，就像水可浮舟，也可覆舟。

我们看一下六淫的共同致病特点。

1. 外感性

六淫致病，其侵犯途径多从肌表、口鼻而入，或两者同时受邪。比如风寒湿邪易犯人肌表，温热燥邪易自口鼻而入等。由于六淫邪气均自外界侵犯人体，故称其为外感致病因素，所致疾病称为"外感病"。既然是外感，那它初期常表现为恶风寒、发热、舌苔薄白、脉浮等表证。

2. 季节性

六淫致病常具有明显的季节性。比如春季多风病，夏季多暑病，长夏多湿病，秋季多燥病，冬季多寒病等。六淫致病与时令气候变化密切相关，故其所致病变又称之为"时令病"。气候异常变化时，夏季也可见寒病，冬季也可有热病。我们以风为例，讲下六气变化的季节性。比如春天多东风，夏天多南风，秋天多西风，冬天多北风，春夏间多东南风，秋冬间多西北风等，风在每个季节的风向都不一样，那它携带的致病的因素也有差异。六淫的季节性并不是绝对的，夏季也有寒病，冬季也有热病。六淫之中只有暑邪具有严格的季节性，发生在夏至到立秋之间。

3. 地域性

六淫致病与生活、工作环境密切相关。比如西北多燥病、东北多寒病、江南多湿热病；久居潮湿环境多湿病；长期高温环境作业者，多燥热或火邪为病等。《素问·五常政大论》里说："天不足西北，左寒而右凉；地不满东南右热而左温；是以地有高下，气有温凉，高者气寒，下者气热。"西北之右是西方属金，对应的季节为秋，所以气凉；西北之左是北属水，对应的季节是冬，所以气寒；东南之左是东方属木，对应的季节是春季故气温；东南之右是南方属火，对应的季节是夏，所以气热；西北方地势高而气寒；东南方地势低下而气热。一般来说西北地区气候多燥寒，故多寒病、燥病；东南地区气候多湿温，故多湿病和热病。

4. 相兼性

六淫邪气既可单独伤人致病，又可两种以上同时侵犯人体而为病。如风热感冒、暑湿感冒、湿热泄泻、风寒湿痹等。比如《素问·痹论》说："风寒湿三气杂至，合而为痹也。其风气胜者为行痹，寒气胜者为痛痹，湿气胜者为着痹也。"之前我们讲"中医基础理论"的时候讲了痹证，风寒湿之气杂至，合而为痹，风气胜者为行痹，代表方剂为防风汤；寒气胜者为痛痹，代表方剂为乌头汤；湿气胜者为着痹，代表方剂为薏苡仁汤。在这里复习一下。

此外，在发病过程中，病证性质可以转化。所谓转化是指病证的证候特点与初受之邪所致病证发生了不同性质的变化。比如温病四大家之一的王孟英在《温病经纬》卷三当中说道："六气之邪有阴阳不同，其伤人也，又随人身之阴阳强弱变化而为病。"清朝医家石寿堂在《医原》里说："六气伤人，因人而化，阴虚体质最易化燥，燥固为燥，即湿易化为燥；阳虚体质最易化湿，湿固为湿，即燥必加湿。"又如寒邪入里可化热，代表就是张仲景在《伤寒论》里提到麻杏石甘汤证。刘完素在谈论火热与风、湿、燥、寒诸气的关系时强调风、湿、燥、寒诸气在病理变化中皆能化热而生火啊。应该指出啊，辨证性质的转化是在一定条件下进行的，多与体质和邪势有关。

六淫致病，除气候因素外，还包括了细菌、病毒或者物理、化学等多种致病因素作用于机体所引起的病理反应。细菌、病毒或者物理、化学等是西医学划分的，某些属于六淫的我们可以把它归属为六淫，也可参考六淫致病来辨证论治。

二、六淫的性质和致病特征

风、寒、暑、湿、燥、火各自的性质和致病特征主要是运用比类和演绎的思维方法，即以自然界之气象、物候与人体病变过程中的临床表现相比类，经过反复临床实践的验证，不断推演、归纳、总结出来的。

（一）风淫

我们先讲六淫之首——风淫，也叫风邪。风气淫胜，伤人致病，则为风邪。风邪是自然界中使人致病而产生具有开泄、善动、生发等特性病状的外邪。风虽为春季的主气，但四季皆有风，故风邪引起的疾病以春季为多，但不限于春季，其他季节亦可发生。中医学认为风邪来去疾速，善动不居，变化无常；其性轻扬开泄、动摇，且无孔不入，是外感发病极为重要的致病因素，称为"百病之长"。风邪侵袭多从皮毛、腠理而入，从而产生外风疾病。有外风肯定就有内风，内风为内生五邪之一，那么内生五邪是哪些呢？风、寒、湿、燥、火，除了暑没有以外其他都有。

1. 风邪的性质和致病特征

（1）风性轻扬开泄，易袭阳位　风邪具有轻扬、生发、向上、向外的特征。其性开泄，指其伤人易使腠理不固而汗出。故风邪侵袭，常伤及人体的上部（头、面）和肌表，比如头面、咽喉、皮肤、腰背等处。使皮毛腠理开泄，而出现头痛、汗出、恶风、咽痒、咳嗽等症。故《素问·太阴阳明论》说："伤于风者，上先受之。"《素问·风论》说："风气藏于皮肤之间，内不得通，外不得泄……腠理开则洒然寒，闭则热而闷。"

（2）风性善行而数变　善行，指风性善动不居，游走不定，故其致病具有病位游走、行无定处的特征。比如风、寒、湿三气杂至而引起的痹证，常见游走性关节疼痛，痛无定处，属于风邪偏盛的表现，称为"行痹"或者"风痹"。我们用防风汤治疗。数变，指风邪致病变幻无常，发病迅速。比如风疹（就是西医所说荨麻疹）就表现为皮肤瘙痒时作，疹块发无定处，此起彼伏，时隐时现这些特征，治疗风疹有很多代表方剂，比如麻黄桂枝各半汤、消风散、当归饮子等，要辨证论治。同时，以风邪为先导的外感病，一般发病急，传变也较快。如风中于头面，可突发口眼㖞斜，牵正散作为代表方，当然也要辨证论治；小儿风水证，起病仅有表证，但短时间内即可现头面身俱肿、小便短少等症，用越婢加术汤、麻黄连翘赤小豆汤等。所以《素问·风论》说："风者，善行而数变。"

（3）风性主动　主动，指风邪致病具有动摇不定的特征。如风邪入侵，常现颜面肌肉抽搐，或眩晕、震颤、抽搐、颈项强直、角弓反张、两目上视等。临床上因受风而面部肌肉颤动，口眼㖞斜，为风中经络，代表方剂是大秦艽汤；因金刃外伤，复受风毒之邪而出现四肢抽搐、角弓反张等症，也属于风性主动的临床表现。所以《素问·阴阳应象大论》说："风胜则动。"

（4）风为百病之长 长者，始也，首也。风为百病之长，一是指风邪常兼他邪合而伤人，为外邪致病之先导。因风邪四季皆有，其性善动，凡寒、湿、暑、燥、热诸邪，常依附风邪而侵犯人体，从而形成外感风寒、风湿、风热、风燥等证。风邪终岁常在，故发病机会多，风邪伤人无孔不入，表里、内外均可伤及，侵害不同的脏腑组织，可发生各种病证。古人甚至将风邪作为外感致病因素的总称。所以《素问·骨空论》说："风者，百病之始也。"《素问·风论》曰："风者，百病之长也。"

2. 风淫证

既然讲到了风淫，我们就把中医诊断学关于风淫证的内容讲一下，拓展一下大家的思路，其后亦是。风淫证是指风邪侵袭人体肌表、经络导致卫外功能失常，表现出符合风性特征的证。临床表现以恶风、微发热、汗出、苔薄白、脉浮缓或有鼻塞、流清涕、喷嚏或伴咽喉痒痛、咳嗽或突起风团、皮肤瘙痒、瘾疹或突发肌肤麻木、口眼㖞斜或肌肉僵直、痉挛、抽搐或肢体关节游走作痛、或新起面睑肢体浮肿等。

①本证证候分析：风为阳邪，其性开泄，易袭阳位，善行而数变，常兼夹其他邪气为患。故风淫证具有发病迅速、变化快、游走不定的特点。风淫证根据其病位不同而有不同的证候。

风邪袭表，伤人卫气，卫气不固，腠理疏松，则见恶风发热、汗出、脉浮；风邪袭肺，肺气失宣，鼻窍不利，则见咳嗽、鼻塞、流清涕或喷嚏；风邪侵袭肌表、肌腠，营卫不和，则见突起风团、皮肤瘙痒、瘾疹；风邪或风毒侵袭经络，经气阻滞不通，轻则可出现肌肤麻木、口眼㖞斜，重则肌肉僵直、痉挛、抽搐；风与寒湿相兼，侵袭筋骨关节，阻痹经络，则见肢体关节游走疼痛；风邪侵犯肺卫，宣降失常，通调水道失职，则见面睑、肢体浮肿。

②兼夹证证候分析：寒、热、火、湿、痰、水、毒等邪多依附于风而侵犯人体，形成不同的病性兼夹证，如风寒证、风热证、风火证、风湿证、风痰证、风水证、风毒证等。

a. 风寒证：风寒证是风邪与寒邪合而侵袭人体。临床以发热恶寒、头身疼痛、骨节疼痛为表现特点。风寒证多发于冬季，常见于感冒、痹证。风寒袭表首先犯肺，肺气失宣，上窍不利，则见鼻塞、流涕、咳嗽、喷嚏、咽痒。卫阳被遏又可见恶寒发热、头身疼痛、痰稀质薄，这时治疗首先辛温解表，可以用荆防败毒饮、葱豉汤。当然，在《伤寒论》里把风寒分为风寒表实证和风寒表虚证，代表方剂分别是麻黄汤合桂枝汤。如果风寒侵入肌肤经络致使气血不和、经气不利，则可见一侧颜面肌肉麻痹或者口眼㖞斜，或者肢体关节疼痛、屈伸困难，这时应该以驱风除寒为主，可以用小活络丹为主方加减治疗。

b. 风热证：风邪与热邪合而侵袭人体，临床以发热微恶风寒、咽痛为主要表现，多见于感冒咳嗽。风热上袭，首先犯肺，且风热为阳邪，致使肺气不得宣降、津液耗损故出现发热、微恶风寒、咽痛咳嗽、咯黄痰、口干、口渴、舌质红、苔薄黄脉浮数等。治宜辛凉解表，代表方剂为桑菊饮、银翘散。

c. 风湿证：风邪与湿邪合而侵犯人体，临床上以头重如裹、肢体困重、胸闷、关节疼痛为主要表现，常见于痹证。如果冒雨涉水、久居潮湿之处或平素湿胜又感风寒均可引起本证。风邪夹湿易侵袭人体经络、关节和肌肉，湿性重着、黏滞，易使气血瘀阻、经气郁闭，故在上可见头痛如裹，全身则可见四肢酸楚、疼痛重着、肌肉骨骼疼痛，疼痛有些甚至很剧烈而不能侧身，或兼有胸脘满闷等症，治疗以祛风利湿、温经活络为主，行痹用防风汤，痛痹用乌头汤，湿痹用薏仁汤为主方。

d.风痰证：风夹痰为患。风痰证有外风夹痰和肝风内动夹痰两种。我们今天讲的是六淫的风淫，肯定是以外风夹痰为主。风痰证，有的见呕吐泡沫痰，有的见胸闷，有的见眩晕，有的见头胀痛（内风夹痰也头部胀痛），或者喉中痰鸣、肢体麻木，有的见口眼㖞斜、舌苔白腻、脉滑（如果是内风夹痰的话脉就弦滑）。代表方剂是青州白丸子。

e.风水证：风水证会眼睑浮肿，继而四肢或全身都皆肿，来势迅速，多伴有恶寒发热、肢体酸楚、小便不利等症。脉象属于浮脉，如果偏风寒者为浮紧，偏发热者为浮滑而数，代表方剂用越婢加术汤，比较常用的药有麻黄、杏仁、防风、浮萍、白术、茯苓、泽泻、桑白皮。

f.风毒证：风毒证见眼睑浮肿，甚至延及全身，皮肤光亮、尿少涩赤，生发疮痍，甚至溃烂，恶风发热，舌红苔黄、脉浮数。这种风毒其实是风湿郁而化热、化毒，我们以宣肺解毒、利湿消肿为主，用麻黄连翘赤小豆汤合五味消毒饮。

另外风邪侵袭肌表腠理，营卫不和，初见风寒，皮肤瘙痒、瘾疹，我们可以辨证论治，根据它的情况，可以选用麻黄桂枝各半汤、消风散等，临床上灵活运用。

（二）寒淫

寒邪，也叫寒淫。凡具有寒冷、凝结、收引等特点的外邪，称为寒淫。

寒乃冬季之主气。若寒冷太过，伤人致病则为寒邪。伤于寒者，冬季居多，但寒邪为病也可见于其他季节，比如气温骤降、空调过冷，恣食生冷，亦常为感受寒邪的重要条件。寒邪侵人所致病证，称为外寒证，其中寒客肌表，郁遏卫阳者，称为"伤寒"；寒邪直中于里，伤及脏腑阳气者，称为"中寒"。

1. 寒邪的性质和致病特点

我们看一下寒邪的性质和致病特点。主要从三个方面论述，第一，寒为阴邪，易伤阳气；第二，寒性凝滞；第三，寒性收引。

（1）寒为阴邪，易伤阳气 寒为阴气盛的表现，故称为阴邪。寒邪伤人后，机体的阳气奋起抵抗。若寒邪过盛，阳气不足以驱除寒邪，反被寒邪所伤，即"阴盛则阳病"。大家注意，"阴盛则阳病"常常会考到。感受寒邪，最易损伤人体阳气，可致寒邪郁遏卫阳的实寒证，或阳气衰退的虚寒证。实寒证和虚寒证在《伤寒杂病论》里有详细描述。实寒证，郁遏卫阳的是表实寒证，症见无汗而喘，方用麻黄汤；致阳气衰退的是表虚寒证，症见微微出汗，方用桂枝汤。如果外寒侵袭肌表，卫阳被遏，可见恶寒、发热、无汗、鼻塞、流清涕等症；寒邪直中脾胃，脾阳受损，可见脘腹冷痛、呕吐、腹泻等症，大学教材选用的是良附丸（高良姜和香附）；若心肾阳虚，寒邪直中少阴，则可见恶寒蜷卧、手足厥冷、下利清谷、小便清长、精神萎靡、脉微细等症，为《伤寒杂病论》的少阴寒化证，方用四逆汤。至于少阴热化或者其他相兼的，我们会在六经辨证里面详细讲。

（2）寒性凝滞 凝滞，即凝结阻滞。寒性凝滞，即指寒邪伤人，易使气血津液凝结、经脉阻滞之意。人身气血津液之所以畅行不息，全赖一身阳气的温煦推动。一旦阴寒之邪侵犯，阳气受损，失其温煦，易使经脉气血运行不畅，甚或凝结阻滞不通，不通则痛，故疼痛是寒邪致病的重要临床表现。因寒而痛，一是要有明显的受寒原因；二是其痛得温则减，遇寒增剧。由于寒邪侵犯部位不同，因而可出现多种疼痛症状。如寒客肌表经络，气血凝滞不通，则头身、肢体关节疼痛，痹证中若以关节冷痛为主者，称为"寒痹"或"痛痹"，选择乌头汤治疗；寒邪直中胃肠，则脘腹剧痛，可用经方小建中汤、黄芪建中汤、附子理中丸化裁，也可以用良附丸；寒客肝脉，可见少腹或外阴部冷痛等，根据情况选用暖肝煎、天台乌药散等。正如《素问·痹论》说："痛者，寒气多也，有寒故痛也。"因此又有"寒性凝滞而主痛"之说。若寒遏阳气，温煦气化失司，可致津液凝结而为痰饮。张仲景说水湿痰饮的治法为两个字，就是温化，就是说在里面加一些温阳气的药，比如桂枝、肉桂、干姜、附子等。

（3）寒性收引 收引，有收缩、牵引之意。寒性收引，即指寒邪侵袭人体，可使气机收敛，腠理、经络、筋脉收缩而挛急。如刚才讲过的寒邪伤及肌表，卫阳被郁遏不得宣泄的表实寒证、表虚寒证；寒客血脉，气血凝滞，血脉挛缩，可见头身疼痛、脉紧；寒客经络、关节，则经脉收缩拘急，甚则挛急作痛，屈伸不利，或冷厥不仁等。如《素问·举痛论》说："寒则气收。""寒气客于脉外则脉寒，脉寒则缩蜷，缩蜷则脉绌急，绌急则外引小络，故卒然而痛。"缩蜷、绌急，即为寒邪所伤，经络、血脉收引而致。

2. 寒淫证

根据寒邪的特点，我们再讲讲寒淫证。寒淫证，是指寒邪侵袭机体，阳气被遏，以恶寒、无汗、局部冷痛、脉紧等为主要表现的证。

证候表现：恶寒重，或伴发热，无汗、头身疼痛，鼻塞，流清涕，脉浮紧，这是其中一种证候表现；或咳嗽、气喘、咳痰白稀；或脘腹疼痛、肠鸣腹泻、呕吐；或四肢厥冷，局部拘急冷痛，口不渴，或渴喜热饮；小便清长，面色苍白，舌苔白、脉弦紧，或沉迟有力，这是其他一些证候表现。

寒淫证常分为伤寒证和中寒证。伤寒症是指风寒外袭肤表，阻遏卫阳所表现的表实寒证，又称风寒表实证，可用麻黄汤。寒邪束表，腠理闭塞，肺卫失宣，故见恶寒、无汗，鼻塞、流清涕、脉浮紧，寒凝经脉，经气不利，则见头身疼痛等。中寒证是指寒邪直中于里，伤其脏腑气血，遏制并损伤阳气，阻滞脏腑气机和血液运行所表现出来的里实寒证，又称为内寒证、里寒证。寒邪客于不同脏腑，可有不同的证候特点。寒邪客肺，肺失宣降，见咳嗽气喘、咯白痰等，用麻黄汤、桂枝汤治疗。寒滞胃肠，使胃肠气机不利，和降传导失司，见脘腹疼痛、肠鸣腹泻呕吐，用小建中汤、良附丸等化裁。可能有人会问，可不可以用吴茱萸汤呢？如果是外寒证，以良附丸为主；如果是脾胃虚寒，里寒证，用吴茱萸汤更好。吴茱萸汤，用于治疗脾胃虚寒的里寒证、寒凝肝脉证、巅顶头痛都可以。寒凝肝脉证，用暖肝煎、吴茱萸汤、天台乌药散等。寒滞心脉，用参附汤，用附子。当然，参附汤是用于急救的，如果是寒凝心脉，仅引起胸痹的话，我们可以用枳实薤白桂枝汤合当归四逆汤化裁。如果寒凝心脉久了，导致心阳不振而出现心悸，可以用桂枝甘草龙骨牡蛎汤，酌情配合参附汤。寒凝胞宫证，仍然用张仲景的方子——温经汤，也用艾附暖宫丸、右归丸等。寒凝胞宫的痛经，我们还可以用少腹逐瘀汤，因为有寒后多有瘀滞。如果寒凝胞宫所引起的不孕症的话，可以用《医门推敲（壹）》里面的暖宫送子汤。寒盛痛痹证，我们可以选用乌头汤。痛痹，也叫寒痹，可见到肢冷、局部拘急冷痛、无汗，面色苍白，舌苔白，脉弦紧，或者是沉迟有力。

请注意，寒淫证属于实寒证的话，它的脉象是沉迟有力的，如果是虚寒证呢？是沉迟无力。在脉法里面曾讲过，有力无力辨虚实。我们这里讲的是外感寒淫证是实证，所以脉象是有力的。

（三）湿淫

湿淫，也叫湿邪。凡致病具有重着、黏滞、趋下特性的外邪，称为湿邪。湿为长夏的主气。长夏，即夏至到处暑5个节气，又称"季夏"。时值夏秋之交，阳热尚盛，雨水且多，热蒸水腾，潮热充斥，为一年中湿气最盛的季节。若湿气淫胜，伤人致病，则为湿邪。湿邪为病，长夏居多，但四季均可发生。湿邪伤人所致的病证，称为外湿病证。外湿病证，多由气候潮湿、涉水淋雨，或居处潮湿、水中作业等环境中感受湿邪所致。

1. 湿邪的性质和致病特征

湿邪的性质和致病特征，我们从以下四个方面进行论述。湿为阴邪，易伤阳气；湿性重着；湿性黏滞，易阻气机；湿性趋下，易袭阴位。

（1）湿为阴邪，易伤阳气　湿与水同类，故属阴邪。阴邪侵入机体，阳气与之抗争，故易伤阳气。脾主运化水液，性喜燥而恶湿，故外感湿邪，常易困脾，致脾阳不振，运化无权，从而使水湿内生、停聚，发为泄泻、水肿、痰饮等。所以说湿易损伤脾阳。《素问·六元正纪大论》说："湿盛则濡泄，甚则水闭胕肿。"清·叶天士《温热论·外感温热篇》说："湿胜则阳微。"

（2）湿性重着　重，即沉重、附着。湿邪致病，常出现以沉重感及附着难移为特征的临床表现，比如头身困重、四肢酸楚沉重并且附着难移。湿邪外袭肌表，困遏清阳，清阳不升，则头重如裹，如《素问·生气通天论》说："因于湿，首如裹。"湿邪阻滞经络关节，阳气不得布达，则可见肌肤不仁、关节疼痛重着、屈伸不利等，病位多固定且附着难移，称为"湿痹"，或者"着痹"，之前讲过，代表方剂为薏苡仁汤，因为薏苡仁既能祛湿，又能利关节。"浊"即秽浊。湿邪为患，易出现分泌物和排泄物秽浊不清的特征。如湿浊在上，则面垢，湿浊下注，则小便浑浊或滞涩不利、妇女白带过多；湿滞大肠，则大便溏泄、下痢脓血；湿邪浸淫肌肤，则可见湿疹浸淫流水等。湿浊无论在上还是在下，我们都是以祛湿健脾为主。比如湿浊导致面垢，面部有油腻，我们可以选用茯苓、薏仁、苍术。湿热下注的小便浑浊，如果没有涩滞不利，可以用程氏萆薢分清饮；如果湿气导致了涩滞不利，甚至小便痛，或者有不适感，可能是湿气化热严重了，还得加一点清热药，可用六一散、滑石、甘草，或者用木通。妇女白带过多，就用完带汤、止带汤等。湿滞大肠，大便溏泄，如果是单纯性的，没有下痢脓血，没有湿滞化热、脾虚的，用参苓白术散；如果湿气化热，下痢脓血了，用白头翁汤、芍药汤、葛根芩连汤等。如果湿邪侵袭肌肤，可见到湿疹、流水，用除湿胃苓汤。除湿胃苓汤治皮肤病，其实是在脾胃上下药，祛湿气，效果特别好，当然，临床的时候也得辨证加减。

（3）湿性黏滞，易阻气机　黏，即黏腻不爽；滞，即停滞。湿邪致病，其黏腻停滞的特征主要表现在三个方面：一是症状黏滞。湿邪为患，易呈现分泌物和排泄物黏滞不爽的特征，如湿热痢疾的大便排泄不爽，我们选用白头翁汤、芍药汤、葛根芩连汤等。淋证，小便涩滞不畅，用八正散、导赤散之类。汗出而黏，口黏、口甘或者舌苔厚腻、黏腻，可以用温胆汤化裁；如果化热比较多，用黄连温胆汤；如果合并了少阳证，用柴芩温胆汤等。二是病程缠绵。因湿性黏滞，易阻气机，气不行则湿不化，胶着难解，故湿邪为病，起病隐缓，反复发作，或缠绵难愈。如湿温、湿疹、湿痹等，皆因湿邪难除而不易速愈，或反复发作。吴鞠通在《温病条辨·上焦篇》里说："其性氤氲黏腻，非若寒邪之一汗即解，温热之一凉即退，故难速已。"三是易阻气机。因湿为重浊之邪，故伤人最易留滞于脏腑经络，阻遏气机，使脏腑气机升降失常，经络阻滞不畅。如湿阻胸膈，气机不畅则胸膈满闷，酌情选用瓜蒌薤白半夏汤，若痰湿比较重，还可以合一点涤痰汤；湿阻中焦，脾胃气机升降失常，纳运失司，则脘痞腹胀，食欲减退，选用平胃散合二陈汤来加减化裁；湿停下焦，肾与膀胱气机不利，则见小腹胀满、小便淋涩不畅等，选用程氏萆薢分清饮加减。湿气聚集于下焦出现的淋证，见小便浑浊、乳白色或者如米泔水样，我们称为"膏淋"，代表方剂也为程氏萆薢分清饮。

（4）湿性趋下，易袭阴位　湿邪类水属阴而有趋下之势，故湿邪为病，多易伤及人体下部，如水肿、湿疹、脚气等，以下肢较为多见。故《素问·太阴阳明论》说："伤于湿者，下先受之。"小便浑浊、泄泻、下痢、妇女带下等多由湿邪下注所致。但易伤人体下部的病邪尚有寒邪，比如《灵枢·百病始生》说："清湿袭虚，病起于下。"

2. 湿淫证

湿淫证，是感受外界湿邪，阻遏人体气机与清阳，以头身困重、肢体倦怠、关节酸痛重着等为主要表现的证。

（1）本证证候分析：头昏沉如裹，嗜睡，身体困重，肢体倦怠，或伴恶寒发热；或肢体关节、肌肉酸痛；或为局部渗漏湿液，或皮肤湿疹、瘙痒；胸闷脘痞，口腻不渴，纳呆恶心，腹胀腹痛，大便稀溏，小便浑浊。妇女可见带下量多。面色晦垢，舌苔滑腻，脉濡、细或缓，或滑。湿邪郁遏经络、肌肉、筋骨，阻滞气机，气机不畅则见头身困重，肢体倦怠，肢体关节、肌肉酸痛，选用羌活胜湿汤加减。湿邪阻遏肌表，卫气失和，则恶寒发热；湿邪浸淫皮肤，则为局部渗漏湿液，或皮肤湿疹、瘙痒，用除湿胃苓汤。湿邪阻滞气机，困遏清阳则见面色晦垢，困倦嗜睡；湿困脾胃，气机不畅，运化失调，则见脘腹痞胀或痛，纳呆恶心，大便稀溏。湿邪困于脾胃的不同表现用不同方，比如香砂六君丸、平胃散合二陈汤、参苓白术散等。湿性趋下、重浊，湿侵阴位则见带下量多，小便浑浊，用完带汤、止带方、程氏萆薢分清饮等。

（2）兼夹证证候分析：湿邪还可与风、暑、水、痰、毒等邪气合并为病，形成不同的病性相兼证，如风湿证、暑湿证、水湿证、痰湿证、湿毒证等，以及湿遏卫表证、风湿犯头证等，各有不同的证候特点。比如风湿证，羌活胜湿汤可以作为风湿证的代表方。暑湿，最简单的用六一散，还可以用三仁汤。水湿可以用苓桂术甘汤、五苓散等。痰湿用二陈汤为基本方。湿毒可以用祛湿与祛毒方合用，比如，湿毒浸淫导致的水肿，可以用麻黄连翘赤小豆汤合五味消毒饮；湿毒引起的严重皮肤病，还可以黄连解毒汤、四妙勇安丸、五味消毒饮、除湿胃苓汤合用化裁。

（四）燥淫

凡致病具有干燥、收敛等特性的外邪，称为燥邪。燥为秋季的主气。秋季天气收敛，其气清肃，气候干燥，失于水分滋润，自然界呈现一派肃杀景象。燥气太过，伤人致病，则为燥邪。燥邪伤人，多自口鼻而入，首犯肺卫，发为外燥病证。初秋尚有夏末之余热，久晴无雨，秋阳以曝，燥与热合，侵犯人体，发为温燥；深秋近冬之寒气与燥相合，侵犯人体，则发为凉燥。

1. 燥邪的性质和致病特点

燥邪的性质和致病特点分两个方面，燥性干涩，易伤津液和燥易伤肺。

（1）燥性干涩，易伤津液　燥邪为干涩之病邪，侵犯人体，最易损伤津液，出现各种干燥、涩滞的症状，如口鼻干燥，咽干口渴，甚则皲裂，毛发不荣，小便短少，大便干结。故《素问·阴阳应象大论》说："燥胜则干。"

（2）燥易伤肺　肺为娇脏，喜清润而恶燥。肺主气司呼吸，直接与自然界大气相通，且外合皮毛，开窍于鼻，燥邪多从口鼻而入，故最易损伤肺津，从而影响肺气之宣降，甚或燥伤肺络，出现干咳少痰，或痰黏难咯，或痰中带血，甚则喘息胸痛等。由于肺与大肠相表里，肺津耗伤，大肠失润，传导失司，则可见大便干涩不畅等症。

关于肺与大肠相表里，肺津耗伤，大肠失润，传导失司，见大便干涩的这种便秘，《中医内科学》教材里没有此类便秘，但是我的师父国医大师李今庸教授给我讲过这样一个病案，说他曾看过一位便秘患者，用了增液汤、大承气汤、黄芪汤、济川煎、四磨汤都无效，最后选用了清燥救肺汤才治好。一则，肺与大肠相表里要搞清楚，二则，关于燥邪伤肺可以引起便秘。可见，扎实的中医理论基础是多么重要。

2. 燥淫证

燥淫证是指外感燥邪，耗伤津液，以口、鼻、咽喉、皮肤干燥为主要表现的证。证候表现为口、唇、鼻腔、咽喉干燥，皮肤干燥，甚至皲裂、脱屑，口渴欲饮，舌苔干燥，大便干燥，小便短黄，或见干咳少痰，痰黏难咯等。燥淫证又分为外感凉燥证和外感温燥证，还有温燥伤肺。

（1）外感凉燥证　表现为恶寒无汗，头微痛，咳嗽痰稀，鼻塞咽干，苔白，脉弦，代表方剂选用杏苏散。外感凉燥证乃因外感凉燥，肺失宣肃，痰湿内阻所致。凉燥袭表，则恶寒无汗，头微痛。凉燥伤肺，则肺失宣肃，津液内结，则咳嗽痰稀。鼻为肺之门户，肺气为燥邪郁遏，燥伤肺津，则鼻塞咽干。治以清宣凉燥，理肺化痰，选用代表方用《温病条辨》的杏苏散，药用苏叶、杏仁、半夏、茯苓、甘草、前胡、桔梗、枳壳、橘皮、生姜、大枣。

（2）外感温燥证　表现为头痛，身热不甚，微恶风寒，口渴，咽干鼻燥，干咳无痰或痰少而黏，舌红，苔薄白而干，脉浮数而右脉大。温燥，乃初秋之气，外感温燥证是由温燥伤于肺卫，肺失清肃，津液受损所致。邪犯肺卫，其病轻浅，故头痛、身热不甚，微恶风寒；燥邪为患，肺先受之，燥性干涩，易伤津液，故见咳嗽无痰或痰少而黏；口渴、咽干鼻燥，舌红，苔薄白而干，为温燥邪气在肺卫之证；为什么右脉大？右脉候肺，温燥伤肺卫，故脉浮数而右脉大。治宜辛凉清宣以解表，润肺化痰以止咳，选用《温病条辨》桑杏汤。考试的时候要注意外感凉燥证的代表方剂和外感温燥证的代表方剂。

（3）温燥伤肺　我们刚才讲的是外感温燥和外感凉燥。温燥伤肺，症见身热头痛，干咳，无痰、气逆而喘，咽喉干燥，鼻燥，胸满胁痛，心烦口渴，舌干少苔，脉虚大而数，代表方剂是《医门法律》的清燥救肺汤。就是刚才我所说的，我的恩师国医大师李今庸教授用

209

来治疗便秘的那个方子，当然这个方子治疗的并非便秘，而是温燥伤肺证。

关于燥淫证，可能有的人就会问，麦门冬汤、养阴清肺汤、沙参麦冬汤、琼玉膏、玉液汤、增液汤，还有这么多方剂呢，这么不用？这些方剂我们会在内燥证里讲。外感的燥淫证就先讲到这里。

（五）暑淫

凡夏至之后，立秋以前，致病具有炎热、升腾兼湿性的外邪，我们称为暑邪，也叫暑淫。暑乃夏季的主气。暑为火热之气所化，暑气太过，伤人致病，则为暑邪。暑邪致病，具有明显的季节性，主要发生于夏至之后，立秋之前。故《素问·热论》说："先夏至日者为病温，后夏至日者为病暑。"

暑邪致病，有伤暑和中暑之别。起病缓，病情轻者为"伤暑"；发病急，病情重者，为"中暑"。外感六淫，内生五邪。六淫里面有暑，内生五邪里唯独没有暑。所以，暑邪只有外感，没有内生。

1. 暑邪的性质和致病特点

暑邪的性质和致病特点表现在三个方面。第一，暑为阳邪，其性炎热；第二，暑性升散，易扰心神，易伤津耗气；第三，暑多夹湿。

（1）暑为阳邪，其性炎热　暑为夏季火热之气所化，火热属阳，故暑邪为阳邪。暑邪伤人多表现为一系列阳热症状，如高热、心烦、面赤、脉洪大等。

（2）暑性升散，易扰心神，易伤津耗气　升，即升发、向上。暑为阳邪，其性升发，故易上扰心神，或侵犯头目，出现心胸烦闷不宁、头昏、目眩、面赤等。散，指暑邪侵犯人体，可致腠理开泄而多汗。故《素问·举痛论》说："炅则气泄。"汗出过多，不仅伤津，而且耗气，故临床除见口渴喜饮、尿赤短少等津伤之症外，往往可见气短、乏力，甚则气津耗伤太过，清窍失养而突然昏倒、不省人事。故

《素问·刺志论》说："气虚身热，得之伤暑。"

（3）暑多夹湿 暑季气候炎热，且常多雨而潮湿，热蒸湿动，水气弥漫，故暑邪致病，多夹湿邪为患。其临床表现除发热、烦渴等暑热症状外，常兼见身热不扬，汗出不畅、四肢困重、倦怠乏力、胸闷呕恶、大便溏泄不爽等湿滞症状。如夏季的感冒病，多属暑邪兼夹湿邪而致，治疗当用"湿去热孤"之法。"湿去热孤"是清代温病四大家之首叶天士提出来的。湿去热孤，顾名思义，是指湿和热夹杂致病时，如果将湿气去掉，热势必孤单，去之就比较容易。比如暑湿感冒用新加香薷饮，里面用了厚朴、扁豆等祛湿药，甚至还可以加蔻仁、半夏、陈皮、滑石等利湿，再酌加一些清热药，比如荷叶、芦根、香薷，这样暑湿感冒就很容易治疗。如果仅仅只是清热、清暑，不祛湿，效果不理想。还有六一散、鸡苏散、碧玉散，无不体现了"湿去热孤"之法的运用。

2. 暑淫证

暑淫证是指感受暑热之邪，耗气伤津，以发热、汗出、口渴、疲乏等为主要表现的证。

主要证候表现为发热恶热，心烦汗出，口渴喜饮，气短神疲，肢体困倦，小便短黄，舌红，苔白或黄，脉虚数；或发热，胸闷脘痞，腹痛，呕恶，无汗，苔黄腻，脉濡数；或发热，卒然昏倒，汗出不止，气急；甚至昏迷、抽搐，舌绛干燥，脉细数等。暑淫证有伤暑证和中暑证之别。

伤暑证为人体感受暑、湿之邪，汗出过多，耗气伤津所致。由于属性炎热，蒸腾津液，故见发热恶热，心烦汗出；暑邪耗气伤津，而见口渴喜饮，气短神疲、小便短黄等症；暑夹湿邪，阻碍气机，故见肢体困倦，苔白或黄；若湿邪较甚，阻遏中焦，脾为运化、和降失司，气机升降失调，则胸闷脘痞，腹痛，呕恶；邪气闭阻，玄府不通，则无汗；苔黄腻，脉濡数为暑湿之征。中暑证是由于人在夏令烈日之下劳动过久，暑热内灼神明，引动肝风，则见发热，甚至卒然昏倒、昏迷、抽搐；暑热炽盛，营阴受灼，故汗出不止，气急，舌绛干燥，脉细数等。

对于这种暑湿伤表，代表方剂为新加香薷饮，已经讲过了。对于暑湿证症见身热烦渴、小便不利或泄泻的，我们用六一散，组成为滑石、甘草（6：1），本来叫益元散，又名天水散，取"天一生水，地六成之"之意，后来因为二者剂量之比为6：1，统称六一散。如果是暑湿兼肝胆郁热，烦热口苦，目赤咽痛的，用碧玉散清暑祛湿，凉肝解毒。碧玉散是在六一散基础上加了青黛而成。青黛可以凉肝解毒，所以用六一散加青黛。如果暑湿证兼头目胀痛，微恶风寒，咳嗽不爽，可在六一散基础上加少许薄荷疏风清热，叫鸡苏散。如果暑湿证又兼失眠多梦、心悸怔忡，我们用《奇效良方》的益元散。《奇效良方》的益元散是在六一散的基础之上加了辰砂，清暑利湿，镇心安神，辰砂有毒，所以加得很少。如果暑湿证，发热头痛、烦渴引饮、小便不利以及霍乱吐泄，我们用苓桂甘露散。苓桂甘露散用到了茯苓、甘草、白术、泽泻、桂枝，加石膏、寒水石、滑石、猪苓，主要是石膏、寒水石和滑石。我们也可以把这个方子拆分为六一散（滑石、甘草）、五苓散（猪苓、茯苓、白术、泽泻、桂枝）和甘露饮（石膏、寒水石、甘草），所以它称为桂苓甘露散。如果暑热，气津两伤，症见身热汗多、口渴心烦、小便短赤、体倦少气、精神不振、脉虚数，得用王孟英《温热经纬》里的清暑益气汤，效果非常好。

（六）火（热）淫

我们接着讲火淫、火邪。先看一下火邪的基本概念，凡致病具有炎热升腾等特性的外邪，称为火热之邪，亦称火淫。火热旺于夏季，但并不像暑那样具有明显的季节性，也不受季节气候的限制，故火热之气太过，变为火热之邪，伤人致病，一年四季均可发生。火热之邪伤人致之病证，称为外感火热病证。

火与热异名同类，本质皆为阳盛，都是外感六淫邪气，致病也相同。火邪与热邪主要区别是：热邪致病，临床多表现为全身性弥漫性发热；火邪致病，临床表现为某些局部症状，比如肌肤局部的红、肿、热、痛，或口舌生疮，或目赤肿痛等。《素问·五运行大论》里面说："其在天为热，在地为火……其性为暑。"火热皆为暑性，二者相较，热性易弥散，火性易结聚。

另外，与火热之邪同类的尚有温邪。温邪是导致温热病的致病因素，一般只在温病范畴中应用。关于温邪，我们会在温病里面重点讲，那是很大一章。

1. 火（热）邪的性质和致病特点

我们看一下火热之邪的性质和致病特点，第一，火热为阳邪，其性燔灼趋上；第二，火热易扰心神；第三，火热易伤津耗气；第四，火热易生风动血；第五，火邪易致阳性疮痈。

（1）火热为阳邪，其性燔灼趋上　火热之性燔灼、升腾，故为阳邪。阳邪伤人，人体之阴气与之相搏，"阳盛则热"，故发为实热性病证，临床多见高热、恶热、烦渴、汗出、脉洪数等症。火性炎上，火热之邪易侵害人体的上部，故火热病证多发生在人体上部，尤以头面部多见，如目赤肿痛、咽喉肿痛、口舌生疮糜烂、口苦咽干、牙龈肿痛、头痛眩晕、耳内肿痛或流脓等。

（2）火热易扰心神　火热与心相通应，故火热之邪入于营血，尤易影响心神，轻者心神不宁而心烦、失眠；重者可扰乱心神，出现狂躁不安，或神昏、谵语等症。故《素问·至真要大论》说："诸热瞀瘛，皆属于火。""诸躁狂越，皆属于火。"

（3）火热易伤津耗气　火热之邪伤人，热淫于内，一方面迫津外泄，使气随津泄而致津亏气耗；另一方面则直接消灼、煎熬津液，耗伤人体阴气，即所谓热盛伤阴。故火热之邪致病，临床表现除热象显著外，往往伴有口渴喜冷饮、咽干舌燥、小便短赤、大便秘结等津伤阴亏的征象。阳热太盛，大量伤津耗气，临床可兼见体倦乏力、少气懒言等气虚症状，重则可致全身津气脱失而虚脱。

（4）火热易生风动血　生风，是指火热之邪侵犯人体，燔灼津液，劫伤肝阴，筋脉失养失润，易引起肝风内动的病证。由于此肝风为热甚引起，故又称"热极生风"。临床表现为高热神昏、四肢抽搐、两目上视、角弓反张等。关于热极生风，我们在藏象学说肝这一节里已经重点讲过了。大家可以翻回去看看。动血，指火热邪气入于血脉，易迫血妄行，轻则加速血行而脉数，甚则可灼伤脉络，引起各种出血证，比如吐血、衄血、便血、尿血、皮肤发斑、妇女月经过多、崩漏等。迫血妄行所引起的出血证，治疗重点是凉血止血，不管是吐血、衄血、便血、尿血，还是妇女月经过多、崩漏，全以凉血止血为主。有一些仅仅凉血即可止血，有的大量凉血配合少量止血药物。

（5）火邪易致阳性疮痈　火邪入于血分，可聚于局部，腐蚀血肉，发为痈肿疮疡。《灵枢·痈疽》说："大热不止，热盛则肉腐，肉腐则为脓，故名曰痈。"由火毒壅聚所致之阳性痈疡，临床以疮疡局部红肿热痛为特征。既然有阳性疮痈，那就有阴性疮痈，我们称为阴疽。阳性疮痈是由热邪引起的，治疗以清热解毒为主；阴疽以温通经脉、化痰为主。火热所引起的阳性疮痈，有很多代表方剂，比如黄连解毒汤、普济消毒饮、仙方活命饮、五味消毒饮、四妙勇安丸等。阴性疮痈的代表方剂是阳和汤，这个我已讲过多次。据史书记载，明朝的开国皇帝朱元璋的大将徐达，功高震主，后来徐达得了阳性疮痈，大夫嘱咐他不能吃发物，特别强调了不能吃鹅，因为鹅肉是大热之品，吃了可能疮痈迸发而亡。朱元璋为了杀他，就送给他一只鹅，他吃完之后，疮痈崩裂而死。

2. 火淫证

火淫证是指外感温热火邪，阳热内盛，以发热、口渴、面红、便秘、尿黄、舌红、苔黄、脉数等为主要表现的证。

证候表现为发热微恶寒，头痛，咽喉疼痛，鼻塞流浊涕，舌边尖红，苔薄黄，脉浮数；壮热喜冷，面红目赤，渴喜冷饮，汗多，烦躁或神昏谵语，吐血，衄血，痈肿疮疡，小便短赤，大便秘结，舌质红或绛，苔黄而干或灰黑干燥，脉洪滑数。

火淫证，如果是热邪犯表，卫气失和，出现发热微恶寒，头痛，咽喉疼痛，鼻塞流浊涕，舌边尖红，脉浮数，我们用银翘散。对于火热炽盛，壮热喜冷饮，面红目赤，我们可以用白虎汤。对于热极引起的烦躁、神昏谵语，我们可以用安宫牛黄丸。对于热极生风，甚至角弓反张，我们可以用羚角钩藤汤清热息风。对于火热所引起的大便秘结，我们可以用大承气汤化裁。火热所引起的痈疮皮肤病，我们用黄连解毒汤、普济消毒饮、仙方活命饮、四妙勇安丸等加减化裁。

火淫证会引起风热犯表，肺热炽盛，心火亢盛，胃热炽盛，热扰胸膈，肠热腑实，肝火上炎，肝火犯肺，热闭心包，热入营血等与脏腑相关的证候，我们在藏象学说里面已经做了详细的讲解。风热犯表证，刚才讲了，用银翘散。肺热炽盛可以用清金化痰汤之类。肺热炽盛引起的咳嗽，用清金化痰汤。心火亢盛，可以用导赤散。胃热炽盛，可以用白虎汤。肠热腑实，可以用大承气汤。肝火上炎，可以用龙胆泻肝汤。肝火犯肺引起的咳嗽咳血，可以选用《医门推敲（壹）》里面的木火刑金汤，或者古方黛蛤散合加减泻白散。对于热扰胸膈证，可以用张仲景的栀子豉汤。热入营血证，我们可以用清营汤加减治疗。热闭心包，我们可以用安宫牛黄丸，如果生风，还可以合羚角钩藤汤。

在火淫证里面给大家复习了之前讲过的，脏腑辨证里的一些证型和方药。希望大家下去之后，把藏象学说每一节后的脏腑辨证再复习一下。

第二节　疠　气

　　疠气是有别于六淫而具有强烈致病性和传染病的外感病邪。当自然环境急剧变化之时，疠气易于产生和流行，其伤人则发为疫疠病。我们先从《说文解字》里来理解一下疠气，疠气是暴戾之气的意思，是一种残忍的、猛烈的、极端的风气。当然，《说文解字》上也说疠气代表一种极端的、残忍的心理状态。"疠气"这一节主要讲的是瘟疫病邪，用的是"暴戾之气"这个意思。

　　我们看下疠气的基本概念。疠气又称瘟疫病邪，是具有强烈致病性和传染性病邪的统称。在中医文献中，疠气又称为"疫毒""疫气""异气""戾气""毒气""乖戾之气"等。明朝吴又可在《温疫论》里面说："夫温疫之为病，非风非寒非暑非湿，乃天地间别有一种异气所感。"这里指出疠气是有别于外感六淫的一类外感病邪。

　　疠气可通过空气传染，多从口鼻侵犯人体而致病；也可随饮食污染、蚊虫叮咬、虫兽咬伤、皮肤接触、性接触、血液传播等途径感染而发病。

　　疠气种类繁多，其所引起的疾病统称疫疠，又称疫病、温病，或者瘟疫病。比如时行感冒，也就是流行性感冒，既然它是时行、流行的，也具有传染性；痄腮（西医所说的腮腺炎）、烂喉丹痧（猩红热）、白喉、天花、疫毒痢（中毒性痢疾）、肠伤寒、霍乱、鼠疫、疫黄（急性传染性肝炎），以及流行性出血热、艾滋病、严重急性呼吸系统综合征，也就是 SARS、禽流感、甲型 H1N1 流感等，都属于感染性疠气引起的疫病。实际上包括了现代临床许多传染病、烈性传染病。

时行感冒、痄腮、烂喉丹痧、白喉、天花、疫毒痢等会在中医内科学、中医外科学，以及皮肤性病学里讲到。在这里，我们对疠气的卫气营血辨证，简单的讲解一下。

一、疠气的致病特点

接下来看一下疠气的致病特点。疠气的致病特点，教材上总结了三点。第一，发病急骤，病情危笃；第二，传染性强，易于流行；第三，一气一病，症状相似。我们分别看看。

1. 发病急骤，病情危笃

疠气多属热毒之邪，其性暴戾，故其伤人致病具有发病急骤，来势凶猛，变化多端，病情险恶的特点，病程中常出现发热、扰神、动血、生风、剧烈吐泻等危重病状。《温疫论》述及某些疫病，比如："缓者朝发夕死，重者顷刻而亡。"足见疠气致病病情凶险，死亡率高。有个电影叫《大明劫》，描述了吴又可治疗瘟疫的情景，他在与瘟疫作斗争的过程当中，总结了一些治疗瘟疫的方法，写成《温疫论》一书，为后世清代温病四大家打下了坚实的基础。

2. 传染性强，易于流行

具有强烈的传染性和流行性是疠气最主要的特点。疠气可通过空气、食物、接触等多种途径在人群中传播。当处在疠气流行的地域，无论男女老少，体质强弱，凡触之，多可发病。疠气发病，既可大面积流行，也可散在发生。《素问·刺法论》讲"正气存内，邪不可干"中的"邪"指的是一般外感六淫，但是，疠气具有一种残忍的、极端的致病特点，所以无论你的体质强弱，都有可能很快感染，进而流行。

3. 一气一病，症状相似

不同疠气作用于何脏腑、组织、器官，发为何病，具有一定的特异选择性，因此疠气种类不同，所致之病各异。每一种疠气所致之疫病，均有各自的临床特点和传变规律，所谓"一气致一病"。同一种疠气对机体的作用部位具有定位性，即某种疠气可专门侵犯某脏腑、经络或某一部位而发病，故患同一疠疫病的人群，大都症状相似，所谓"众人之病相同"。比如痄腮，也就是腮腺炎，无论男女，都表现为耳下腮部肿胀。再如疫毒痢，大都表现为腹痛剧烈、里急后重、痢下赤白脓液等肠道症状。疠气所致之病具有规律性，它的规律已不在乎个体的体质，也就是说，大面积流行的疫病熬统一的方药，给所有的人喝。

二、影响疠气产生的因素

我们看一下影响疠气产生的因素。影响疠气产生的因素有多种，主要有气候因素、环境因素、预防措施和社会因素等。

1. 气候因素

自然气候的反常变化，如久旱、酷热、洪涝、湿雾瘴气等，均可滋生疠气而导致疫病的发生。如霍乱等病的大流行都与此类因素有关。中医讲究五运六气，由于气候与疠气大面积流行关系很大，有些人甚至通过五运六气计算出在哪一年，哪一个方位可能会产生大面积流行的疠气。

2. 环境因素

环境卫生不良，如水源、空气污染等，均可滋生疠气。食物污染、饮食不当也可引起疫病发生。如疫毒痢、疫黄等病，即是疠气随饮食入里而发病。比如疫毒痢，相当于中毒性的痢疾，致病的是毒素，中医认为这就是疠气，侵犯人的肠道，出现大面积感染，毒素通过水源传播，大家都喝这种水，这就是环境因素导致大面积疠气的产生。地震等地质灾害也易形成疠气，还有战争也可以，地震、战争引发动植物的死亡，尸体腐烂，而产生疠气。

3. 预防措施不当

由于疠气具有强烈的传染性，人触之皆可发病。若预防隔离工作不力，也会造成疫病发生或流行。比如 SARS 病毒流行的时候，公共场所都得消毒，而且是每天循环消毒，这就是预防。

4. 社会因素

社会因素对疫病发生和流行有一定的影响。战乱、社会动荡不安、工作环境恶劣，或生活极度贫困，都易致疫病发生和流行。战乱，一下子死很多人，尸体来不及处理，容易产生鼠疫。战争和疠气往往相辅相成。如果国家安定，且注意卫生防疫工作，疫疠能够得到有效控制。比如 SARS 病毒来的时候，我们国家防控工作做得比较好，所以疫情得到有效的控制。

纵观与疠气的斗争史，古代医家总结出了很多治疗方法，有代表性的是叶天士的卫气营血辨证和吴鞠通的三焦辨证。西医说，流行性疾病都是由病毒引起的，但中医不存在微观的变异，把它们统称疠气，所以中医是从宏观上辨别、治疗疠气。不像西医，比如 SARS，病毒，西医在没分离出病毒前是解决不了的，但是中医只把它作为疠气，从宏观上治疗，也是可以达到很好的疗效。

三、疠气之卫气营血辨证

中医治疗疠气的方法多种多样，由于时间有限，仅将卫气营血辨证，以及它的代表方药和治疗法则简单地讲一讲。

卫气营血辨证是清代医家叶天士创立的一种论治外感温热病的辨证方法。我们前面讲过外感六淫，风寒暑湿燥火，但是没有提到温，因为我们把温病和疠气放在一类，用一样的辨证治疗。温热病是一类由外感温热引起的热象偏重，并具有一定季节性和传染性的外感疾病。你看它具有传染性，符合疠气的标准。叶天士运用《内经》卫气营血的分布与生理功能的不同，将外感温热病发展过程中所反映的不同阶段的病理现象分为卫分、气分、营分、血分四类，用以阐明温热病发展过程当中病位的深浅轻重和传变规律，并指导临床用药。

卫气营血辨证代表了温热病深浅轻重的四个阶段，温热病从口鼻而入，首先犯肺，由卫入气，由气入营，由营入血，并且步步深入，病情逐渐加重。卫分证主表，邪在肺与皮毛，为外感温热病的初级阶段。气分证主里，病在胸、膈、胃、肠、胆等脏腑，为邪正斗争的亢盛期。营分证为邪入营分，热灼营阴，扰神窜络，病情深重。血分证是邪热深入血分，血热亢盛，耗血动血，瘀热内阻，为病变的后期，病情更加严重。卫气营血辨证是在六经辨证基础上发展起来的，是外感温热病的辨证纲领，弥补了六经辨证的不足，完善并丰富了中医对外感病的辨证方法和内容。

我们接下来看一下卫气营血辨证的不同阶段的表现以及它的代表方药。

（一）卫分证

卫分证是温热病邪侵袭肌表，卫气功能失常所表现的证，常见于外感温热病初期。临床表现为发热、微恶风寒、头痛、口干微渴、舌边尖红、苔薄黄、脉浮数，或伴有咳嗽、咽喉肿痛。卫分证我们应用辛凉平剂，比如银翘散、桑菊饮，要辨证，根据临床表现跟程度选用。

（二）气分证

气分证是温热病邪内传脏腑，正盛邪炽，阳热亢盛所表现出来的里实热证。临床表现主要以发热（不恶寒，反恶热），汗出，口渴，尿黄，舌红苔黄，脉数有力；或见咳喘，胸痛，咳痰黄稠；或见心烦，坐卧不安；或见日晡潮热，便秘腹胀，痛而拒按，甚或谵语、狂乱，苔黄干燥甚则焦黑起刺，脉沉实；或见口苦咽干，胸胁满痛，心烦，干呕，脉弦数。气分证根据不同情况，也有不同的代表方剂。比如阳热亢盛，里实热证，代表方剂是白虎汤；如果邪兼阳明之腑，大便秘结，用承气汤类，如调胃承气汤、大承气汤、小承气汤等；如果气分证兼卫分证症状的话，可以在气分证方的基础之上稍加牛蒡子、薄荷；若兼小便不利，可以用一点竹叶、萆薢和芦根来清热利尿，这个时候不宜用泽泻、猪苓，因为泽泻伤阴液。如果气分证，防止邪入营分，或已经有进入营分的征象，可以用丹皮、生地等入营分的药，以免其由气分转为营分。

（三）营分证

营分证是指温病邪热内陷，营阴受损、心神被扰。营分证是温病发展过程中较为深重的阶段。临床表现为身热夜甚，就是晚上发热，口不甚渴或不渴，心烦不寐，甚或神昏谵语，斑疹隐隐，舌质红绛无苔，脉细数。营分证的代表方剂是来自《温病条辨》的清营汤（犀角、生地、玄参、竹叶、麦冬、金银花，连翘）。如果出现了神昏谵语，热闭心包，我们用至宝丹、安宫牛黄丸等开窍药，或者《温病条辨》的清宫汤，清宫汤里面有犀角，可以治疗神昏谵语。

（四）血分证

血分证是指温病邪热深入阴血，导致动血、动风、耗阴表现的一类证。血分证是温热病发展过程中最为深重的阶段。血分证主要累及心、肝、肾三脏。分为血分实热证和血分虚热证。血分实热证是指温热病邪深入血分，闭扰心神，迫血妄行，或燔灼肝经所表现的证。本证为血分证的前期阶段,临床表现为身热夜甚,躁扰不宁,甚者神昏谵语,舌质深绛,脉弦数;或见斑疹显露、色紫黑,或吐血、便血、衄血、尿血;或见四肢抽搐,颈项强直,角弓反张,目睛上视,牙关紧闭。这时已经有生命危险了。

我们再看一下血分虚热证。血分虚热证是指血热久羁,耗伤肝肾之阴,以持续低热,并见机体失养,或虚风内动所表现出来的证。本证多为血分证的后期阶段。临床表现为持续低热,暮热早凉,五心烦热,或见口干咽燥,形体干瘦,神疲耳聋,舌干少苔,脉虚细,或见手足蠕动。血分证也有代表方剂,比如,阴虚风动用大定风珠,血分虚热证,我们也可以用《温病条辨》的大定风珠。当然还有小定风珠,都来自《温病条辨》。如果动风发痉,可以用三甲复脉汤,大小定风珠也可以。如果舌质深绛,斑疹隐露,吐衄下血,可以用《温病条辨》的化斑汤;如果是兼有瘀血,大便黑,而且口干欲漱而不欲饮,可用孙思邈《千金方》的犀角地黄汤,加一些活血化瘀的药,比如桃仁、丹参。口干欲漱不欲饮是典型由瘀血引起的症状,中医诊断学经常会考到。

（五）卫气营血传变规律

有顺证和逆证之分。顺证是指温热病邪按照卫分、气分、营分、血分的规律传变。还有逆传,由于感受疠气的类别、患者体质差异以及治疗影响,温热病也有不按照规律传变的,称为逆传,这种逆传标志着邪气太盛或者正气太虚,病情更加凶险。比如邪入卫分之后,不经过气分而直接到营分和血分,出现神昏谵语。比如初发在卫分,积极治疗后即可痊愈;或者没有卫分证,直接进入气分证或者营分证;或者卫分证未罢,又兼有气分证,导致卫气同病;或者气分证上乘,又出现了营分证或血分证,我们称为气营两燔或者气血两燔。气营两燔也有代表方剂,可以用解毒清营汤来治疗;气血两燔可以用《疫诊一得》的清瘟败毒饮。

　　关于疠气，我们就讲到这里。以后的学习当中，我们还会补充。特别是中医内科学里会讲到流行性感冒、时行感冒，中医外科学里会讲痄腮，皮肤性病学里面有艾滋病等。

第三节　七情内伤

七情，指喜、怒、忧、思、悲、恐、惊七种正常的情志活动，是人体脏腑生理和精神活动对内外环境变化产生的情志反应，一般不会导致或诱发疾病。

七情内伤，是指喜、怒、忧、思、悲、恐、惊等情绪变化引起脏腑精气功能紊乱的一类疾病。过于突然、强烈或持久不解的七情反应、超过了人体生理和心理的适应和调节能力，导致脏腑精气损伤，功能失调，或人体正气虚弱，脏腑精气虚衰，对情志刺激的适应和调节能力低下，引发或诱发疾病时，七情就成为病因，因病从内发而称为"七情内伤"。《内经》提出了喜、怒、忧、思、悲、恐、惊、畏八种情绪，后世认为恐与畏同类，故成"七情"之说。

①喜，是伴随愿望实现，紧张情绪解除时的轻松愉快的情绪体验。

②怒，是由于愿望受阻，行为受挫导致的紧张情绪的体验。

③忧，是对所面临问题的解决看不到头绪，心情低沉并伴有自卑的复合情绪状态。

④思，是对所思问题不解，事情未决，思虑担忧的复合情绪状态，也称为忧思。注意，思并非一种情绪，思考、思虑更倾向于性格。

⑤悲，是指人失去所爱之人或物，及所追求的愿望破灭时的情绪体验。

⑥恐，是遇到危险而又无力应付而引发的惧怕不安的情绪体验。

⑦惊，指突然遭受意料之外的事件而引发的紧张惊骇的情绪体验。

七情代表中医学对人的基本情绪的认识，除七情之外，爱与恨、自豪与羞涩、尊严与蔑视等，也是人类基本的情志表现。

一、七情与内脏精气的关系

由于人体是以五脏为中心的有机整体，故情志活动与五脏精气的关系最为密切。《素问·阴阳应象大论》说："人有五脏化五气，以生喜怒悲忧恐。"五脏藏精，精化为气，气动应答外界环境而产生情志活动，故脏腑精气是产生各种情志活动的内在生理学基础。五脏精气可产生相应的情志活动，即肝在志为怒，心在志为喜、脾在志为思、肺在志为忧、肾在志为恐。五脏精气的盛衰及其藏泄运动的协调、气血运行的通畅，在情志的产生及变化中发挥着基础性作用。若五脏精气阴阳出现虚实变化及功能紊乱，气血运行失调，则可出现情志的异常变化。比如《灵枢·本神》说："肝气虚则恐，实则怒……心气虚则悲，实则笑不休。"《素问·调经论》说："血有余则怒，不足则恐。"比如，在临床上，肝气郁结的患者，常表现为抑郁不乐；肝郁化火者，则常心烦易怒。

另外，外在环境变化过于强烈，情志过激或持续不解，又可导致脏腑精气阴阳失常，气血运行失调。如大喜大惊伤心，大怒郁怒伤肝，过度思虑伤脾，过度恐惧伤肾等。

在情志活动产生和变化中，心与肝发挥着更为重要的作用。心藏神，为五脏六腑之大主，主宰和调控机体的一切生理和心理活动，故各种情志活动的产生是在心神的统率下，各脏腑精气阴阳协调作用的结果。正常情志活动的产生依赖于五脏精气充盛及气血运行畅达，而肝主疏泄、调畅气机，促进和调节气血运行，因而在调节情志活动、保持心情舒畅方面，也发挥着重要的作用。

《三因极一病证方论》的"三因论"说："七情，人之常性，动之则先自脏腑郁发，外形于肢体，为内所因。"所以七情具有两重性，适度的情绪反应为人之常性，属生理范畴，七情过度，即过于强烈和时间过长超过机体生理承受范围，则成为病因，使人致病。不同的人承受的压力不一样，持续时间也不一样，就导致一定的个体差异。比如，有的人能够承受很大的压力而不生病，有的人有一点压力就出现失眠、焦虑等，甚至诱发一些身心疾病，这就是个体差异的表现。心理特征及心理素质与情志致病也有很大关系。比如性格开朗、形体壮实的勇者，对外界刺激的承受能力比较强，不容易发生情志异常而生病；而性格内向、形体瘦弱的怯者，对外界刺激因素的承受和调节能力比较差，容易发生情志异常而生病。

二、七情内伤的致病特点

情志活动是由机体内外环境变化所引起。因此外界不良刺激，以及机体内脏精气虚衰，气血失和均可引起七情失常，七情内伤的致病特点主要表现在以下几个方面：直接伤及内脏，影响脏腑气机，多发为情志病，影响病情的变化。

（一）直接伤及内脏

直接伤及内脏分四个方面：损伤相应之脏，影响心神，易伤心肝脾，易损伤潜病之脏腑。

1. 损伤相应之脏

七情与五脏分别相关，是五脏精气功能活动的外在表现，七情反应太过又会损伤相应之脏。即心在志为喜，过喜则伤心，肝在志为怒，过怒则伤肝，脾在志为思，过度思虑则伤脾，肺在志为悲为忧，悲忧过度则伤肺，肾在志为恐，过恐则伤肾。

2. 影响心神

心主神志，七情皆从心而发，故七情内伤均可作用于心神，导致心神不安，甚至精神失常。

3. 易伤心肝脾

由于情志变化的复杂性、交织性、多变性，故七情伤脏既可单一情志伤人，又可两种以上的情志交织伤人。单一情志伤人，除易伤心神和反伤本脏之外，也可伤及他脏。比如郁怒不解则伤肝，肝气郁结可见两胁胀痛、胸闷太息，咽中如有物阻、月经延后等症，甚则可见痛经、闭经、癥瘕，并可累及脾胃，出现食欲不振等症；忧思不解易伤脾，脾失健运，可见食欲不振、脘腹胀满、大便溏泄等症；若累及心肺，可见悲伤欲哭，心情漠然、心悸气短等症。由于心肝脾三脏在人体生理和情志活动中发挥着重要作用，故情志内伤最易损伤心肝脾三脏。

郁怒不解伤肝，肝气郁结，见两胁胀痛、善太息，如果仅仅是肝气郁结，没有涉及他脏的话，我们可以用柴胡疏肝散；咽中如有物阻，已经伤及脾，是肝郁脾的结果，可以用半夏厚朴汤；怒伤肝，月经延后，大部分是肝郁脾虚，可以用逍遥丸等；如果出现痛经、闭经、癥瘕，说明出现肝郁气结、气滞血瘀了，用少腹逐瘀汤合柴胡疏肝散或逍遥丸等；郁怒累及脾胃见食欲不振，是肝郁脾虚了，《难经·七十七难》讲："见肝之病，则知肝当传之与脾。"脾虚用逍遥丸疏肝解郁健脾，里面用到了茯苓、白术。忧思不解伤脾，脾失健运，食欲不振，脘腹胀满，大便溏泄，完全是脾脏功能失调，可以单独健脾，适当加一点疏肝药，我们可以用香砂六君丸、保和丸等。如果累及心肺，悲伤欲哭，已经到了脏躁的程度了，可以用甘麦大枣汤。

4. 易损伤潜病之脏腑

潜病，是指已经存在但无明显临床表现的病证，潜病之脏腑是指潜病所在的脏腑。潜病之脏腑因其正气已虚，即是情志易伤之所，故七情内伤易于损伤潜病之脏腑。比如曾经患有胸痹、头痛等病证的患者，如果遭遇情志刺激，最易导致潜病发作或反复发作。再如，有肝气郁结，或者本身就有肝肾阴虚、肝阳上亢的患者容易出现头痛，因为易怒伤肝，一遇到刺激头痛就又开始了，导致头痛迁延难愈。

（二）影响脏腑气机

脏腑之气的运动在情志活动产生中发挥着重要作用。而脏腑之气的升降出入运动，又与情志变化密切相关。情志内伤脏腑而致病，首先影响脏腑气机，导致脏腑气机升降失常而出现相应的临床表现。故《素问·举痛论》说："百病生于气也，怒则气上、喜则气缓、悲则气消、恐则气下、惊则气乱、思则气结。"

1. 怒则气上

怒则气上指大怒致使肝气上逆，甚则血随气逆的病机变化。临床主要表现为：头胀痛、面红目赤，急躁易怒，这种情况用镇肝息风汤、天麻钩藤饮，有的还可以用龙胆泻肝汤。血随气逆而呕血，甚则昏厥卒倒，若肝气横逆犯脾，可兼见腹痛、腹泻等症。肝气犯脾，出现腹痛腹泻，如果是痛泻可以用痛泻要方。《素问·生气通天论》说："大怒则形气绝，而血菀于上，使人薄厥。"这个薄厥就是中风偏瘫的意思，相当于现在的急性脑溢血或脑血栓。《素问·举痛论》说："怒则气逆，甚则呕血及飧泄。"怒则气逆呕血，也就是说，肝气上逆，然后引动胃气吐血，代表方剂龙胆泻肝汤。

2. 喜则气缓

喜则气缓指过度喜乐，致使心气涣散或心神惮散的病机变化。轻者可见心悸失眠，少气无力、精神不集中等；重者神志失常，狂乱，或见心气暴脱而大汗淋漓，气息微弱，脉微欲绝等。《素问·阴阳应象大论》说："暴喜伤阳。"《灵枢·本神》又说："喜乐者，神惮散而不藏。"这种由于喜则气缓而见惊悸失眠、少气无力、精神不集中，可以用桂枝甘草龙骨牡蛎汤（经方）。如果严重了，心气暴脱而大汗淋漓，可以用参附汤。

3. 悲则气消

悲则气消指过度悲忧，导致肺气耗伤或宣降失常的病机变化。临床常见意志消沉，精神不振，气短胸闷，乏力懒言等症。《素问·举痛论》说："悲则心系急，肺布叶举，而上焦不通，荣卫不散，热气在中，故气消矣。"这种气消证，轻症可以用补中益气汤，重症的可以用张锡纯的升陷汤。

4. 恐则气下

恐则气下指过度恐惧，致使肾气失固，气陷于下的病机变化。临床可见二便失禁、遗精、滑精、骨痿等。《灵枢·本神》说："恐惧而不解则伤精、精伤则骨酸痿厥、精时自下。"有人说某人吓得尿裤子，就是由于恐致肾气失固，二便失禁。恐则气下，如果是一过性的，可以通过安抚情志使临床症状消失；如果长期处于恐吓状态之下，肾气失固，就要补肾气了，可以用金匮肾气丸合缩泉丸等，遗精的可以用金匮肾气丸合金锁固精丸等。

5. 惊则气乱

惊则气乱指猝然受惊，导致心神不定，气机逆乱的一种病机变化。临床可见惊悸不安，慌乱失措，甚则神志错乱，《素问·举痛论》说："惊则心无所倚，神无所归，虑无所定，故气乱矣。"这种情况往往导致惊悸不安，特别是会影响睡眠，可以用安神定志丸。

6. 思则气结

思则气结指过度思虑导致心脾气机郁滞，运化失职的病机变化。临床可见惊悸、失眠、多梦、精神萎靡及倦怠乏力，食少、腹胀、便溏等症状。《素问·举痛论》说："思则心有所存，神有所归，正气留而不行，故气结矣。"这种思则气结导致的心脾两虚，代表方剂是归脾汤。

情志内伤导致脏腑气机紊乱，功能失常，进而可以引起精气血津液代谢失常，继发多种病证。如气郁日久，可化热化火，代表方剂是丹栀逍遥丸。气机逆上，亢奋有余，也可化热化火，可以用龙胆泻肝汤。气郁还可以引起血瘀、痰饮、湿郁、食郁等病变，而痰饮与瘀血互结，则又可致癥积、肿瘤等。所以说，气郁是"肿瘤体质"。当然，血瘀、痰饮、湿郁、食郁，我们用越鞠丸（苍术、神曲、川芎、香附、栀子），专解这几种郁证。情志内伤引起的病理变化相当复杂，多种疾病的发生或诱发都与此有关。

（三）多发为情志病

情志内伤致病特点是多发为情志病。情志病，系指发病与情志刺激有关或具有情志异常表现的病证。病名首见于明朝张介宾的《类经》。情志病包括：①因情志刺激而发生病证，如郁证、癫、狂等；②因情志刺激而诱发的病证，如胸痹、真心痛、眩晕、胃脘疼痛等；③其他原因所致但具有情志异常表现的病证，比如消渴、恶性肿瘤、慢性肝胆疾病等，大都有异常的情志表现，并且其病情也随情绪变化而有变化。

因情志因素引起的病证郁证，我们有柴胡疏肝散，逍遥丸、越鞠丸等。癫狂，可以用癫狂梦醒汤、涤痰汤等，情志因素诱发的胸痹、真心痛，可以用柴胡疏肝散，或逍遥散合半夏瓜蒌枳实汤之类。情志因素引起胃脘痛，我们用的是柴胡疏肝散化裁。其他原因引起但是具有情志异常表现的，比如糖尿病消渴，证属阴虚火旺，出现五心烦热、盗汗，有的会急躁，需要养阴。恶性肿瘤就更不用说了，只要患者知道得了癌症，各种情绪立马就来了，主要是以沮丧、绝望为主，我们在治疗过程中要估计到这方面的情绪。这个慢性肝胆疾病影响到肝胆的疏泄，肯定会继发影响情志，有人郁闷，有人急躁易怒等。

（四）影响病情变化

七情变化对病情具有两方面的影响，一是有利于疾病的康复。良性的或积极乐视的情绪，有利于病情的好转乃至痊愈。二是诱发疾病发作或加重病情。消极悲观情绪，或七情强烈波动可诱发疾病或使病情加重、恶化。了解七情活动对病情的不同影响，对把握病情发展变化，采取合理的治疗，具有实际指导意义。

第四节　饮食失宜

　　饮食是人类赖以生存和维持健康的基本条件，是人体后天生命活动所需精微物质的重要来源。这句话在藏象学说里面学到过，脾胃乃后天之本，气血生化之源，后天生命活动所需精微物质主要是靠脾胃。但饮食要有节制，饮食结构合理，五味均衡，定时定量，安全卫生，则"一饮一食，入于胃中，随消随化，则无留滞为患"（《济生方》）。如果饮食失宜，即可成为病因，影响人体生理功能，导致脏腑功能失调或正气损伤而发生疾病。

　　饮食物主要依靠脾胃的运化作用消化吸收，故饮食失宜，主要损伤脾胃，因而称"饮食内伤"。因脾胃受损，正气不足，为外邪的侵入与内邪的滋生创造了条件，由此引起多种内伤病、外感病的发生，还可导致食积、聚湿、化热、生痰、气血不足等病变。比如食积，食物消化有问题，积在胃肠，我们临床常用炒三仙，也可以用《医门推敲（壹）》里的五仙散，成药有保和丸。聚湿，我们可以用胃苓汤、除湿胃苓汤、二陈汤、二陈平胃散等。如果食积化热，保和丸里面用连翘，就是专门针对食积化热的。脾胃乃后天之本，气血生化之源，脾胃受损伤后气血不足，这时候我们补气血的同时要注意健脾胃。补气血，我们可以用八珍汤、人参养荣汤、十全大补汤；健脾胃我们可以用五仙散、炒三仙、香砂六君子丸、参苓白术散等。

一、饮食不节

饮食不节，指饮食不能节制，明显低于或超过本人适度的饮食量。比如过饥过饱，或饥饱无常，均可影响健康，导致疾病的发生。

（一）过饥

过饥，指摄食不足，如饥而不得食，或有意识限制饮食，或因脾胃功能虚弱而纳少，或因七情强烈波动而不思饮食，或不能按时饮食等。

1. 饥而不得食

现在很多女性朋友为了减肥，有意识地克制、限制自己的饮食，其实从长远看，是一种不健康的方法。减肥有各种方法，不能够完全通过限制饮食来减肥。我们可以通过服药健脾祛痰湿减肥，也可以针灸丰隆、阴陵泉、三阴交、脾俞祛痰湿来减肥。你可能保持了良好的身材，但是，说不定你的胃会出现很大的问题。

2. 脾胃功能虚弱而纳少

我们可以用香砂六君子丸、异功散、炒三仙、炒五仙等治疗。

3. 因七情强烈波动而不思饮食的

我们说是忧思伤脾，心里有事儿吃不下，这是情志因素影响，心病还需心药医，心情好了，思虑过了，他就可以吃东西了。

4. 或不能按时饮食，不能按时饮食

这个普遍存在，有的是因为工作原因，特别是一些工作狂，久而久之就会伤脾胃。《灵枢·五味》说："谷不入，半日则气衰，一日则气少矣。"长期摄食不足，营养缺乏，气血生化减少，一方面因气血亏虚而脏腑组织失养，功能活动衰退，全身虚弱；另一方面又因正气不足，抗病能力弱，易导致外邪侵入，继发其他疾病。身体虚弱后，易招外邪入侵，比一般人容易得感冒。而且，身体虚弱的人感冒后，比正常人需要更长时间恢复。此外，长期摄食过少，胃腑失于水谷濡养，也可损伤胃气而致胃部不适或胃脘疼痛等。如果有意抑制食欲，可能发展成厌食等较为顽固的身心疾病。儿童时期，如果饮食过少可导致营养不良，影响其生长发育。

（二）过饱

过饱，指饮食过量，或暴饮暴食，或中气虚弱而强食，以致脾胃难以消化转输而致病。轻者饮食积滞不化，以致"宿食"内停，可见脘腹胀满疼痛，嗳腐吞酸，呕吐、泄泻、厌食等。这种宿食，不管是腹胀疼痛，还是吞酸呕吐，还是泄泻、厌食，都用保和丸。也可取中脘、足三里来健胃消食。《素问·痹论》说："饮食自倍，肠胃乃伤。"若食滞日久，脾胃久伤，升降失序，致使运化功能久不得复，又可聚湿、化热、生痰而变生其他疾病，临床很多见。舌苔容易出现苔腻，如果化热了的话，还会出现腐苔；脉象可以出现滑脉，也可以出现弦滑。我们用二陈平胃散、胃苓汤、除湿胃苓汤祛湿、化痰。食滞肠道，阻碍气血流通，郁久化热，容易引起痢疾或者痔疮，不同的证型用不同的治疗方法，如葛根芩连汤、连理汤、白头翁汤、芍药汤等。久食过量，营养过剩，而发展为消渴、肥胖、心脉痹阻等病证。消渴，分为上消、中消、下消，要求饮食上严格控制；至于肥胖，我们得健脾祛湿，控制饮食，注意我们说控制饮食，不是不吃饭。心脉痹阻，我们用血府逐瘀汤合涤痰汤化痰化瘀，通脉。

此外呢，大病初愈阶段，若饮食不当，还可引发疾病复发；小儿脾胃功能尚未健全，饥饱尚不自知、自控，喂养过量，易致消化不良，久则酿成"疳积"。疳积，在儿科里大量存在，是因为小儿根本就不知道饱饿，你给他吃他就吃，中医治疗疳积的效果非常好，小儿疳积颗粒、肥儿散等都可以，另外，针灸对疳积也有很好的疗效，只不过针灸有些会在手上留下疤印，在美观上不是很好。

二、饮食不洁

我们看一下第二个，饮食不洁。洁，是清洁的洁，饮食不洁，指饮食不清洁、不卫生或陈腐变质或有毒的食物。多是由于缺乏良好的卫生习惯所造成。饮食不洁而致的疾病以胃肠疾病为主，比如进食腐败变质食物，则胃肠功能紊乱，出现脘腹疼痛、恶心呕吐、肠鸣泄泻或痢疾等，就是上吐下泻，食物中毒。若进食被寄生虫所污染的食物，则可导致各种寄生虫病，比如蛔虫、蛲虫等，常表现为腹痛时作、嗜食异物、面黄肌瘦等，中医用健脾胃消食的中药，加一些驱虫药，比如使君子、槟榔、南瓜子等。若进食被疫毒污染的食物，可发生某些传染性疾病。如果进食或误食被毒物污染或有毒性的食物，则会发生食物中毒，轻则脘腹疼痛，呕吐泄泻；重则毒气攻心，神志昏迷，危及生命。这个时候就得抢救了，可以用安宫牛黄丸、羚角钩藤汤、犀角。

三、饮食偏嗜

我们看一下第三个，饮食偏嗜。饮食偏嗜是指特别喜好某种性味的食物或专食某些食物。如饮食偏寒偏热，或饮食五味有所偏嗜，或嗜酒成癖等，久之皆可导致人体阴阳失调，或某些营养物质缺乏而引起疾病。

（一）寒热偏嗜

良好的饮食习惯要求寒温适中。《灵枢·师传》说："食饮者，热无灼灼，寒无沧沧。寒温中适，故气将持，乃不致邪僻也。"若过分偏嗜寒热饮食，可导致人体阴阳失调而发生某些病变。比如，偏食生冷寒凉之品，久则易于耗伤脾胃阳气，导致寒湿内生，比如在寒冷的冬天吃冰淇淋、冰水啊，久而久之就引起脾胃阳虚，进而转化成脾肾阳虚，阳气衰败，导致寒湿内生，脾阳虚的就会泄泻、消化不良，肾阳虚的就会阳痿、宫寒不孕等。所以，女性朋友特别是在月经期，更加不能吃生冷的。如果偏嗜辛辣燥热饮食，则使胃肠积热，或酿成痔疮，比如有些人喜欢喝酒，吃海鲜、烧烤、肉，不喜欢吃素菜，这样的人最容易出现痔疮、高血压、高血脂、易流汗等。若嗜酒成癖，久易聚湿、生痰、化热而致病，甚至变生癥积。注意，嗜酒的人容易聚湿、生痰、化热，在西医上说就是易得酒精肝、脂肪肝、肝硬化、肝癌，就是中医所说的癥积。所以长期酗酒的人，能戒酒就戒酒，能少喝点就少喝点。平时我们在看病的过程中，好多需要戒酒的人就是戒不了，这种人治病的话，疗效就差。不遵医嘱，神仙难救。

（二）五味偏嗜

五味偏嗜，是指长期嗜食酸、苦、辛、甘、咸等饮食物，会损伤脏腑而为病。五味与五脏有一定的亲和性，各有不同作用，不可偏废。《素问·至真要大论》说："夫五味入胃，各归所喜，故酸先入肝，苦先入心，甘先入脾，辛先入肺，咸先入肾。"如果长期嗜好某种性味的食物，就会导致该脏的脏气偏盛，机体活动失调而发生多种病变。所以《素问·至真要大论》又说："久而增气，物化之常也。气增而久，夭之由也。"五味偏嗜，既可引起本脏功能失调，也可因脏气偏盛，致脏腑关系失调而出现他脏的病理改变。《素问·五脏生成》说："多食咸，则脉凝泣而变色；多食苦，则皮槁而毛拔；多食辛，则筋急而爪枯；多食酸，则肉胝皱而唇揭；多食甘，则骨痛而发落。"即五味偏嗜，脏气偏盛，导致的"伤己所胜"。把它翻译过来就是过食咸味则使血脉凝涩不畅，而颜面色泽发生变化；过食苦味，则使皮肤枯槁而毫毛脱落；过食辛味，则使筋脉拘急、爪甲枯干；过食酸味，则使肌肉粗厚、皱缩而口唇掀揭；过食甘味，则使骨骼疼痛而头发脱落。"伤己所胜"，是多食某种味可以增加这种味对应的脏的脏气偏盛，比如多食咸味，导致肾脏的气偏盛，"伤及所胜"，肾五行属水，水能克火，所胜者为火，所以多食咸味，伤的是火脏，而火对应的是心，心对应的是血脉，所以说，过食咸味可以使血脉凝涩不畅。以此类推，过食苦味，苦入心，心属火，火克金，而金又属肺，肺主皮毛，所以过食苦味，则使皮肤枯槁而毫发脱落。同理，过食辛味，可以引起其所对应的肺脏气偏盛，肺的脏气偏盛，会伤及所胜之木，所以过食辛味，就能使筋脉拘急而爪甲枯干，因为肝主筋、爪。同理，过食酸味，酸属于木，木克土，土为脾土，脾土主肌肉，所以过食酸味，就使肌肉粗厚、皱缩，口唇掀揭等。同理，过食甘味，甘属脾土，土能克水，水属肾，肾主骨，其华在发，所以过食甘味，则可使骨骼疼痛而头发脱落，其实就是伤肾，这个说一下，过食甜味导致湿热，湿热内生，聚集于骨骼关节，就会出现骨骼关节疼痛，湿气如果聚集到头部，就会形成脂溢性脱发，所以过食甘味，使骨骼疼痛而头发脱落。我们从脏腑、精、气、血、津液角度也能分析出来。我们所说的"伤己所胜"，这段话考试经常考到，所以大家要记下来。但是，你只需要记下来，五味偏嗜，脏气偏盛，导致"伤己所胜"就够了。

（三）食类偏嗜

若专食某种或某类食品，或厌食某类食物而不食，或膳食中缺乏某些食物等，久之也可成为导致某些疾病发生的原因。如瘿瘤，指的是西医上的碘缺乏，还有佝偻，西医认为是钙、磷代谢障碍，夜盲，西医认为是维生素 A 缺乏等。如过食肥甘厚味，可聚湿生痰、化热，易致肥胖、眩晕、中风、胸痹、消渴等病变。若因偏食而致某些营养物质缺乏，也可发生多种病变。说了这么多，其实就是不能偏食，就这么简单。

药食同源，我们所吃的食物都有其四气五味和归经，都可以归属五脏、六腑等。所以为了让五脏六腑能协调发展，切记不可偏嗜。虽说萝卜白菜各有所爱，但是不能根据自己的任性来吃食物，一定要荤素搭配，不喜欢吃的东西也吃一点，对身体才有好处。比如在吃一些温补类的药物的时候，不能吃大辛大发的东西，否则容易助风生火啊。那么，这就是其所谓的饮食禁忌。那么接下来我将临床常见的饮食禁忌分个类。第一类，食用菌类。主要是蘑菇，吃多了可以导致动风升阳，引发肝阳头痛、肝风眩晕等，还能够诱发或加重一些阳性皮肤肿毒、外科病等。第二类，海鲜类。主要是带鱼、黄鱼、鲳鱼、蚌肉、虾、螃蟹等水产品，这类食品大多咸寒而腥，对体质过敏者易诱发过敏性疾病，比如哮喘、荨麻疹，同时它们也易催发疮疡肿毒等皮肤方面的疾病。第三类，蔬菜类。主要有竹笋、芥菜、南瓜、菠菜、韭菜等，它们可以诱发皮肤的疮疡肿毒等。第四类，果品类。比如桃子、杏子、银杏、杧果、杨梅、樱桃、荔枝、甜瓜等，容易生热，产生痈疮疽等，特别是多吃杏仁，它能够生痈肿、伤筋骨，这是有明确记载的，还有个患者就因为吃了几个杧果，全身长满疮毒。第五类，家禽类，或者是禽畜类。主要有公鸡、鸡头、猪头肉、鹅肉、鸡翅、鸡爪、驴肉、獐肉、牛肉、羊肉、狗肉、鹅蛋、鸭蛋等，这些食物主动而性升浮，食之易动风升阳，触发肝阳头痛、肝风眩晕等。此外，还易诱发或加重皮肤肿毒疾病。鸡蛋虽然不属于很厉害的发物，但也不宜多吃，一般一天不超过两个，尤其是有肝病、过敏、血脂过高、高热、肾方面疾病的患者，更不能多吃。另外属于发物的还有菜油、酒、各种酒，特别是白酒，豌豆、黄大豆、豆腐、豆腐乳、蚕蛹、葱、姜、蒜等。有时候，将荤腥类的食物一概视为发物，特别是鱼类，只要是白色鱼全部是发物，白色鱼就是鳞片是白色的，特别是鲫鱼，是鱼类里发物性最大的。鳝鱼、泥鳅、乌龟、鳖不属于发物，因为它们不是白色鱼。

　　好，关于饮食失宜，我们就讲到这里。

第五节　劳逸失度

劳逸结合是保证人体健康的必要条件。如果劳逸失度，长时间过于劳累，或过于安逸都不利于健康，均可导致脏腑经络及精气血津液神的失常而引起疾病发生。因此，劳逸失度也是内伤病的主要致病因素之一。

一、过劳

过劳，即过度劳累，也称劳倦所伤，包括劳力过度、劳神过度和房劳过度三个方面。

（一）劳力过度

劳力过度，又称"形劳"，指较长时间过度用力，劳伤形体而积劳成疾，或者是病后体虚，勉强劳作而致病。

劳力太过而致病，其病变特点主要表现在两个方面：一是过度劳力伤气。耗伤脏腑精气，导致脏气虚少，功能减退。由于肺为气之主，脾为生气之源，故劳力太过尤易耗伤脾肺之气，常见少气懒言、体倦神疲、喘息汗出等。如脾肺之气所伤，常会表现为中气不足，见少气懒言、体倦神疲等，可以用补中益气汤。对于气虚导致气不摄津引起的汗出、肺气虚导致的喘息，都可以用补气的方法，用人参、黄芪、白术、防风固表止汗。喘息，如果是气虚所引起，我们就用人参、黄芪大补脾肺之气。《素问·举痛论》说："劳则气耗。"就是过劳先伤脾肺之气。二是过度劳力而致形体损伤，即劳伤筋骨。体力劳动主要是筋骨、关节、肌肉的运动，如果长时间用力太过，易导致形体组织损伤，久而积劳成疾。如《素问·宣明五气》说："久立伤骨，久行伤筋。"比如网球运动员长期训练，肘关节长期处于运动中，用力时间太过导致肘关节周围的形体组织损伤而成为网球肘，西医认为是无菌性炎症，没有好的治疗方法，只能让其休息、温敷等。中医称其为肘劳，认为是过度劳累而致形体损伤，劳伤筋骨所致，治疗用针和灸配合，通过针通经络，通过灸让损伤的形体组织得以恢复，当然一样要休息。与网球肘类似的还有腱鞘炎，长期用手做一个动作，导致手指关节周围出现损伤性炎症，和网球肘一个道理，治疗方法也是一样的。

（二）劳神过度

劳神过度，又称"心劳"。指长期用脑过度，思虑劳神，积劳成疾。由于心藏神，脾主思，血是神志活动的重要物质基础，故用神过度，长思久虑，易耗伤心血，损伤脾气，以致心神失养，神志不宁而心悸、健忘、失眠、多梦，脾失健运而纳少、腹胀、便溏、消瘦等。代表方剂是"归脾汤"。

（三）房劳过度

房劳过度，又称"肾劳"，指房事太过，或手淫恶习，或妇女早孕多育等，耗伤肾精、肾气而致病。由于肾藏精，为封藏之本，肾精不宜过度耗泄。若房事不节则肾精、肾气耗伤，根本动摇，因为肾为先天之本，常见腰膝酸软、眩晕耳鸣、精神萎靡、性功能减退等。肾阴虚引起的腰膝酸软、眩晕耳鸣、精神萎靡等，都可以用六味地黄丸合左归丸；如果以耳鸣为主诉的话，我们还可以用耳聋左磁丸；肾阳虚的代表方是右归丸。

男子阳痿以肾阳虚为主的，主要表现为腰膝不是酸软，而是冷痛，或者阳虚为主的性功能减退，主要是阳痿，或者是女子的带下过多，或者宫寒不孕，主要用右归丸合桂附地黄丸或金匮肾气丸。男子阳痿以肾阴虚为主的，主要表现为腰膝酸软、耳鸣，甚至有些会盗汗，男子性功能表现为早泄，或者是无精、少精等不育症，女性会出现月经不调等，主要用左归丸合六味地黄丸。

在妇女方面，《素问·生气通天论》说："因而强力，肾气乃伤，高骨乃坏。"妇女早孕多育，亏耗精血，累及冲任及胞宫，易致月经失调、带下过多等妇科疾病，比如十几岁怀孕，生小孩，或者像旧社会，有的生七八个，亏耗精血，可以累及冲任及胞宫，导致月经不调，月经过少，或者月经先后不定期，带下过多。白带异常（类似于西医的宫颈糜烂），如果是由肾虚所引起的，可通过补肾治疗，但仍然分为肾阴虚、肾精亏少、肾气虚、肾阳虚多种证型。肾阴虚和肾精亏少，我们用六味地黄丸合左归丸，肾阳虚和肾气虚用右归丸合金匮肾气丸或者桂附地黄丸，这几个代表方剂不分男女。由肾气虚引起的月经先期，我们可以用张景岳的固阴煎；由于肾虚引起的月经后期，可以用《景岳全书》里的当归地黄饮；由肾虚引起的月经先后不定期，也可以用固阴煎加减；由肾虚所引起的月经过少，可以用《景岳全书》里的归肾丸；由肾阴虚引起的月经间期出血，可以用两地汤合二至丸。由肾气虚所引起的崩漏，我们用加减苁蓉菟丝子丸；由肾阳虚引起的崩漏，用《景岳全书》里的右归丸；由肾阴虚引起的崩漏，用《景岳全书》里的左归丸合二至丸。由肾气虚引起的闭经，用加减苁蓉菟丝子丸；由肾气亏损引起的痛经，用益肾调经汤，或者是《傅青主女科》的调肝汤；由肝肾亏虚所引起的经行乳房胀痛，用代表方剂一贯煎；由肝肾阴虚所引起的经行发热，用蒿芩地丹四物汤；由肾阳虚，当然大部分是脾肾阳虚，所引起的经行浮肿，用金匮肾气丸合苓桂术甘汤。更年期综合征由肾阴虚引起的，用左归丸合二至丸；

肾阳虚引起的，用右归丸；肾阴阳两虚引起的，用二仙汤合二至丸；由肾阴虚所引起的经断复来，就是月经都已经绝经了又来了，代表方剂是知柏地黄丸，可以加阿胶、龟胶这种血肉有情之品。

此外，房劳过度也是导致早衰的重要原因，所以补肝肾可以抗早衰，比如由于肝肾阴亏所引起的早衰，用左归丸合一贯煎，由于肾阳虚引起的早衰，我们用右归丸合金匮肾气丸或者桂附地黄丸。

二、过逸

过逸，即过度安逸，包括体力过逸和脑力过逸等。人体每天需要适当的活动，气血才能流畅，阳气才得以振奋。若较长时间少动安闲，或者卧床过久，或者长期用脑过少等，可导致脏腑经络及精气血津液神失调而出现各种病理变化。

过度安逸致病，其特点主要表现在三个方面：一是安逸少动，气机不畅。如果长期运动减少，则人体气机失于畅达，导致脾胃等脏腑的功能活动呆滞不振，出现食少、胸闷、腹胀、肢体困乏、肌肉软弱或发胖臃肿等，久则进一步影响血液运行和津液代谢，形成气滞血瘀、水湿痰饮内生等。气滞血瘀，痰湿内停可以用双活汤；气滞血瘀用桃红四物汤；水湿内停，用二陈汤；痰饮的用二陈汤合涤痰汤；水饮的用苓桂术甘汤或五苓散等。二是阳气不振，正气虚弱。过度安逸，或长期卧床，阳气失于振奋，以致脏腑经络功能减退，体质虚弱，正气不足，抵抗力下降等，故过逸致病，常见动则心悸、气喘汗出等，或抗邪无力，易感外邪致病。如《素问·宣明五气》说："久卧伤气，久坐伤肉。"三是长期用脑过少，加之阳气不振，可致神气衰弱，常见精神萎靡、健忘、反应迟钝等。所以劳逸结合，劳逸有度，是保证人体健康的必要条件。

第六节 病理产物

痰饮、瘀血、结石等是疾病过程中形成的病理产物。这些病理产物形成之后，又能作用于人体，干扰机体的正常功能，可加重病理变化，或引起新的病变发生。因其通常是一类继发于其他病理过程而产生的致病因素，故又称"继发性病因"。

一、痰饮

痰饮是人体水液代谢障碍形成的病理产物，一般比较稠浊者称为痰，清稀者称为饮。

痰可分为有形之痰和无形之痰。有形之痰，指视之可见、闻之有声的痰液，如咳嗽吐痰、喉中痰鸣等，或指触之有形的痰核，脂肪瘤、瘰疬、瘿瘤等。大部分肿瘤、囊肿、癌、癌肿等，都属于有形之痰的范围，当然肿瘤不仅仅是痰，还有瘀血，痰瘀胶着。"脾为生痰之源，肺为储痰之器"，这句话说的是咳嗽的痰，或喉中痰鸣这种有形之痰。无形之痰，只见其征象，不见其形质，但以治痰的方法有效，从而推测其病因为痰。如眩晕、癫狂、痴呆等病以祛痰的方法治之有效，则认为该类病的发生是痰在作祟。所以我们有"无痰不作眩"的说法。当然，眩晕不仅仅是由痰引起，也有因气血两虚或者肝阳上亢、肝肾不足引起的。由痰所引起的眩晕，我们就用半夏白术天麻汤。由此可见，中医学对痰的认识主要是以临床为依据。

饮的流动性比较大，可留积于人体脏器组织的间隙和疏松部位，因其停留的部位不同而表现各异。比如《金匮要略·痰饮咳嗽病脉证并治》里面有"痰饮""悬饮""溢饮""支饮"等。

痰饮与水湿异名而同类，我们习惯说痰湿水饮，湿聚为水，积水成饮，饮凝成痰，指它们程度不一样而已，所谓痰湿水饮乃是同类的。

（一）痰饮的形成

痰饮的形成，多为外感六淫，或七情内伤，或饮食不节等，导致脏腑功能失调，气化不利，水液代谢障碍，水液停聚而形成。由于肺、脾、肾、肝及三焦等对水液代谢起着重要作用，故痰饮的形成多与肺、脾、肾、肝及三焦功能失常密切相关。如肺失宣降，津液不布，水道不利，则聚水生痰饮；脾失健运，水湿内生，可以凝聚生痰饮；肾阳不足，水液不得蒸化，也可停而化生痰饮；肝失疏泄，气机郁滞，津液停积而为痰饮；三焦水道不利，津液失布，亦能聚水生痰饮。同时，痰饮的形成还与某些外感或内伤因素直接相关。如外感湿邪，留滞体内；火邪伤人，煎灼津液；炼津为痰；恣食肥甘厚味，湿浊内生；七情内伤，气郁水停；血行瘀滞，水液不行；以及饮食不化等，也可导致痰饮生成。因此，凡与津液代谢密切相关的脏腑功能失调，以及对津液代谢有影响的致病因素，均可以导致痰饮形成。

（二）痰饮的致病特点

1. 阻滞气血运行

痰饮为有形实邪，可随气流行，或停滞于经脉，或留滞于脏腑，阻滞气机，妨碍血行。若流注经络，则致经络阻滞，气血运行不畅，出现肢体麻木、屈伸不利，甚则半身不遂。所以，很多中风偏瘫通过化痰方法治疗，如真方白丸子就能化痰通络，治疗肢体麻木，屈伸不利，甚至半身不遂，当然，我们要进行加减。若结于局部，形成瘰疬、痰核、阴疽流注等，用四海舒郁丸、海藻玉壶汤、阳和汤等。若留滞于脏腑，则阻滞脏腑气机，使脏腑气机失常。如痰饮阻肺，肺失宣降，则见胸闷气喘、咳嗽吐痰等。痰饮阻肺可以用二陈汤化裁治疗。痰饮停胃，胃失和降，则见恶心呕吐等。痰饮停胃其实也能用二陈汤加减治疗，请注意要"加减"。痰浊痹阻心脉，血气运行不畅，可见胸闷心痛等，用涤痰汤化裁治疗。痰与气结于咽喉，则形成"梅核气"，出现咽中梗阻如有异物，吐之不出，咽之不下，胸膈满闷，善太息等，有点类似于西医所说的慢性咽炎，代表方是半夏厚朴汤。

2. 影响水液代谢

痰饮本为水液代谢失常的病理产物，但是痰饮形成之后又可作为致病因素反过来作用于人体，进一步影响肺、脾、肾等脏腑的功能活动，影响水液代谢。比如，痰湿困脾，脾气不升，可致水湿不运。痰湿困脾，我们有很多方子可以选用，比如香砂六君丸，可以治疗痰湿在脾胃的病证。痰饮阻肺，肺失宣降，可致水液不布，咳嗽，可以用二陈汤加减治疗，若痰饮瘀久化热形成痰热阻肺，可以用清金化痰汤。痰饮停滞下焦，影响肾气的蒸化，可致水液停蓄。这种情况可用方子比较多，比如苓桂术甘汤、济生肾气丸、五苓散、猪苓汤等。因此痰饮致病能影响人体水液的输布与排泄，使水液进一步停留体内，加重水液代谢障碍。

痰饮一旦产生，可随气流窜全身，或停积局部，外而经络、肌肤、筋骨，内而脏腑，全身各处，无处不到，从而产生各种不同的病变。《杂病源流犀烛·痰饮源流》说："其为物则流动不测，故其为害，上至巅顶，下至涌泉，随气升降，周身内外皆到，五脏六腑俱全。"

3. 易于蒙蔽心神

痰饮为浊物，而心神性清净。故痰浊为病，随气上逆，尤易蒙蔽清窍，扰乱心神，使心神活动失常，出现头晕目眩、精神不振等症，或者痰浊上犯，与风、火相合，蒙蔽心窍，扰乱神明，则出现神昏谵妄，或引起癫、狂、痫等疾病。蒙蔽心神的痰浊大部分可以用涤痰汤化裁治疗；如果有热，就加清热的药；如果出现了神昏，或谵妄引起癫狂，还要加一些祛风的药。涤痰汤里也可以加用远志、半夏、石菖蒲，远志能安神也能化痰，石菖蒲能通九窍；如果痰成了老痰的话，还可以用礞石，有个方子叫礞石滚痰丸。

4. 致病广泛，变化多端

痰饮随气流行，内而五脏六腑，外而四肢百骸、肌肤腠理，可停滞而致多种疾病。由于其致病面广，发病部位不一，且又易兼邪致病，因而在临床上形成的病证繁多，症状十分复杂，故有"百病多由痰作祟"之说。痰饮停滞于体内，可夹风、夹热，可伤阳化寒，可郁而化火，可化燥伤阴，可上犯清窍，下注足膝，且病势绵绵，病程较长。

痰饮是体内水液"不规整化"所导致的一类病证，以不同的形式反映在疾病过程中。什么叫"不规整化"？就是不按照正常的水液代谢路径来。痰饮大部分是因脾虚（"脾为生痰之源"）而产生的一种半成品。因为脾将胃的食物转化成气血运行到全身，但是脾虚后，食物没有转化成气血，而转化成了半成品——痰饮。痰饮，这个没有被脾转化完全的半成品，既可以是病因，也可以是病理产物，或临床表现，还可以是疾病过程中的病机概况。

《神农本草经》有流饮痰癖、大腹水肿、胸中痰结、流饮宿食等记载。《素问·经脉别论》详细论述了水液代谢的生理，为痰饮病因病机的论述奠定基础，在论述痰饮病机时，以饮概痰，涵盖了痰饮病证的广泛内容。而东汉的张仲景在《金匮要略》中将痰与饮合为痰饮，并将痰饮分为广义和狭义两个层次。如在《金匮要略·痰饮咳嗽病脉证并治》里面将广义痰饮分为痰饮、悬饮、溢饮、支饮四类，是诸饮的总称。而狭义的痰饮则是指饮停胃肠之证。《金匮要略》提到的"病痰饮者，当以温药和之"治疗原则，至今仍有重要的指导意义（所谓的温化）。《金匮要略·水气病脉证并治》有这么一句话："血不利，则为水。"提出血瘀也可生痰。《内经》时期是以饮概痰，到隋唐至金元时期逐渐形成了以广义的痰为核心的痰饮疾病体系，在广义上，以痰概饮或痰饮并提，同时保留了狭义痰饮的概念。比如魏晋时期陶弘景在《名医别录》上品中说到"旋覆花消心胁痰水"，提出了旋覆花在心胁部能消痰水，诸花皆升，唯旋覆花独降。唐朝孙思邈创制了治痰名方"温胆汤"（《备急千金要方·胆虚实》），温胆汤是目前为止仍然被临床中广泛应用的方剂，甚至有人把它列为"古今十大名方之一"。金元四大家之一的朱丹溪在《丹溪心法》中提出"百病中，多有挟痰者"的观点，首创"痰挟瘀血，遂成窠囊"之说，注重痰瘀病，对后人影响非常深远。这点对我的影响非常大，我在治疗肿瘤、癌症的时候，痰瘀全都要顾及，既要化痰又要化瘀。明朝张介宾在《景岳全书》中提到"五脏之病虽俱能生痰，然无不由乎脾肾"，强调了脾肾在治痰病中的主导地位。所以我们常说脾肾阳虚者，痰湿比较重，这种体质的人，舌边有齿痕，舌体胖大。清代四大家之首叶天士在《临证指南医案》里提出"外饮治脾，内饮治肾"的说法，丰富了张景岳的脾肾痰饮思想。

我认为，从民国到中华人民共和国这段时间，最优秀的痰病学家就是湖北中医药大学的老教授朱曾柏，他的《痰病学》，我看过多次，吸收了很多关于痰病的思想，对我的影响很大。

（三）广义痰饮

接下来我们讲讲广义的痰饮，及其在临床当中的表现和代表方剂。广义的痰饮包括痰饮、悬饮、溢饮和支饮。

1. 临床表现

心下满闷，呕吐清水痰涎，胃肠辘辘有声，形体昔肥今瘦，属饮停胃肠；狭义的痰饮是指饮停胃肠。悬饮，胸胁饱满，咳唾饮痛，揣足不能平卧，会有肺痨病史，属饮流胁下，这个是悬饮。溢饮，身体烦痛而沉重，甚则肢体浮肿，当汗出无汗出，或伴咳喘，属饮溢肢体。支饮，咳逆倚息，喘息不得平卧，其形如肿，属饮邪支撑胸肺，临床多是恶性胸腔积液，很多时候用葶苈大枣泻肺汤。这四种饮证，考试的时候会经常考到，就病位而言，痰饮是在胃肠，悬饮是在胸胁，溢饮是在四肢，支饮是在肺。从临床的表现看，痰饮以脘痞、肠鸣、吐清涎为主。悬饮以胸胁不适、咳嗽时引起胸胁疼痛为特点。溢饮以四肢肿胀重痛为主症。支饮，主要表现为咳逆倚息，喘息不得卧。

2. 分类以及代表方

（1）痰饮如果属于脾阳虚证的主要以温脾化饮为主，代表方剂用苓桂术甘汤合小半夏加茯苓汤加减。如果属于饮留胃肠证，主要用甘遂半夏汤加减。

（2）悬饮如果是邪犯胸肺，用柴枳半夏汤加减；如果是饮停胸胁，用加味瓜蒌汤合十枣汤，或者是控涎丹加减；如果是络气不和证，用香附旋覆花汤加减；如果是阴虚内热证，用沙参麦冬汤合泻白散加减。

（3）溢饮如果属于表寒里饮证的话，用小青龙汤加减；如果属于寒饮伏肺证，仍然是用小青龙汤加减；如果是脾肾阳虚证，用金匮肾气丸合苓桂术肝汤加减。

（4）支饮大部分属于西医的恶性胸腔积液，多为肺癌晚期出现。葶苈大枣泻肺汤效果非常好，我屡试不爽。葶苈子、大枣仅仅两味药就可以达到非常好的效果。

痰饮如果在血液当中，有一些高脂血症可以通过治痰饮的方法治疗，最简单的就是用生山楂泡茶来降血脂。很多高血脂的患者我都这样嘱咐，然后散步，"饭后百步走，活到九十九"，一段时间后，高血脂不治而愈。另外，痰饮瘀积形成了痰核、瘰疬、瘿瘤，我们会在其他章节论述。

关于痰饮，有形之痰形成了咳痰，或者是脂肪瘤、囊肿、肿瘤等，临床中喜欢用生山楂、生牡蛎、大贝、生鸡内金、生半夏、生南星、白芥子治疗。对于皮里膜外之痰，风痰瘀阻络，我们用蝎子、蜈蚣、僵蚕，半夏、胆南星、白芥子都可以用。

二、瘀血

瘀血是指体内因血行滞缓或血液停积而形成的病理产物，又称恶血、衃血、蓄血、败血、污血等。包括体内瘀积的离经之血，以及因血液运行不畅，停滞于经脉或脏腑组织内的血液。瘀血既是病理产物，又是具有致病作用的"死血"。"瘀血"与"血瘀"不同，瘀血是能继发新病或加重原有病情的病理产物，属于病因学概念；血瘀是指血液运行不畅或瘀滞不通的病理状态，属于病机学概念。

（一）瘀血的形成

血液的正常运行，主要与心、肺、肝、脾等脏的功能，气的推动与固摄作用，脉道的通利，以及寒热等内外环境因素密切相关。凡能影响血液正常运行，引起血液运行不畅，或致血离经脉而瘀积的内外因素，均可导致瘀血。

1. 血出致瘀

各种外伤，如跌打损伤、金刃所伤、手术创伤等，致使脉管破损而出血，成为离经之血；或其他原因，如脾不统血、肝不藏血、热灼脉络而致出血以及妇女经行不畅、流产等，如果所出之血未能排出体外或及时消散，留积于体内则成瘀血。

2. 血行不畅致瘀

凡能影响血液正常运行，使血液运行不畅的各种因素，均可导致瘀血。

（1）气滞致瘀　气行则血行，气滞则血瘀。若情志郁结，气机不畅，或痰饮等积滞体内，阻遏脉络，均可使血液运行不畅，进而导致血液在体内某些部位瘀积不行，形成瘀血。《血证论·吐血》说："气为血之帅，血随之而运行；血为气之守，气得之而静谧。气结则血凝，气虚则血脱，气迫则血走。"情志郁结，气机不畅，引起的瘀血，可以用柴胡疏肝散加活血化瘀的药，比如失笑散等治疗；痰饮积滞体内导致的血行不畅，可以用二陈汤合桃红四物汤化痰化瘀。

（2）因虚致瘀　气含阴阳，是推动和调控血液运行的动力，气虚则运血无力，阳虚则脉道失于温通而滞涩，阴虚则脉道失于柔润而僵化。津血同源互化，津液亏虚，无以充血则血脉不利。因此，气与津液的亏损，亦能引起血液运行不畅，导致血液在体内某些部位停积而成瘀血。也就是说，气虚能导致瘀血，阴虚也可以导致瘀血，津液亏虚也可以导致瘀血。如气虚血行无力，可以用补阳还五汤，以大剂量的黄芪加少剂量活血化瘀药，其实就是补气，使气运血有力，适当加一些活血的药来治疗因气虚而致瘀；阴虚而致脉道失于柔润而僵化的，可以用养阴的增液汤，再适当加一些活血化瘀药治疗；由于气属阳，精血津液都属阴，所以和阴虚一样，精血亏虚引起的瘀血也可以用增液汤、四物汤治疗，或再加活血化瘀药；血虚引起的瘀血用四物汤再加活血化瘀的药。

（3）血寒致瘀　血得热则行，得寒则凝。若外感寒邪，入于血脉，或阴寒内盛，血脉挛缩，则血液凝涩而运行不畅，导致血液在体内某个部位瘀积不散，形成瘀血。如《灵枢·痈疽》说："寒邪客于经络之中则血泣，血泣则不通。"《医林改错·积块》说："血受寒则凝结成块。"血寒致瘀的代表方剂非常多，比如温经汤、少腹逐瘀汤，都可以治疗血寒致瘀、子宫有寒，通过温阳祛寒再加活血化瘀药进行治疗。

（4）血热致瘀　外感火热邪气，或体内阳盛化火，入舍于血，血热互结，煎灼血中津液，使血液黏稠而运行不畅。如《医林改错·积块》说：血受热则煎熬成块。血热而致瘀可以用清热解毒、清热凉血和活血化瘀的药进行治疗，有些药本来就可以凉血止血、凉血化瘀，如丹皮、赤芍。若情志郁结，气机不畅，引起的瘀血，我们可以用柴胡疏肝散加活血化瘀药，比如失笑散等来进行治疗。

（二）瘀血的致病特点

瘀血形成之后，停积体内不散，不仅失去血液的濡养作用，而且可导致新的病变发生。瘀血的致病特点主要表现在以下四个方面。

1. 易于阻滞气机

血为气之母，血能载气，因而瘀血一旦形成，必然影响和加重气机郁滞，所谓"血瘀必兼气滞"。而气为血之帅，气机郁滞，又可引起局部或全身血液运行不畅。因而导致血瘀气滞、气滞血瘀的恶性循环。如外伤局部，血脉破损，血出致瘀，可致受伤部位气机郁滞，出现局部青紫、肿胀、疼痛等症。所以在化瘀的过程中要加一些行气药，化瘀作用就更强，原理就是瘀血能够阻滞气机。

2. 影响血脉运行

瘀血为血液运行失常的病理产物，但瘀血形成之后，无论其瘀滞于脉内，还是留积于脉外，均可影响心、肝、脉等脏腑的功能，导致局部和全身血液运行失常。如瘀血阻滞于心，心脉痹阻，气血运行不畅，可致胸痹心痛，可以用血府逐瘀汤；瘀血留滞于肝脏，可致肝脏脉络阻滞，气血运行障碍，故有"恶血归肝"之说，用失笑散或隔下逐瘀汤；瘀血阻滞于脉道，损伤脉络，血逸脉外，可致出血，血色紫黯有块等，这种瘀血阻滞脉道导致的血逸脉外，就是瘀血引起的出血，可以用活血化瘀的方法止血，即所谓活血止血，如果是崩漏，可以用将军斩关汤；瘀血阻滞经脉，气血运行不利，形体官窍因脉络瘀阻，可见口唇、爪甲青紫，皮肤瘀斑，舌有瘀点、瘀斑，脉涩不畅等，用放之四海皆准的桃红四物汤来化瘀。

3. 影响新血生成

瘀血乃病理性产物，已失去对机体的濡养滋润作用。瘀血阻滞体内，尤其是瘀血日久不散，会严重影响气血运行，脏腑失于濡养，功能失常，生机受阻，势必影响新血的生成，因而有"瘀血不去，新血不生"的说法。故久瘀之人常可表现出肌肤甲错、毛发不荣等失于濡养的临床特征。《血证论·男女异同论》说："瘀血不行，则新血断无生理……盖瘀血去则新血易生，新血生而瘀血自去。"即在一定程度上揭示了瘀血阻滞与新血生成之间的辩证关系。所以瘀血久的人往往血虚，这时需活血化瘀，化老血，生新血，这就是为什么化瘀常用桃红四物汤、四物汤，或者是用四物汤化裁，就是因为能够养新血，再加活血化瘀药，祛瘀血，生新血。

4. 病位固定，病证繁多

瘀血一旦停滞于某脏腑组织，多难于及时消散，故其致病又具有病位相对固定的特征，如局部刺痛、固定不移，或癥积肿块形成而日久不消等。而且，瘀血阻滞的部位不同，形成原因各异，兼邪不同，其病理表现也就不同。如瘀阻于心，血行不畅则胸闷心痛，可以用血府逐瘀汤；瘀阻于肺，则宣降失调，或致脉络破损，可见胸痛、气促、咯血，仍然可以用血府逐瘀汤；瘀阻于肝，气机郁滞，血海不畅，经脉瘀滞，可见胁痛、癥积肿块，可以用复元活血汤、失笑散、膈下逐瘀汤等；瘀阻胞宫，经行不畅，可见痛经、闭经、经色紫黯有块，可以用少腹逐瘀汤、膈下逐瘀汤；瘀阻于肢体肌肤，可见局部肿痛青紫，可以用桃红四物汤；瘀阻于脑，脑络不通，可致突然昏倒，不省人事，或留有严重的后遗症，如半身不遂、口眼㖞斜、语言謇涩等，可以用通窍活血汤。此外，瘀血阻滞日久，也可化热。所以说瘀血致病，病证繁多。

（三）瘀血证的特点与常用方剂

1.瘀血证的特点

瘀血致病，虽然症状错综繁多，但其主要特点可大致归纳如下：

（1）疼痛　一般表现为刺痛，痛处固定不移，拒按，夜间痛势尤甚。这种瘀血引起的疼痛，可以明显感觉到。比如由瘀血引起的腰痛患者，白天感觉好些，到了晚上就痛得特别明显，可以用身痛逐瘀汤。

（2）肿块　瘀血积于皮下或体内则可见肿块，肿块部位多固定不移。若在体表则可见局部青紫肿胀；若在体腔内则为扪之质硬、坚固难移的癥积。这个除了用一般活血化瘀药以外，还可以用穿山甲来破它。

（3）出血　因瘀血阻滞，经脉不畅，血溢脉外而见出血，血色紫黯，或夹有瘀血块。这种我们讲过，比如由于瘀血而引起的崩漏，用将军斩关汤，其实就是活血而止血。

（4）色紫黯　一是面色紫黯，口唇、爪甲青紫等；二是舌质紫黯，或舌有瘀斑、瘀点等。

（5）可出现肌肤甲错，脉涩或脉结代等　肌肤甲错一般是瘀血日久，可以用鳖甲煎丸治疗。

2.瘀血证常用方剂

总结一下关于治疗瘀血常用的方剂。

（1）桃核承气汤主要治下焦蓄血症，少腹急结，小便自利，至夜发热，其人如狂，甚则谵语烦躁；以及血瘀经闭，痛经，脉沉实而涩。这个方剂来源于《伤寒论》，因为有大黄、芒硝、桃仁，所以能逐瘀还能泄热。

（2）《医林改错》血府逐瘀汤治疗胸中血瘀证，它的变方有很多，比如通窍活血汤，治疗瘀血在头部；膈下逐瘀汤，治疗膈下有瘀血；

少腹逐瘀汤，治疗少腹部有瘀血；身痛逐瘀汤，治疗包括肩痛、臂痛、腰痛、腿痛、或者周身痛，痛如针刺，经久不愈。

（3）补阳还五汤，治疗气虚血瘀，治疗中风偏瘫多一些，因为里面重用黄芪，甚至用到了一百多克，当归、赤芍、地龙、川芎、红花、桃仁用得比较少，只有几克。

（4）复元活血汤：治疗跌打损伤，瘀血阻滞，胁肋瘀肿，痛不可忍，里面有柴胡、天花粉、红花、甘草、穿山甲、大黄、桃仁。天花粉，我们常讲"打得在地上滚，少不了天花粉；打得在地上爬，少不了祖师麻"。

（5）温经汤（张仲景）与温经汤（《妇人大全良方》）温经汤（张仲景）治疗冲任虚寒，瘀血阻滞证，脉象细涩，它是治疗因寒致瘀的代表方剂。《妇人大全良方》里的温经汤是治疗实证的，里面有莪术，能温经补虚，化瘀止痛，治疗血海有寒，见脉象沉紧。两个温经汤的差异，一个脉象沉紧，一个脉象细涩。

（6）《傅青主女科》生化汤治疗血虚寒凝，瘀血阻滞证。主治产后恶露不行，小腹冷痛，以当归二三十克为君，川芎、桃仁、干姜（炮黑），再加点甘草，是女人产后的首要方。

（7）桂枝茯苓丸（张仲景《金匮要略》）治疗瘀阻胞宫证，是指妇人有癥积，或者胎动不安的还能安胎。

（8）失笑散《太平惠民和剂局方》用五灵脂和蒲黄治疗瘀血疼痛的各种各样的痛症。

（9）丹参饮 药用丹参（大剂量）、檀香（小剂量）、砂仁（小剂量），治疗血瘀气滞证，如心胸刺痛，胃脘疼痛，痛有定处拒按的。

（10）活络效灵丹（张锡纯《医学衷中参西录》）治疗气血凝滞的各种疼痛，包括跌打损伤、癥瘕积聚等。

（11）大黄䗪虫丸《金匮要略》合鳖甲煎丸：大黄䗪虫丸活血消癥，祛瘀生新。治疗瘀血日久且重，五劳虚极，形体消瘦，腹满不能饮食，肌肤甲错，两目黯黑，脉涩，相当于"干血劳"（干血是血瘀所致，干血久瘀）。另外还有鳖甲煎丸。大黄䗪虫丸合鳖甲煎丸常常用来治疗某些肿瘤，比如肝癌、肝硬化、子宫里的各种癌症。

关于病理产物之瘀血就讲到这里。

三、结石

结石，是指体内某些部位形成并停滞为病的砂石样病理产物。常见的结石有泥砂样结石，圆形或形状不规则的结石等，且大小不一。结石形成之后具有致病性，导致新的病证，如石淋、黄疸等。

（一）结石的形成

结石的成因较为复杂，有些机理在西医目前尚不清楚。中医我们把常见的原因归纳为五种。

1. 饮食不当

饮食偏嗜，喜食肥甘厚味，影响脾胃消化，蕴生湿热，内结于胆，久则可形成胆结石；湿热下注，蕴结于下焦，日久可形成肾结石或膀胱结石。若空腹大量食柿，包括柿子、柿饼、黑枣，影响胃的受纳和通降，可形成胃结石。此外某些地域的水质中含有过量的矿物质及杂质等，也可能是促使结石形成的原因之一。

2. 情志内伤

情志不遂，肝气郁结，疏泄失职，胆气不达，胆汁郁结，排泄受阻，日久可形成结石，常为肝内胆管结石、胆囊结石等，多与肝胆相关。

3. 服药不当

长期过量服用某些药物，致使脏腑功能失调，或药物沉积于体内某些部位而形成结石。中药或西药都有可能服药不当，有句话叫"过犹不及"，任何东西都要适可而止，药物对症就是良药，不对症或某些药物不能久服的，就会产生副作用。

4. 体质差异

先天禀赋差异以致某些物质的代谢异常，可形成易结石体质。有的人全家都有结石，可能与他家的饮食、水质有关，也可能与先天禀赋有关联。

5. 久病损伤

某些慢性病变，由于邪气久留、损伤脏腑组织的结构、功能，代谢迟缓，可导致某些物质留滞而形成结石。如胆病日久，胆腑气机不畅，胆汁排泄受阻，久则可沉积而成胆结石。

（二）结石的致病特点

结石致病，由于形成的部位不同，症状表现差异很大。结石停聚，阻滞气机，影响气血，损伤脏腑。气机壅塞不通为基本病机，疼痛是各种结石的共同症状。特别是各种结石急性发作时，非常疼痛，呈绞疼、放射性疼痛，有的甚至疼得在地上打滚，经西医给予654-2，甚至双氯芬酸钠的止痛栓治疗，很多疼痛都得不到缓解，但是用中医效果就特别的好，通过针刺可立竿见影，像变魔术一样。临床常用的治疗结石急性疼痛的穴位很多，比如有足三里、三阴交、阳陵泉，当然，不同的结石疼痛部位，选穴也不一样，在小腹部的，取三阴交，在腰背部的取委中、昆仑、承山，在胃腹部的用梁丘，注意急性疼痛要止痛需要强刺激。还有一些不管是哪一种结石引起的疼痛或绞疼，如果不分经而治的话，可以选用合谷配太冲，强刺激之后对于各种结石引起的绞疼都可以当场见效，临床当中屡试不爽，大家可以试试。当然如果你试了没有效，肯定是针法或手法不够到位。

关于结石的致病特点，中医基础理论把它分成了三个方面进行论述，第一，多发于肝肾、胆、胃、膀胱等脏腑；第二，病程较长，病情轻重不一；第三，阻滞气机，损伤脉络。

1. 多发于肝、肾、胆、胃、膀胱等脏腑

肝气疏泄，关系着胆汁的生成与排泄；肾气的蒸化，影响尿液的生成和排泄，故肝肾功能失调易生成结石；且肝肾有管道与胆及膀胱相通，而胆、膀胱等为管腔性器官，结石易于停留，故结石为病多为肝、胆结石，肾、膀胱结石。当然胃结石是食物引起，和肝胆，肾，膀胱结石稍有差异。

2. 病程较长，病情轻重不一

结石多为湿热内蕴，日久煎熬而成，故结石的形成过程多较缓慢。结石大小不等，停留部位不一，其临床表现各异。一般来说，结石小，病情较轻，有的甚至无任何症状；结石过大，则病情较重，症状明显，发作频繁。很多人有小结石，自己并不知道，做体检的时候才发现，多半就是泥砂性结石，没有什么临床表现。

3. 阻滞气机，损伤脉络

结石为有形实邪，停留体内，势必阻滞气机，影响气血津液运行。如局部胀痛、水液停聚等。比如肾结石多伴有肾积水。重者，结石嵌滞于狭窄部位，如胆道中气血严重郁阻，常出现腹部绞痛，若损伤脉络，可致出血，如尿血等。损伤脉络尿血，是肾、膀胱结石，也就是西医说的泌尿系结石常见的，治疗这种出血会加一些止血药，比如三七、白及、侧柏叶、茜草、地榆、槐花等。

（三）结石的治疗

我们接下来将临床常见的结石治疗作一小总结，供大家参考。膀胱结石，也就是泌尿系结石，和胆结石、肝内胆管结石、胆囊结石临床比较常见的。胃结石要少一些。

1. 尿石症

尿石症包括肾、输尿管、膀胱和尿道结石，在西医上属于泌尿外科的常见疾病。临床是以疼痛、血尿为主，男性多于女性，男女比例是三比一，中医称为石淋，大致分三种证型。

（1）湿热蕴结证顾名思义，它是有湿和热，所以舌苔黄腻，脉弦数，弦主疼，数主热。主要治疗方法是清热利湿，通淋排石，代表方剂是三金排石汤加减。哪三金呢？金钱草、鸡内金、海金沙，再加一些其他的药。

（2）气血瘀滞证舌质紫黯，会有瘀斑，脉弦或弦数，治疗肯定得理气活血，通淋排石，用金铃子散合石韦散化裁。

（3）肾气不足证　这种结石一般患病比较久，以腰部胀痛为主，遇劳加重。相兼出现各种肾虚证型，见脉细而无力，治疗得补肾益气，通淋排石，可以用济生肾气丸合三金排石汤加减，把三金排石汤里面的清热药去掉，保留济生肾气丸温阳益肾气的药，气虚严重的我们还可以加黄芪、人参、党参等。

2. 胆石症

我们把肝内胆管结石、肝内结石、胆囊结石等与肝胆相关的结石，统称胆石症。胆石症在中医里面属于胁痛、黄疸。临床中，我们大致把胆石症分为四种证型。

（1）肝郁气滞型　以疏肝利胆行气止痛为主，代表方为大柴胡汤合金铃子散，一般会加一些金钱草、鸡内金、海金沙等，这些药对结石有专药专用的作用。

（2）湿热蕴结型　我们用清利肝胆来化湿排石，选用茵陈蒿汤合三金排石汤化裁。

（3）气郁热结型　瘀血停滞，就是有瘀又有热，得活血化瘀，清热排石，我们使用三金排石汤合复原活血汤，因为复原活血汤能够治疗胁下有瘀，如果正气比较强，我们还可以加穿山甲，穿山甲既能化瘀，还能够去结石。

（4）湿热脓毒壅滞肝胆型　这种证型热象比较明显，已经有毒了，需要用清热透脓，化瘀解毒，我们选用黄连解毒汤合茵陈蒿汤再加三金排石汤化裁。

对于肝胆结石、肾结石，各种结石也好，历来医家都有各自的方药，但是大多大同小异，无非是辨证论治再加化石的专病专药。另外《医门推敲（壹）》里有我创制的天下无石汤，是针对各种结石的，在它的基础上稍加变化，治疗结石效果非常好。另外，大黄、芒硝对结石也具有一定的作用，虽然在中药学里归为泻下药，但是据《神农本草经》记载，芒硝能够化七十二种结石。临床中，我喜欢用大黄和芒硝，对于大便干结者，大黄后下，芒硝冲服；大便不干结者，大黄就不用后下，但是还是要芒硝后下的，如果芒硝后下还有人便溏的话，可以把芒硝减量，或者在它的基础上加一些止泻药来克制它的泻下性。因为它对石头具有大石头化小、小石头化无的作用，我在《医门推敲（壹）》的天下无石汤里面已经做了详细的讲解。

3. 胃石证

秋冬两季，柿子、柿饼、黑枣上市，这个时候胃石证就多发。胃石证在中医属于痞满、胃脘疼范畴，症见上腹饱胀，胃脘疼痛，恶心呕吐，食欲不振，甚至不能进食，都是些上腹部不适的症状。中医治疗胃石证已经有几千年历史，可以免去开刀的痛苦，而且费用低，效果好，我们现在将胃石证分几种证型，对症处方。

（1）饮食积滞型　这种证型有疼痛，我们以消食导滞、和胃降逆为主，用枳实导滞丸加减治疗。

（2）脾虚气滞型　我们主要以补气健脾，理气和胃为主，用香砂六君丸化裁。如果出现寒象，还可以加干姜、桂枝；如果食滞比较严重，可以加鸡内金，鸡内金是治疗胆结石和肾结石的重点药物之一。

（3）肝气犯胃型　情志可以导致本病加重，治疗方法就是疏肝理气、和胃止痛，用柴胡疏肝散化裁，加一些健脾胃的药。其实胃石证不管哪种证型，都可以加五仙散（炒山楂、炒神曲、炒麦芽、炒谷芽、炒鸡内金）。如果出现肝郁化火，可以加黄连和吴茱萸，就是左金丸。

（4）痰湿中阻型　舌苔白腻，以芳香化湿健脾为主，用平胃散合二陈汤加减，当然仍然可以加五仙散。如果出现口苦口干，舌苔黄腻，还可以用黄连温胆汤加减治疗。

（5）寒热错杂型　胃石证可以是寒热错杂的痞满。如果对经方比较了解的都知道，代表方剂是半夏泻心汤，理气和胃，寒热平调，当然在这个基础上我们仍然可以加炒五仙。

第七节　其他病因

除了我们之前讲的六淫、疠气、七情内伤、饮食失宜、劳逸失度、病理产物外的致病因素，统称其他病因。其他病因主要包括外伤、诸虫、毒邪、药邪、医过、先天因素等。

一、外伤

外伤，指因扑击、跌仆、利器等外力击撞，以及虫兽咬伤、烫伤、烧伤、冻伤等而导致皮肤、肌肉、筋骨和内脏损伤。外伤致病多有明确的外伤史。一般来说，轻者可为皮肉损伤，血行不畅，出现疼痛、出血瘀斑、血肿等；重则损伤筋骨、内脏，表现为关节脱臼、骨折、大出血、虚脱、中毒，甚至危及生命。常见的外伤类型，根据其损伤性质可分为外力损伤、烧烫伤、冻伤、虫兽所伤等。

（一）外力损伤

外力损伤，指因机械暴力引起的创伤。包指跌仆、坠落、撞击、压轧、负重、努责、金刃等所伤。这种损伤可使肌肉、血脉破损而见局部青紫肿痛或出血；也可致筋肉撕裂、关节脱臼、骨折，重者可损及内脏，大量出血，危及生命。

轻微的外伤，肌肉、血脉破损、局部青紫、肿痛、出血，我们采用活血化瘀利水的方法，还有刺络拔罐、针灸很快就能解决。关节脱臼、骨折需要手法复位。骨折的患者还需要用中药治疗。损及内脏，出血过多、危及生命的，就要动手术了，比如脾脏破裂出血，就得赶快动手术，不然有生命危险，然后再用内服的中药调理。

（二）烧烫伤

烧烫伤主要是火毒为患，包括火焰、沸水、热油、蒸气、雷电等灼伤形体。轻者灼伤皮肤而见局部灼热、红肿、疼痛或起水疱，重者焦灸肌肉筋骨，而见患部如皮革样，或呈蜡白、焦黄甚至炭化样改变。大面积烧烫伤，可致火毒内攻脏腑，而出现神志昏迷，或大量伤津耗液而亡阴亡阳。

小面积的烧烫伤，可单用外治法解决。大面积的重度烧烫伤，必须内外兼治，内治以清热解毒，益气养阴为主。

（三）冻伤

冻伤是低温造成的全身或者局部损伤，冻伤程度与温度和受冻时间、部位直接相关。温度越低，受冻时间越长，冻伤程度越重。局部冻伤多发生在手、足、耳、鼻及面颊与裸露，或者是末端部位。冻伤初起，因寒性凝滞收引，局部可见肌肤苍白、冻麻、作痛，继而肿胀青紫、痒痛或起疱，甚至溃烂。日久组织坏死而难愈。全身性冻伤，多为外界阴寒太甚，御寒条件太差，致使阳气严重受损，失其温煦作用，而出现寒战、体温骤降、面色苍白、唇舌指甲青紫、肢体麻木、反应迟钝，甚至呼吸微弱、脉微欲绝、神志昏迷，如不及时抢救，可能危及生命。

根据不同的范围和部位冻伤分为一度、二度、三度、四度。根据其症状，也分了四种证型。

寒凝血瘀证，治疗主要以温经散寒，养血通脉为主，选用当归四逆汤或桂枝加当归汤加减。

寒盛阳衰证，需要回阳救脱，散寒通脉，选用四逆加人参汤或者参附汤加味。

寒凝化热证，这种冻伤有局部坏死，出现苔黄脉数的热证。我们以消热解毒，活血止痛为治，用四妙勇安丸加减。

气血虚加瘀证，会有神疲懒倦，气短懒言，脉细微，或虚大无力，我们用益气养血，祛瘀通脉法，代表方剂是人参养荣汤或八珍汤合桂枝汤加减。

我在临床中治过不少冻疮。我一般用一些外治的小偏方，比如柚子皮晾干，打碎，用高纯度的酒精浸泡，泡的时间越长，效果越好，抹于患部，小范围冻疮抹擦至发热，效果很好。另外有种方法，治疗冻疮的效果比柚子皮更好，但是比较残忍，而且现在也难以实施。用的是麻雀脑，小麻雀的脑治疗冻疮效果非常好。还有用胡椒粉加95%的酒精浸泡，一样可以达到治疗冻疮的目的。注意，这些小偏方治疗的是局部冻疮，没有溃破的这种。冻疮一溃破就不能用含有酒精的小偏方治疗了。

（四）虫兽所伤

虫兽所伤，主要指猛兽、毒蛇、疯狗及其他家畜、动物咬伤，其中猛兽所伤，轻者局部皮肉损伤出血、肿痛，重者可损伤内脏或出血过多导致死亡。疯狗咬伤，除局部皮肤损伤、出血、肿痛外，经过一段时间的潜伏后，可发为狂犬病，出现烦躁、惊慌、恐惧、恐水、恐风、抽搐等症，直至死亡。蜂、蝎子、蚂蚁蜇伤或蜈蚣、毒蛇咬伤，多致局部肿痛或出现头晕、心悸、恶心呕吐，甚至有昏迷等全身中毒症状，特别是毒蛇咬伤，可以导致迅速死亡。以下我们主要介绍一下毒蛇咬伤的处理方法。

毒蛇咬伤，首先需局部常规处理伤口，早期结扎，毒蛇咬伤后我们立刻用柔软的绳子、布带，或者就近使用植物的藤，在伤口的上方超过一个关节的部位进行结扎，结扎以能阻断淋巴液或静脉血回流，但不大妨碍动脉血流为宜，每隔 15～20 分钟放松结扎带 1～2 分钟，以免肢体因缺血坏死。结扎后用清水或肥皂水冲洗伤口，先淡去伤口周围的毒液。我们还可以在常规消毒后用扩创排毒法，即沿牙痕纵横切开 1.5 厘米，做十字形切口，深达皮下，如果有毒牙还要取出。但是这里必须要指出，如果是被尖吻腹蛇、蝰蛇咬伤，伤口流血不止，有全身出血症状者不应该扩创，以免发生缺血性、出血性休克。排毒之后可以选用蛇舌草、半枝莲、半边莲等药草咬碎后外敷。另外还用烧灼、针刺、火罐等方法排毒。也可以立刻用火柴头或者是其他燃烧的物品灼烧伤口 1～2 次以破坏蛇毒。如果出现肿胀，我们可以皮肤消毒后，用三棱针或是粗一点的针头针刺八风穴或八邪穴，沿着皮肤，刺入 1 厘米，迅速拔出，然后马上将患肢垂下，但被蝰蛇、尖吻腹蛇咬伤后应慎用，以防出血不止。拔火罐可以吸出伤口内的血性分泌物，达到减轻局部肿胀和减轻这个蛇毒的作用。局部用外敷药分为两类。一类是引起发疱的药，比如生南星、鹅不食草等，可以选用 1～2 种捣烂之后敷伤处，以引发局部的出血、发疱，借以拔毒外出，对于创口已经溃烂者不可使用。另一类是清热解毒药，比如半枝莲、半边莲、马齿苋、七叶一枝花、八角莲、蒲公英等，适用于肿胀脚肿者，选用 1～2 种，捣烂后敷于创口周围肿胀部位，敷药时不能封住伤口，以利毒液流出，并保持草药的新鲜，越新鲜越好。接下来我们讲一下，毒蛇咬伤的内服辨证论治。

风毒证。我们采用活血通络，祛风解毒法。局部伤口无红肿疼痛，仅仅是皮肤麻木，全身症状有头晕眼花、困倦、气急，严重的呼吸困难、四肢麻痹，甚至昏迷。方用活血祛风解毒汤，药为当归、川芎、红花、威灵仙、白芷、僵蚕、七叶一枝花、半边莲、紫花地丁等，早期加泽泻、木通利尿排毒；大便不畅的加大黄、厚朴、芒硝；如果咬伤下肢加独活，上肢加羌活，作为引经药；视物模糊、瞳孔散大，可以加青木香、菊花；如果产生了抽搐，加蜈蚣、蝉蜕、蝎子来搜风镇惊。

火毒证。局部伤口红肿疼痛严重，常伴有水疱、血疱或者瘀斑，严重会出现局部坏死，全身症状可见恶寒发热，烦躁咽干口渴，胸闷心悸，胸肋疼痛，大便干结，小便短赤，或者尿血，苔黄脉滑数。采用泻火解毒、凉血活血法，方药是龙胆泻肝汤合五味消毒饮加减化裁，小便短赤有血尿的加白茅根、茜草；吐血衄血发斑，加犀角，以加强凉血化斑解毒之功；凡抽搐者，加用羚羊角、钩藤，以凉肝息风。局部肿胀的，加冬瓜皮、泽泻、赤小豆等利水消肿。

风火毒证。局部伤口红肿疼痛较重，一般创口剧痛，或有水疱血疱、瘀斑、斑点，或溃烂，全身症状有头晕眼花、寒战发热，胸闷心悸、恶心呕吐、大便秘以及小便短赤，严重的可见烦躁，甚至神志不安，舌质红、苔黄白相间，后期会出现苔黄、脉弦数。治疗以清热解毒、凉血息风，代表方剂为黄连解毒汤合五虎追风散化裁，吞咽困难加玄参、山豆根、射干，以清热利咽；烦躁不安或抽搐，加羚羊角、钩藤、珍珠母以镇惊安神、息风；瞳孔缩小、视物模糊，加青木香、菊花；神智昏愦，加安宫牛黄丸开窍醒神。

蛇毒内陷证。这是蛇毒咬伤后失治误治，出现高热，狂躁不安，惊厥抽搐，神昏谵语，局部伤口由红肿变为紫暗，或者紫黑，肿势反而消减，舌质红暗，脉细数。治以清营凉血解毒。方药为清营汤加减。神昏谵语，惊厥抽搐，加安宫牛黄丸或者紫雪丹；如果正气耗散，正不胜邪，导致心阳衰微，出现面色苍白，汗出肢冷，用独参汤益气回阳，相当于急救了。

二、诸虫

人体常见的寄生虫有蛔虫、蛲虫、绦虫、钩虫、血吸虫等。这类寄生虫寄居于人体内，不仅消耗人体的营养物质，还可以造成各种损害，导致疾病发生。不同的寄生虫，致病各有特点。

中医基础理论讲其他病因之诸虫，主要围绕蛔虫、蛲虫、绦虫、钩虫、血吸虫等展开论述。

（一）蛔虫

蛔虫，又称蛕虫、长虫。其致病较为普遍，儿童更为常见。多由饮食不洁，摄入被蛔虫卵污染的食物而感染。蛔虫寄生于肠道，当脾胃功能失调时，易在肠中作祟而致病。其为病可见腹部疼痛，尤以脐周疼痛为多，时轻时重，或吐清涎，或夜间磨牙等。所以说很多小孩子夜间磨牙很可能是有蛔虫。如果蛔虫上窜于胆道，则见胁部绞痛，恶心呕吐，或吐蛔，四肢厥冷，中医称为"蛔厥"。学过方剂学的人都知道，治疗蛔厥的代表方剂是乌梅丸。若虫多扭结成团，可致肠道梗塞不通。若蛔虫寄宿日久，可致脾胃虚弱，气血日亏，面黄肌瘦，小儿则易致疳积。

1. 小儿疳积

小儿疳积在儿科里比较常见。中医儿科学里面疳积属于疳证范畴，疳证分为常证和兼证，常证又分为疳气、疳积、干疳三种情况，疳积是其中之一；兼症有眼疳、口疳、疳肿胀三种。

常证之一，疳气，一般见于性格比较急躁易怒的小孩，这种疳气采用调脾健运的方法治疗，可以用资生健脾丸化裁。第二种疳积，常表现为形体明显消瘦，面色萎黄，肚腹膨胀，甚则青筋暴露，毛发稀疏结穗，精神烦躁，夜卧不宁，或见揉眉挖鼻，吮指磨牙，动作异常，食欲不振或善食易饥，嗜食异物，治法是消积理脾，代表方剂是肥儿丸加减。第三种干疳，为气血两虚型，表现为形体极度消瘦，皮肤干瘪起皱，皮包骨头，貌似老人，毛发干枯，面色㿠白，精神萎靡，少动懒言，啼哭无力，甚至表情冷漠呆滞，腹凹如舟，不思饮食，大便溏稀或便秘，这是疳证后期的表现，应以大补气血为主，选用八珍汤加减，或者人参养荣丸。

我们看一下疳证的兼证。兼证一，眼疳，表现为两眼干涩，畏光羞明，眼角赤烂，甚则黑睛浑浊，白翳遮睛或有夜盲等。以养血柔肝，滋阴明目为治则，用石斛夜光丸加减化裁。如有夜盲，选羊肝丸加减。兼证二，口疳，可见口舌生疮，或者满口糜烂，秽臭难闻，面赤心烦，夜卧不宁，小便短黄，或吐舌、弄舌。这是脾病及心，心失所养，心火上炎所致，以形体消瘦，口舌生疮为特征。治应清心泻火，滋阴生津。以泻心导赤散化裁。兼证三，疳肿胀，表现为足踝浮肿，甚或颜面及全身浮肿，面色无华，神疲乏力，四肢欠温，小便不利，这是脾病及肾，阳气虚衰，气不化水，水湿泛滥肌肤所致。以形体消瘦，肢体浮肿，按之凹陷难起为特征。治法应健脾温阳，利水消肿，以防己黄芪汤合五苓散加减。若浮肿明显，腰以下为甚，四肢欠温，偏于肾阳虚者，可用真武汤加减。

2. 蛔虫病的辨证治疗

蛔虫病分为三种证型：肠虫证、蛔厥证、虫瘕证。

（1）肠虫证　证候主要表现为脐腹部疼痛，轻重不一，时作时止；或不思饮食，或嗜食异物；大便不调，或泄泻、或便秘，或便下蛔虫；面黄有白斑，白睛蓝斑；磨牙；皮肤瘙痒，风痰等；甚者，腹部可扪及条索状物，时聚时散，形体消瘦，肚腹胀大，青筋暴露。这是蛔虫病最常见的一种证型，治以驱蛔杀虫，调理脾胃为主，代表方剂是使君子散加减。我们常用使君子、苦楝皮、槟榔、南瓜子驱虫，驱虫后可用异功散或者参苓白术散加减调理脾胃。如虫积较久，脾虚而有胃热，可用攻补兼施的方法，肥儿丸杀虫消积，调理脾胃。

（2）蛔厥证　主要表现有肠蛔虫症状，如突然腹部绞痛，弯腰屈背，辗转不宁，肢冷汗出，恶心呕吐，常吐胆汁或蛔虫。腹部绞痛呈阵发性，疼痛部位在右上腹或剑突下，疼痛可暂时缓解减轻，但又反复发作，重者疼痛持续而阵发性加剧，可伴畏寒发热，甚至出现黄痈。这是常因胃肠湿热，或腹中寒甚，或寒热错杂，使虫体受扰入膈钻胆，气机逆乱所致。治法以安蛔定痛、驱虫为主，代表方剂为乌梅丸加减。如果确认蛔虫死在胆道，则不必安蛔，可直接予大承气汤合茵陈蒿利胆通腑排蛔，当然这需要辨证加减。

（3）虫瘕证　有肠蛔虫症状，可突然出现阵发性脐腹部剧烈疼痛，部位不定，频繁呕吐，可呕出蛔虫。本证以脐腹剧痛，伴呕吐或便秘，腹部条索或团状柔软包块可移动为特征，也就是说蛔虫多了扭结成团，阻塞肠道而形成虫瘕，就像癥瘕一样。如果阻塞不全，尚可排少量大便、矢气；完全阻塞则大便不下，腹痛呕吐非常严重，可能出现了肠坏死、肠穿孔，有死亡的危险。中医治法是通腑散结，驱虫下蛔，所用的方剂是驱蛔承气汤加减，就是大承气汤合乌梅汤化裁而成。

（二）蛲虫

蛲虫主要通过手指、食物污染而感染，并寄生于肠道。症状可见肛门奇痒，夜间尤甚，以致睡眠不安。病久常伤人脾胃，耗人气血。明·龚廷贤《寿世保元》说："蛲虫者，九虫内之一虫也。在于肠间，若脏腑气爽则不妄动。胃弱阳虚，则蛲虫乘之，轻则或痒，或虫从谷道（肛门）中溢出，重者侵蚀肛门疮烂。"

《中医儿科学》教材对蛲虫也有详尽论述。其病因为吞入感染期蛲虫卵，雌虫夜间在肛周皮肤的湿润区排卵，刺激皮肤而引起瘙痒，小儿用手指抓痒，手指及指甲内沾染虫卵，若再以手指摄取食物，或吮吸手指，虫卵即被吞入消化道，在小肠下段及大肠内发育为成虫。此外，虫卵也可借助被污染的衣服被褥、玩具、尘埃等直接或间接进入消化道造成感染。其诊断要点有：①有喜以手摄取食物、吮手指等不良卫生习惯。②夜间肛门及会阴部奇痒，睡眠不安。所以我们要制止小孩一些不良卫生习惯，养成饭前、便后洗手的好习惯。蛲虫的治疗以驱虫为主，采取内服和外治相结合的方法。蛲虫常居于直肠和肛门，故外治法很重要，多采用直肠给药和涂药法。对病久脾胃虚弱者，在驱虫、杀虫时，应注意调理脾胃。

蛲虫病常分两个证型。

（1）虫扰魄门　魄门指肛门，主要表现为肛门、会阴部瘙痒，夜间尤甚，睡眠不宁，烦躁不安，或遗尿、尿频，或女孩阴道分泌物增多。以肛周奇痒，夜间尤甚为主要特征。治法为杀虫止痒，需结合外治法。选用驱虫粉，使君子粉杀虫，大黄粉泻下虫体，按8：1的比例混合。如果湿热下注，肛周溃烂，可以加黄柏、苍术、百部、苦参、地肤子、苦楝皮等清热燥湿，杀虫止痒；尿频则加黄柏、苍术、滑石粉清热燥湿，利水通淋；腹痛可加木香、白芍行气缓急止痛。

（2）脾虚虫扰　也有肛门、会阴部瘙痒，夜间尤甚，睡眠不宁，烦躁不安，或遗尿、尿频，或女孩阴道分泌物增多，但它表现为食欲不振，形体消瘦，面色苍黄，肛门和大便中可见到蛲虫，舌淡，苔白，脉无力。治以杀虫止痒，调理脾胃，结合外用药物。一般用驱虫粉合参苓白术散加减。我们仍然使用使君子杀虫（使君子在儿科虫病中使用非常广泛），大黄下虫，加党参、茯苓、陈皮、砂仁、扁豆、山药、神曲健脾理气；如果面色无华，睡眠不安的我们还可以加酸枣仁、夜交藤养血安神；如果瘙痒比较重，我们可以用白鲜皮、苦参、地肤子、蛇床子等除湿止痒。

（三）绦虫

绦虫，又称白虫、寸白虫。多由食用生的或未熟的猪、牛肉而得。绦虫寄生于肠道。其致病多见腹部隐痛、腹胀或腹泻、食欲亢进、面黄体瘦，有时在大便中可见白色带状成虫节片。

绦虫病是各种绦虫成虫或幼虫寄生于人体所引起的寄生虫病。临床以腹痛、泄泻、饮食异常、乏力、大便排出绦虫节片为特征。绦虫中的带绦虫和蛔虫、蛲虫古代统称为"三虫"。这三种虫病在儿科比较常见，所以我们重点讲解。《中医儿科学》教材把绦虫病分为两种证型，绦虫踞肠和囊虫移行。

（1）绦虫踞肠 症见大便中发现白色节片或节片自肛门自动逸出，肛门作痒，部分患儿有腹胀或腹痛、泄泻，食欲异常，大便不调；少数患儿有夜寐不宁，磨牙，皮肤瘙痒。治法是驱绦下虫。代表方剂是驱绦汤，南瓜子、槟榔驱杀绦虫。有时，如治疗小儿腹痛或者疳积，分不清到底是由哪一种虫引起，我们就可以用使君子、南瓜子、槟榔，不管什么虫都能杀死，所以很多治疳积的方剂里，比如小儿疳积散、肥儿丸都有用到使君子、南瓜子、槟榔。

（2）囊虫移行 表现为皮肤肌腠间扪及囊虫结节，可见癫痫发作，或头痛、头晕、恶心呕吐，或精神异常，或视物障碍，甚至失明，少数患儿可以出现瘫痪。治法为毒杀虫体，结合涤痰息风、豁痰开窍、活血化瘀、软坚散结等。方药选用囊虫丸。常用雷丸、干漆、黄连毒杀虫体；僵蚕、芫花、橘红、茯苓、生川乌涤痰息风；水蛭、大黄、桃仁、丹皮、五灵脂活血化瘀。上药可以制成水蜜丸服用。如果发现皮肤肌腠结节，可配以海藻玉壶汤化痰散结，活血化瘀；抽搐者可配以定痫丸化痰息风，开窍定痫；瘫痪者配以涤痰汤合止痉散祛风解痉，涤痰通络。抗囊虫治疗后以六君子汤益气健脾，化湿除痰以善后。

（四）钩虫

钩虫又称伏虫，常由于手足皮肤黏膜接触被钩虫蚴污染的粪土而感染，初起见局部皮肤痒痛、红肿等，这种皮肤钩虫病俗称"粪毒"。成虫寄生于小肠，可严重影响脾胃功能和耗伤气血，症见腹部隐痛、食欲不振、面黄肌瘦、神疲乏力、心悸气短，甚或肢体浮肿等。钩虫病的辨证论治分为以下四个证型：粪毒犯肤；虫邪犯肺；脾虚湿滞；

气血两虚。

（1）粪毒犯肤　当手足接触泥土之后，很快出现局部奇痒、灼热、疱疹，局部皮肤被抓破后流水、红肿。治以杀虫止痒为主，方药选用桃叶泄毒汤，用桃叶、荆芥、苏叶、苦参等煎水清洗、熏洗局部。

（2）虫邪犯肺　当皮肤受虫邪感染数日后出现胸闷咳嗽，喉痒难忍，甚至频咳不止，喉间痰鸣。治以宣肺化痰止咳，方用止嗽散。

（3）脾虚湿滞　症见面色萎黄，或面色黄而虚浮，善食易饥，食后腹胀，或异嗜生米、茶叶、木炭之类，神疲肢软。治以健脾燥湿，和中补血。方选黄病绛矾丸加减。这个方子以平胃散健脾燥湿，理气和中；绛矾燥湿补血；红枣益脾养血。

（4）气血两虚　症见颜面、肌肤萎黄或苍白，面足甚至全身浮肿，脘闷不舒，倦怠乏力，精神不振，眩晕耳鸣，心悸气短。治以补益气血为纲。方药选八珍汤或者人参养荣丸加减。

（五）血吸虫

血吸虫，古籍称"蛊"或"水蛊"，多因皮肤接触了有血吸虫幼虫的疫水而感染。在我国引起人体血吸虫病的为日本血吸虫。血吸虫病急性期有发热恶寒、咳嗽、肝肿大和肝区疼痛；日久则以胁下癥块、腹泻、鼓胀、腹水为特征；脑型血吸虫病有症状性癫痫等；晚期可见肝硬化。儿童患病会严重影响生长发育，导致矮小。《诸病源候论·水蛊候》说："此由水毒气结聚于内，令腹渐大……名水蛊也。"接下来我们看一下血吸虫病的中医治疗。

（1）急性期　急性期以湿热蕴结为主。发热、恶寒、胸闷、胁痛、头身疼痛、咳嗽、胸痛或恶心呕吐、腹痛、腹泻甚则大便黏冻样或伴有脓血，或发疹奇痒，小便黄，舌红苔黄腻或白腻，脉滑数或濡数。治以清热化湿，杀虫。方可据《妇人大全良方》之清脾饮加减。

若热毒偏盛可加服六神丸；湿偏盛者可合用三仁汤；黄疸者，加茵陈；腹痛、腹泻下痢者，可用葛根芩连汤合白头翁汤加减。

（2）慢性期　常见以下两种证型：①肝郁脾虚型，症见胁肋胀痛，腹痛腹泻，大便有白色黏冻，纳呆无力，舌淡苔薄白，脉弦细。治以疏肝健脾。方以逍遥丸加减化裁。②瘀血内阻型，表现为面色黧黑，胸胁胀痛或刺痛，胁下或痞块，形体消瘦，舌质暗紫有瘀斑，脉细涩。以活血化瘀为主。方选化瘀汤加减，或者复元活血汤合一贯煎，中成药还可以选用大黄䗪虫丸。

（3）晚期　血吸虫病晚期常发展成为肝硬化，伴腹水、脾肿大，中医称为鼓胀，我们把它分为气滞湿阻证、寒水困脾证、水热蕴结证、瘀结水留证、阳虚水泛证、阴虚水停证六种证型，当然还有一些变证，比如大出血、昏迷等。

①气滞湿阻证：表现为腹胀按之不坚，胁下胀满或疼痛，饮食减少，食后胀甚，脉弦。治以疏肝理气，健脾利湿，采用柴胡疏肝散合胃苓汤加减化裁。

②寒水困脾证：表现为腹大胀满，按之如囊裹水，甚则颜面微浮，下肢浮肿，脘腹痞胀，得热则舒，精神困倦，怯寒懒动，舌苔白腻，脉缓。治以温中健脾，行气利水，代表方为实脾饮加减化裁。

③水热蕴结证：见腹大坚满，脘腹胀急，烦热口苦，渴不欲饮，或有面目皮肤发黄，小便赤涩，大便秘结或溏垢，舌边尖红，苔黄腻或兼灰黑，脉象弦数。采取清热利湿，攻下逐水法治疗。方药选用中满分消丸合茵陈蒿汤加减。

④瘀结水留证：症见脘腹坚满，青筋显露，胁下癥结痛如针刺，面色晦暗黧黑，或见赤丝血缕，口干不欲饮水，或见大便色黑，舌质紫黯，或有紫斑，脉细涩。治法为活血化瘀，行气利水。代表方剂选调营饮加减化裁。调营饮是我在临床实践中用来治疗肝硬化腹水瘀结水留证、瘀水互结证效果比较理想的一个方剂，当然实脾饮、中满分

消丸、茵陈蒿汤我也用过。

⑤阳虚水泛证：症见腹大胀满，形似蛙腹，朝宽暮急，面色苍黄，或呈㿠白，脘闷纳呆，神倦怯寒，肢冷浮肿，小便短少不利，舌体胖、质紫、苔淡白，脉沉细无力。治以温补脾肾，化气利水。代表方剂选用附子理苓汤或济生肾气丸加减。附子理苓汤就是附子理中汤合五苓散加减。

⑥阴虚水停证：症见腹大胀满，或见青筋暴露，面色晦滞，唇紫，口干而燥，心烦失眠，时或鼻衄，牙龈出血，小便短少，舌质红绛少津、苔少或光剥，脉弦细数。治以滋肾柔肝，养阴利水。方药选用六味地黄丸合一贯煎加减。六味地黄丸养肾阴，一贯煎养肝阴，合而滋养肝肾之阴，再佐以猪苓、茯苓、泽泻、玉米须等利水、利湿。

⑦鼓胀变证：鼓胀是一种比较危险的疾病，后期肝脾肾都受损，水湿郁热互结，正虚邪盛，病情可能迅速恶化，出现很多变证，如大量出血、昏迷、虚脱等多种危重证候，危机四伏。

a.大出血：大出血是突然大量出血，血色鲜红，大便下血，暗红黑黝，多属郁热互结，热泼血溢。治以清热凉血、活血止血，用犀角地黄汤加三七、仙鹤草、地榆炭、血余炭、大黄炭等。如果说大出血之后气随血脱，阳气衰微，汗出如油，四肢厥冷，呼吸微弱，脉细微欲绝，我们应该回阳固脱，益气摄血，用大剂量独参汤加枣皮进行治疗。也可以在神阙、关元行隔盐灸急救。

b.昏厥、嗜睡、抽搐：昏厥是由于痰热内扰，蒙蔽心窍，症见神志昏迷，烦躁不安，甚至怒目狂叫，四肢抽搐、颤动，口臭，便秘，溲赤尿少，舌红苔黄，脉弦滑数。治疗应该清热豁痰，开窍息风，选用安宫牛黄丸合龙胆泻肝汤加减。如果痰浊壅盛，蒙蔽心窍，症见静卧嗜睡，语无伦次，神情淡漠，舌苔厚腻，治以化痰、泻浊、开窍，方用苏合香丸合菖蒲郁金汤，我们可以酌情选用石菖蒲、郁金、远志、茯神、天竺黄、胆南星、竹沥、半夏来豁痰开窍。热比较明显的，加黄芩、黄连、龙胆草、栀子。动风抽搐的，加石决明、钩藤。腐食便秘者，加大黄、芒硝。伤津舌质干红，加麦冬、石斛、生地。如果病情迅速恶化，昏迷加深，汗出肤冷、气促、撮空理线两手抖动，脉细微弱者，为气阴耗竭，正气虚衰，马上使用生脉散急救。对于阴阳两虚，甚至阴阳决绝者，可以用参附龙牡汤敛阴回阳固脱。

三、药邪

药邪是指因药物加工、使用不当而引起疾病发生的一类致病因素。药物本身是治疗疾病的，也可以致病。如果药物炮制加工不当或者医生不熟悉药物的性味、用量、配伍禁忌而使用不当，或者患者不遵医嘱而乱服某些药物均可以引起疾病的发生。比如半夏有生半夏、法半夏、姜半夏、清半夏很多种，每种半夏的炮制方法都不一样，生半夏不用炮制辅料，将原药材洗净渣滓即可使用，法半夏是生半夏用20%的白矾为辅料浸过，炮制而得；姜半夏是生半夏用25%生姜和12.5%的白矾为辅料浸过，炮制而得；清半夏是生半夏用6%芒硝、2%姜粉、5%麻黄、1.5%桂枝、3%小茴香、1%细辛、15%石灰、25%甘草、6%皂角和6%白矾为辅料浸过，炮制而得，炮制后毒性和燥性降低，化痰作用增强；竹沥半夏，是用鲜竹沥晾干后入药；盐半夏，为清半夏用盐水拌，晒干后入药。目前市场上常用的是法半夏和姜半夏，也有生半夏，生半夏毒性比较大，主要用来抗肿瘤。由于炮制方法不一，每一种半夏都有其适应证，如果使用不当，会引发其他疾病，或者达不到治疗的目的。

隋·巢元方《诸病源候论》对药毒致病及其临床表现作了较详细的论述。其在"蛊毒病诸候下"指出："凡药有大毒，不可入口鼻耳目。""凡药物云有毒及有大毒者，皆能变乱于人为害，亦能杀人。但毒有大小，只可随所犯而解救之。但着毒重者，令人发病时咽喉强直，而两眼睛痛，鼻干，手脚沉重，常呕吐，腹里热闷，唇口渐渐，颜色乍青乍赤，经百日便死。其轻者，乃身体习习而病，心胸涌涌然而吐，或利无度是也。"也就是说有些药有毒，中毒重的有生命危险，中毒轻的会呕吐、拉肚子。

（一）药邪的形成

1. 用药过量

药物用量过大，特别是一些有毒药物用量过大，则易于中毒。如生川乌、生草乌、马钱子、细辛、巴豆等均含有毒成分，临床使用有用量规定，必须严格遵守，用量过大则易中毒。本科规划教材中的用量相对保守，临床中根据具体的情况，用量可以适当增加或减少。比如马钱子能消肿散结，通络止痛，对于各种顽固性的痛症效果比较好，本科规划教材规定马钱子需用炮制后的，用量是 0.3～0.6g，而且要先煎久煎，大约要煎 2～4 个小时，往往我们为了防止中毒还会加和马钱子等分的甘草，有一些医生喜欢用大于马钱子好几倍的甘草来解马钱子之毒性。马钱子有大毒，很多人谈虎色变，不敢用，但是如果用得合理，效果特别好，止痛作用强于西医的激素药、止痛药，有时甚至可与吗啡、杜冷丁媲美。马钱子虽然能够治疗风湿顽痹，麻木瘫痪，但它却是苦寒。《本草纲目》说："马钱子苦寒有毒，治伤寒热病，咽喉痹痛，消痞块。"《得配本草》说："马钱子，治乳痈，治喉痹，除丹毒。"治疗的都是热性病。《本草原始》说："马钱子，味苦寒大毒，归肝脾二经。"《医学衷中参西录》也说："马钱子开通经络透达关节远胜于它药也。"可见马钱子是散结消肿，通络止痛，并没有说是温经止痛。处方时药性掌握清楚，才可酌情大量，切不可盲目。细辛，古书上说："辛不过钱。"一钱大约是 3g。但是有的人用到 10g，还是要在辨证的基础上使用。

2. 炮制不当

某些含有毒性成分的药物经过适当的炮制可减轻毒性。如乌头火炮或者蜜制、半夏姜制、马钱子去毛去油等。如果对此类药物炮制不规范，则易中毒。一般来说这些药物中毒时可以用大剂量甘草、绿豆汤、蜂蜜。

3. 配伍不当

部分药物配伍使用时会产生毒性或使毒性增加，如中药十八反、十九畏中的藜芦与人参等。关于十八反、十九畏，我早在几年前《医门推敲（壹）》就为其"平反"过，详细列举并分析了古往今来一些违反十八反、十九畏的方剂和药对，只要运用得当，甚至可以起到意想不到的效果。十八反最早见于张志和的《儒门事亲》，也就是说在张仲景时代根本就没有十八反，而十九畏首见于明朝留存的《医经小学》，可见明朝以前是没有十九畏的，也就是说我们中医四大经典从来没有提过十八反、十九畏，本科规划教材仍然采用了十八反、十九畏的说法，考试的时候还是会考，医院的"用药规范"和《中国药典》也遵循十八反、十九畏。

十八反，张志和《儒门事亲》说："本草明言十八反，半蒌贝蔹及攻乌，藻戟遂芫俱战草，诸参辛芍叛藜芦。"也就是说药性相反的中药有十八味，乌头反贝母、半夏、瓜蒌、白及、白蔹；甘草反海藻、大戟、芫花；藜芦反人参、丹参、玄参、沙参、细辛、芍药。乌头这一组，除了乌头外，川乌、草乌、附子也参照乌头处理。十八反言甘草反海藻，可是海藻玉壶汤里的海藻和甘草就是同用的，这个方子也收录在本科规划教材的《方剂学》里了。

我们再看《医经小学》里的"十九畏歌"："硫黄原是火之精，朴硝一见便相争；水银莫与砒霜见，狼毒最怕密陀僧；巴豆性烈最为上，偏与牵牛不顺情；丁香莫与郁金见，牙硝难合京三棱；川乌草乌不顺犀；人参最怕五灵脂；官桂善能调冷气，若逢石脂便相欺；大凡顺和看顺逆，炮炼炙煿莫相依。"也就是说硫黄畏朴硝，水银畏砒霜，狼毒畏密陀僧，巴豆畏牵牛，丁香畏郁金，牙硝畏三棱，川乌草乌畏犀角，人参畏五灵脂，官桂畏赤石脂。十九畏歌诀里面说官桂畏赤石脂，但是我在《医门推敲（壹）》写了一个肉桂赤石脂汤，就是用肉桂和赤石脂（1∶3）治疗肠道疾病，对于脾肾虚寒的久泻久痢、久带、脱肛、出血等症，效果非常好，从未出现过任何的不良反应。

我们讲的十八反、十九畏的目的并不是每天让大家去用十八反、十九畏，而是为了扩展大家视野，不要被十八反、十九畏局限。

4. 用法不当

有些药物在使用上有一些特殊禁忌，如有的药物应先煎以降低毒性、妇女妊娠期间的禁忌等。如果使用不当，或者违反有关禁忌，也可致中毒，或变生其他疾病。药物如何降低毒性我们讲过了，川乌、草乌、马钱子这类药需要先煎，特别是马钱子要煎2～4个小时，以降低其毒性。我们看一下妊娠用药禁忌，某一些药物有损害胎原以及堕胎的副作用，所以妇女妊娠期治疗用药会有一些禁忌，根据药物对胎儿损害，我们把妊娠禁忌药分为慎用和禁用两大类。慎用药主要为通经祛瘀、行气消滞、辛辣、滑腻之品，比如红花、牛膝、大黄、枳实、肉桂、干姜、附子、木通、瞿麦等。禁用药是指毒性较强、药性猛烈的药物，如巴豆、牵牛、商陆、麝香、三棱、水蛭、雄黄、砒霜等。有必要说明的是，凡禁用药是绝对不能使用的；慎用药可以根据病情需要酌情使用。比如《金匮要略》里用桂枝茯苓丸治疗妊娠瘀闭，吴又可用承气汤治疗孕妇阳明腑实证。也就是《内经》所谓"有故无殒，亦无殒也"的道理。但是必须强调：不必要时一般避免使用，以免发生意外。

"有故无殒，亦无殒也。""殒"是殒落或者是死亡，是指胎儿的殒落或者是死亡；"故"是原因的意思，这个地方是指病因。这句话出自《素问·六元正纪大论》，本指妇人怀孕后患病，只要针对病证治疗，即使用峻猛的毒药治疗亦不至堕胎。我们扩展一下，讲一讲这句话。《内经》之所以强调"大积大聚，其可犯也，衰其大半而止"，是说用药治病必须对证，用量必须掌握。很多药物中毒就是因为久服，毒性极所致。究竟何为良药，何为毒药，清代名医周学霆在《三指禅》中说："其用药也，离离奇奇，黄芩安胎者也，乌头伤胎者也，而胎当寒结，黄芩转为伤胎之鹤血，乌头又为安胎之灵丹，焦术安胎者也，芒硝伤胎者也，而胎当热结，焦术反为伤胎之砒霜，芒硝又为安胎之妙品"，又说"无药不可以安胎，无药不可以伤胎，有何一定之方，有何一定之药也乎！"这是对"有故无殒，亦无殒也"原则最好的说明，他在着重强调辨证论治的重要意义。这个原则不仅用于妇科疾病，也用于各科疾病的辨证论治。

大毒治大病，毒药能治病，而且能治大病。这是我们先祖在长期与疾病作斗争的过程当中付出生命的代价分辨出来的，是留给我们宝贵的财富。在临床实践中，医院怕惹祸上身，患者也怕有害，都不愿意开展或接受有毒药物的使用，这也是医学发展的瓶颈和难题。为什么有的人说真正的中医在民间，可能也是原因之一，民间能用敢用一些不能用的药治大病，实际上不过是用了正确的中医理论，没有被所谓的条条框框局限而已。当然这需要长期经验的积累、准确的辨证，且不可盲目使用与轻信。

（二）药邪的致病特点

药邪的致病特点：中毒和加重病情，变生其他。

1. 中毒

误服或过量服用有毒药物则易中毒，且其中毒症状与药物的成分、用量有关。轻者常表现为头晕心悸、恶心呕吐、腹痛腹泻、舌麻等。重者可出现全身肌肉震颤、烦躁、黄疸、紫绀、出血、昏迷乃至死亡。对于轻微中毒，特别附子中毒，我们可以用甘草或者绿豆汤来解。对于全身肌肉震颤、烦躁，热极生风这种中毒需用清热息风凉血的方法。出现紫绀属于血热妄行。昏迷就得急救，阴闭用苏合香丸，阳闭用安宫牛黄丸抢救。说白了就是辨证论治，对症下药治疗。

2. 加重病情，变生其他

药物使用不当，非助邪即伤正，一方面可使原有的病情加重，另一方面还可以引起新的病变发生。如妇女妊娠期间可因用药不当而引起流产、畸胎、死胎等。说白了还是辨证论治，辨证准确，大胆用药亦可救命。辨证错误，无毒药亦可杀人。正所谓"砒霜救人无功，人参杀人无过"，也有说"大黄救人无功，人参杀人无过"。所以说想学好中医，就要掌握辨证论治；学好中医中药，才能艺高人胆大。

这一阶段的课就讲到这里。